中国百年百名中医临床家丛书

承 淡 安

主　编　俞中元
副主编　谢晋生
编　委　（按姓氏笔画排序）
　　　　关　玲　杨山河
　　　　肖　杰　戚淦
主　审　谢锡亮

中国中医药出版社

·北京·

图书在版编目（CIP）数据

承淡安 / 俞中元主编 . -- 北京：中国中医药出版社，2003.11
（2025.6 重印）
（中国百年百名中医临床家丛书）
ISBN 978 - 7 - 80156 - 547 - 1

Ⅰ.①承… Ⅱ.①俞… Ⅲ.①中医学临床—经验—中国—
现代 Ⅳ.① R249.7

中国版本图书馆 CIP 数据核字（2003）第 096094 号

中国中医药出版社出版

北京经济技术开发区科创十三街 31 号院二区 8 号楼
邮政编码 100176
传真 010-64405721
廊坊市佳艺印务有限公司印刷
各地新华书店经销

开本 850×1168 1/32 印张 11.5 字数 256 千字
2003 年 11 月第 1 版 2025 年 6 月第 2 次印刷
书号 ISBN 978 - 7 - 80156 - 547 - 1

定价 39.00 元
网址 www.cptcm.com

服 务 热 线 010-64405510
购 书 热 线 010-89535836
维 权 打 假 010-64405753

微信服务号 zgzyycbs
微商城网址 https：//kdt.im/LIdUGr
官 方 微 博 http：//e.weibo.com/cptcm
天猫旗舰店网址 https：//zgzyycbs.tmall.com

如有印装质量问题请与本社出版部联系（010-64405510）

出版者的话

祖国医学源远流长。昔岐黄、神农，医之源始；汉仲景、华佗，医之圣也。在祖国医学发展的长河中，临床名家辈出，促进了祖国医学的迅猛发展。中国中医药出版社为贯彻卫生部和国家中医药管理局关于继承发扬祖国医药学，继承不泥古、发扬不离宗的精神，在完成了《明清名医全书大成》出版的基础上，又策划了《中国百年百名中医临床家丛书》，以期反映近现代即20世纪，特别是新中国成立50年来中医药发展的历程。我们邀请卫生部张文康部长做本套丛书的主编，卫生部副部长兼国家中医药管理局局长佘靖同志、国家中医药管理局副局长李振吉同志任副主编，他们都欣然同意，并亲自组织几百名中医药专家进行整理。经过几年的艰苦努力，终于在21世纪初正式问世。

顾名思义，《中国百年百名中医临床家丛书》就是要总结在过去的100年历史中，为中医药事业做出过巨大贡献、受到广大群众爱戴的中医临床工作者的丰富经验，把他们的事业发扬光大，让他们优秀的医疗经验代代相传。百年轮回，世纪更替，今天，我们又一次站在世纪之巅，回顾历史，总结经验，为的是更好地发展，更快地创新，使中医药学这座伟大的宝库永远取之不尽、用之不竭，更好地服务于人类，服务于未来。

本套丛书第一批计划出版140种左右，所选医家均系在中医临床方面取得卓越成就，在全国享有崇高威望且具有较高学术造诣的中医临床大家，包括内、外、妇、儿、骨伤、针灸等各科的代表人物。

本套丛书以每位医家独立成册，每册按医家小传、专病论治、诊余漫话、年谱四部分进行编写。其中，医家小传简要介绍医家的生平及成才之路；专病论治意在以病统论、以论统案、以案统话，即将与某病相关的精彩医论、医案、医话加以系统整理，便于临床学习与借鉴；诊余漫话则系读书体会、札记，也可以是习医心得，等等；年谱部分则反映了名医一生中的重大事件或转折点。

本套丛书有两个特点是值得一提的：其一是文前部分，我们尽最大可能地收集了医家的照片，包括一些珍贵的生活照、诊疗照，以及医家手迹、名家题字等，这些材料具有极高的文献价值，是历史的真实反映；其二，本套丛书始终强调，必须把笔墨的重点放在医家最擅长治疗的病种上面，而且要大篇幅详细介绍，把医家在用药、用方上的特点予以详尽淋漓地展示，务求写出临床真正有效的内容，也就是说，不是医家擅长的病种大可不写，而且要写出"干货"来，不要让人感觉什么都能治，什么都治不好。

有了以上两大特点，我们相信，《中国百年百名中医临床家丛书》会受到广大中医工作者的青睐，更会对中医事业的发展起到巨大的推动作用。同时，通过对百余位中医临床医家经验的总结，也使近百年中医药学的发展历程清晰地展现在人们面前，因此，本套丛书不仅具有较高的临床参考价值和学术价值，同时还具有前所未有的文献价值，这也是我们组织编写这套丛书的初衷所在。

中国中医药出版社
2000 年 10 月 28 日

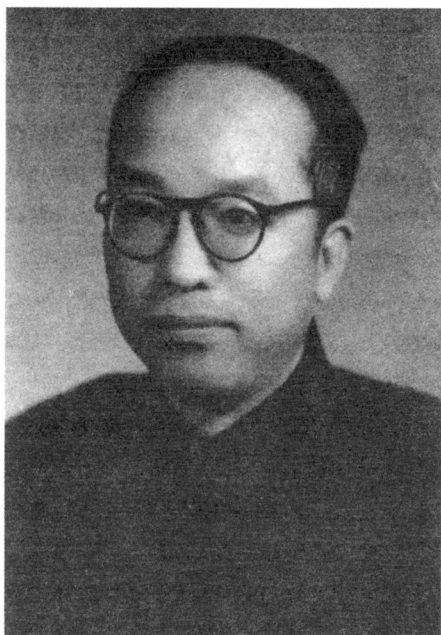

承淡安先生

针学巨擘

一九八九年八月

胡熙明

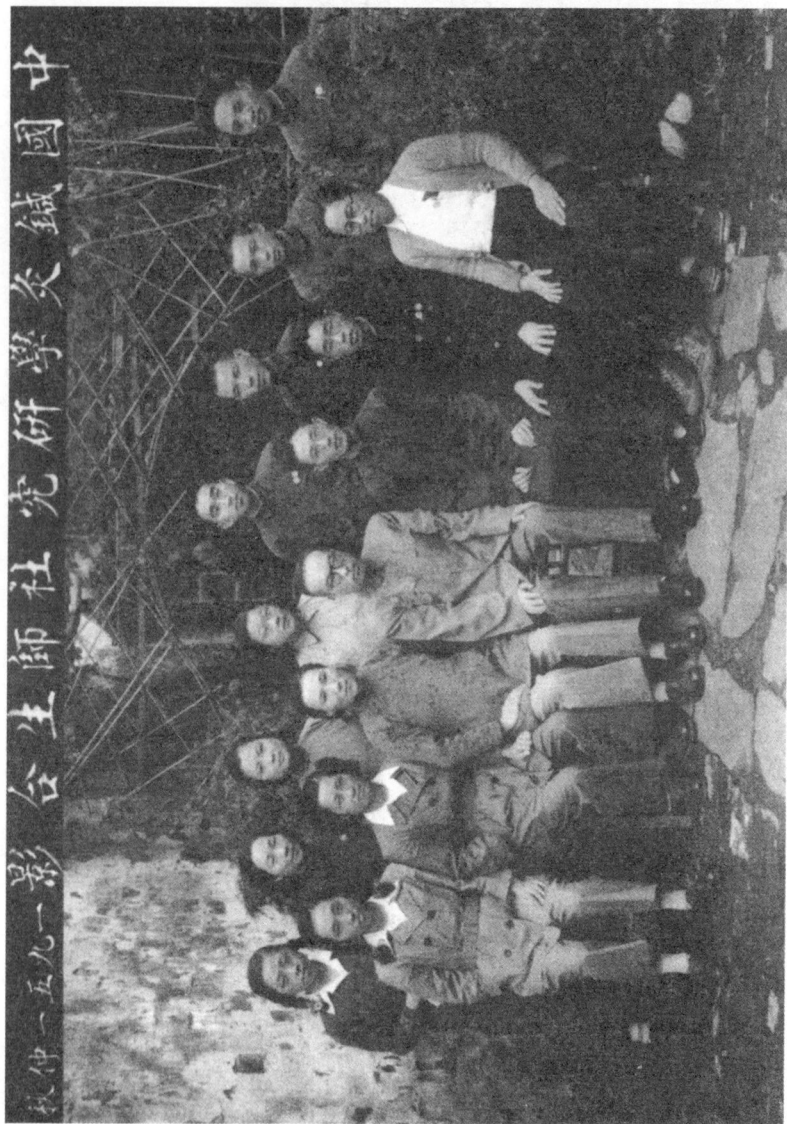

中国文艺研究社师生合影一九五一年

前排左起：承为奋、华梅棣、姜怀珠、承淡安、王野枫、庄定来、申书文
后排左起：徐爱芬、杨福祥、吴克庆、谢锡亮、姜湘华、徐哲夫、刘养然、王绍文

炒蒼术
當歸尾
炒蒲黃
陳臘茶
炒山查
陳艾炭
桂粉炭
川芎

年　月　日

赠针灸专家承淡安先生七言诗二首

岳美中

一

落落襟怀自寡俦，复兴学社展鸿猷。
几经忧患心无歇，已脱积疴气更遒。
图籍风行传异域，铎声日远播荒州。
从知赤县金针客，群向姑苏暗点头。

二

国宝家珍孰肯藏，砭针今日赖君昌。
灵枢启秘声光远，皇甫抉微姓字香。
企足共欣刊杂志，倾心早见绘明堂。
独弹雅调凭谁赏，可有伊人水一方。

颂承淡安先生

王雪苔

岐黄昔日几蒙尘，放肆西风虐杏林。
义激承公扬国粹，力擎针道起江阴。
菲菲桃李香中外，郁郁篇章融古今。
一代先驱开大业，今朝举世慕金针。

前　言

　　针灸在中国是源远流长，有数千年历史。但至清末道光二年（1822），清政府却以"针刺、火灸，究非奉君之所宜"的谬论为由，下令"太医院针灸一科，着永远停止"，从此针灸学转向衰微，只在民间医生中流传。以后加之西方哲学思想、文化、科技与医学传入，人们更误以为针灸不科学。以至民国初期，针灸流传只是不绝如缕。

　　承淡安（1899~1957）氏家世业医，幼承庭训，青年时期曾到沪上学习西医，以后从其父在农村行医，从实践中深刻认识到针灸疗法简便廉验之贵。他认为："针灸之功效，既广且捷；针灸之施用，亦便亦廉；易于普及，宜于大众，允为利民之国粹，实有推广之必要。"从此矢志不渝地深入学习，为针灸事业继承发扬光大而奋斗终生。

　　承氏胸怀广阔，具远见卓识，不仅继承父学，而且虚心向同道领教，取人所长，充实自己，犹嫌不足曾赴日考察学习。尤其过人之处是以为针灸乃济人之术，是天下之公器，不能独善其身，不能自秘其私。于1929年在苏州望亭，联合同志，成立中国针灸学研究社，公开学术，办函授，编讲义。《中国针灸治疗学》出版后一时洛阳纸贵，从学者日众，声誉雀起，为求更大发展乃迁无锡，成立针灸讲习班、专门学校，开针灸门诊，出版针灸杂志，印行图书，改造针具，筹针灸疗养院，在国内外设立分社。一直到1937年抗战军兴，才被迫停止。这些业绩在中国针灸史上都是第一，医史学家耿鉴庭等做过充分肯定，载入史册。

承氏素有民族气节，敌人入侵，毅然放弃事业，入蜀避寇，颠沛流离，辗转于江西、湖南、重庆、成都等地，备受艰苦，不忘素志，行医、授课、带徒、办讲习班。在川九年，活人无算，培养针灸人才近千人。

抗战胜利后，择居苏州，恢复学社及函授，复刊杂志，著书立说，翻译著作，开门诊部，设针灸实习研究班。此期社会尚不稳定，再加心脏病复发，只能勉力行事，维持到解放以后才逐渐好转。先后出版著作20余种，主编杂志57期，函授生逾万，实习生达千，业绩恢宏，受到共产党和人民政府的重视。

承氏传道授业解惑数十年，桃李满天下，现代许多名针灸家多出其门，如南京邱茂良、杨兆民、萧少卿、杨长森、盛灿若等，北京杨甲三、程莘农，上海陈大中、张晟星等。在无锡期间谢建明、陈应龙、留章杰、陆善仲、赵尔康，在苏州时期申书文、王野枫、谢锡亮、郑卓人、张永树、郑子英，在蜀中戴念芳、杜练霞等皆为其学生。即使以后成为方外著名人士，充满神奇色彩之申书文（称为贡噶老人，将藏传密法传至台湾之第一人）、游永康（隆莲尼师，有誉称为"中国第一比丘尼"），亦曾列其门墙。函授生著名者有广东曾天治、香港卢觉愚（分社长）、谢永光等为向海外宏传针灸的杰出人物。谢永光为香港针灸协会会长，常率团出访，与海外学者多有联系。此人尊师重道，著作等身，曾写《中国针灸传海外》一书，影响颇广。港澳台及南洋各地学生很多，再由他们传播国外，如苏天佑被誉为"美国针灸之父"。

承氏临床经验丰富，教学亦独具特色，重视基础医学和基本功训练，有类戏剧科班，要求练习针法，熟读歌诀，划经点穴。学成之后应用于实践，才能得心应手左右逢源，成为熟练的针灸学者。

1954年，应政府召聘，迁散学社，欣然受任为江苏省中医学校校长，选为省人民代表，参加中央第二届政治协商会议，受到毛泽东主席的接见和赞扬。1955年成为中国科学院学部委员（中医界仅2人），并担任中华医学会副会长等职。在南京期间为中医教育事业，注释经典著作，研究经络学说，写了不少文章。尤其对江苏省中医进修学校用心最多，集全省优秀中医人才统一学习，编写教材，规范教学，毕业后留用一大批师资，还支援原北京中医学院10名教师，后来都是著名教授。盛极一时，影响全国。现在南京中医药大学很多教授都尊称承氏为老师。

承氏为中医针灸事业奋斗四十年，积劳成疾，到临终前仍在研究灸法效用。于1957年10月病逝于苏州住宅。现旧宅国家予以保留，作为名人故居。1989年九十冥诞，由中国针灸学会主办，在其原籍江阴市举办纪念会并刻两尊汉白玉像，一留江阴，一安放于南京中医药大学。印有论文集，同时把承氏学术思想定名为"澄江学派"。1999年百周纪念仍在江阴召开，国内外百余名代表参加，印有纪念承淡安先生诞辰一百周年暨国际针灸发展学术研讨会《论文集》、《承淡安先生纪念册》，又是一次盛会。

在王雪苔、刘冠军先生主编的《中国当代针灸名家医案》前言中，这样写道："我国历代名医辈出，诸如春秋战国的扁鹊，隋唐时的孙思邈，宋朝的王惟一，明代的杨继洲，以及近代的承淡安。他们彪炳医学史册，为祖国医药事业的发展写下了光辉的一页。"

中国唐代之韩愈提倡古文运动，称为"文起八代之衰"。

与此仿佛，承氏亦起于针灸学衰敝之时，积极倡导、推动针灸学重新兴起，使之走向全世界，服务于全人类。由此而言，环顾近百年海内外，无人更出其右，誉其为"中国针灸复兴之父"，当不为过。

目 录

医家小传

自 传

家庭出身

我出生于江苏省江阴县东乡华墅镇。华墅是全县一个大镇。镇上姓承的只有两家，一家在镇东，做鲜果菜行业；我家则在镇北的小街上，祖父及父亲都是医生。我出世时，祖父早已谢世，祖母还在。我到成年十六岁的时候，从母亲的训示中知道我家的身世，特别是父亲一生艰难困苦的经历，给予我性格上形成温情懦弱与对事业的拘谨负责是有着极大的影响。

我祖父名凤岗，业医，专治小儿病及麻痘，在当地颇具威信，生四子一女。吾父名乃盈，行四，十三岁即丧父，依长兄读书。未半年，即往邻镇顾某酒店为学徒。常受长嫂辱骂，预断其不能卒业，因而勉力学满三年后得吾外祖母之支援，投顾山周东庄名外科周姓医生门下半工半读三年，乃返家完婚，自谋生计，与二位兄长分期供养老母。初行医，业务清淡，常于深夜外出数十里挑贩时菜到邻镇变卖，博取微利。吾母则纺织至深夜乃息。勤俭力作，始免饥饿。冬春二季则随二兄外出种痘（旧式痘苗）。跟随三年，二兄始允许其独自种痘，并诫其不许在三十里方圆痘区行业。条件极苦，吾父惟命是从，不与较也。为人治病，亦不计报酬，并经常登门访问病者。如是经过二三年努力，人家见其医治负责，又小心谨慎，业务渐有发展。平时居家则手不释卷，咿唔读诵内外科等书，从不作无谓之应酬。以后又向儿科缪怀仁学推拿，又向邻居陈居才学针灸。因此毕生以外科、幼科、种痘、针灸行其业。我平生乐于治疗疾病，钻研业务不以为苦，实深受吾父之影响也。

吾父性情非常善良，自己经济非常困难，却对贫病者不取诊金，有时还暗中济助几个小银元给病员家中。待人亦至诚恳，人家有所委托，总是尽力完成，自奉非常俭约，顺养老母、敬爱兄长、和睦亲邻，均极尽心尽力。三位兄长对吾父过去虽多苛待，然吾父毫不怀怨，彼等后来境遇不好时，吾父反曲尽照顾。此点对我的性格亦深有影响。吾父生我及妹弟三人，从无怒骂责打之事。他文化水平大约相当于现在初中程度，说话率直，不喜交际，业务技术是好的，理论是不足的，地方上对他的印象是一个好先生。吾父业务虽年年在进步，因为所接触的都是劳动群众，资金不计有无，所以经济仍很拮据，家庭生活一半由我母亲纺织劳动所得以作补助。

我母亲名李巧珍。我外祖母是开豆腐店的，只生二子一女。

我母亲从小即被许配给我父亲。外祖母的家教很严，一丝不苟。

我母亲受了外祖母之熏陶，虽是文盲，对人应接亦会咬几句书本上的话，态度很严肃。我从来没有听到她大声说笑过，亦从没有听到她高声责骂过子女。她帮助父亲，勤俭持家，总是纺织至深夜。艰苦操劳，从无怨颜。对子女爱护备至，见我们有荒废学业，或者懒惰情形，就不愉快。她至六十八岁时去世。

我妹比我小三岁，读二年私塾后即帮助母亲纺织生产，二十岁归同乡张姓商人。我弟名启棠，小我十一岁，父母勉力培养至交通大学土木科读书，父亡时尚离毕业期二年。二年以后，他求学、订婚都由我负责。后因性格不同，业务不同，各居一方，会面甚少。

我亲生一女，名蕙芬，今名为奋，年已三十四岁，毕业于成都华西大学药学系。原打算研究中药方剂，后在家中学习针灸。至三十一岁，始与邻居梅焕慈结婚。

我在成都时，由学生杜练霞（今在重庆市卫生部门诊所）介绍，领一甫生三天之男孩抚养，取名蜀君，今年已十七，在苏州伯乐中学初中读书。

我的童年

听我母亲讲，我生之时，家庭经济非常困难，父亲行医收入极微，母亲日夜纺织卖钱补助家庭，没有时间抱我，就将我放在织布机旁。我除了饥饿时哭泣外，从不叫喊啼号。到了三四岁时，除外祖母外，见到亲戚或外人来，我总是回避，亦不肯随父亲到别人家去作客；怕叫人，又怕人逗笑。大概在六七岁时，有一次到外祖母家去，她老人家给我一捧年糕片，我已接在手中，这时舅母在旁边开玩笑："你来了，还没叫人呢！怎的糕片到手了？"我难为情地将手内的糕片向地上一撒，返身就走。这件事后来常被他们引为笑谈。

求学时期

我在虚年龄六岁时，在左邻方先生家启蒙认方块字。八岁时，方老先生死了，又到姓查的先生家读《四书》。到十二岁时，读完《左传》、《礼记》、《幼学琼林》等三十余本书。在十二岁的下半年，进入本镇公立澄华小学插三年级班，历年考试成绩均在前五名，颇得校中王彦孟、夏麟奇、钱晓朕三位教师器重。十六岁高小毕业，去投考南通师范，没有考取。想进江阴南普中学，因家庭经济不继，即留校中当助教，教初小一二年级学生。翌年由夏麟奇老师介绍到布业商人李梓安先生创办的振华小学当教员，认识了同事陶显墀，他现在南京永利布厂为图书管理员。

学医经过

十九岁父亲要我学医，跟镇上内外科医生瞿简庄先生学习。瞿老师知道我家庭经济困难，就没有收取学费。因为相距不远，所以往返走读。学习了三年，读完《灵素类纂》，陈修园阐讲的《伤寒》、《金匮》，和王孟英《温热经纬》、汪昂《汤头歌诀》、《本草从新》。当时因记忆力强，没有下苦功死读，但至今都已遗忘了。瞿老师医书读得多，而且熟，古典书亦读得多。但是个非常拘谨、文质彬彬、讲礼貌的人，讲话时总是期期艾艾地咬文嚼字，往往听他讲了半天，还不能知道他用意所在。他的古典语句，我往往听不大懂，加之我无口才，怕讲错，所以怕与他接谈。后来我三伯父的小女许配给他的幼儿，他和我既是师生，又有了亲谊。他迄今尚健在，我与他常有往来。

我二十一岁时的秋季，镇上来了一位外来的西医，哄动一时。那时报纸上常有中西医学函授学校的催眠术、灵子术等招生。我总是喜欢要份章程来看看，都想去学一下。心里总是想：如能中药、西药都会用，又会用催眠术等治病方法，替人家治病，看一个，好一个，这多么好啊！然而家庭经济又如此困难，如何向父母开口要钱呢？于是就想办法攒钱，那时家中收入支出没有记账，为家里购买物品私拿了十文、二十文，数字大的就多拿几个，积了年余，才得几元钱，参加上海马化影的大精神医学研究会办的函授精神治疗法。

在二十二岁的初冬，父母为我完了婚。那时我想学西医和灵子术的心还非常炽盛。得了爱妻的同意，将她陪嫁饰物典卖了一部分，参加了上海汪泽办的中西医学函授。

翌年二十三岁，上海西医周星一招实习生，得到父亲同意，爱妻又典卖了部分衣服，完成了用西药和注射的实习，同时又去学习了朝鲜人办的灵子术。在这个学医阶段中，只要听到有什么新奇的，又快又好又灵的治病方法，总想去学一下，唯独对父亲的针灸、挑痧、推惊的治疗方法认为是不科学的。我想，小儿的病不外感冒或者停食，两者为最大之主因，替他去推拿，激动之，使其大哭大叫，感冒出身汗，自然热退惊定；又食伤后按摩胸腹腔，帮助肠胃蠕动向下方，呕吐、泻利自然就会好的，所以推惊实在没有什么大道理。我那时学了些西医皮毛，认为针灸不过是在人身上乱挑乱刺，毫无道理，是一种野蛮行为。后来，我的业务做不好，效果不大，看到父亲以针灸治病很有效；又加之自己害了严重的腰痛和失眠，治了几个月，中西药都吃到，一点不生效，结果是由父亲用针灸治好，于是转而绝对信服针灸，才开始学起针灸来，那时是1923年秋后了。

初入社会

1921年初冬，我虚岁二十三岁，实足年龄是二十一岁，由上海回到家里，带了些普通注射针剂，随着父亲行起医来。一面跟着父亲在冬末春初的季节里，到农村帮助种痘，一面行医。那时农村经济状况不良，穷苦人多，我很高兴替人义务诊病，开廉价的药，连续几年，养成了不用贵重药，不用多味药的习惯。

但是那时我有不肯自我宣传与毛遂自荐的固执个性。我徒然为病员诊过一二次，如病还未好，总不肯先开口询问，而要他先开口，有还需要我诊治的表示，我才为之诊治；我到有钱人家去看病，亦不会虚伪应酬，曲意逢迎，因此业务不易开展。这种性格，到现在还是一样。我怕应酬，所有相识的亲戚、熟人。没有必要的事情，不随便走动，不懂得什么叫联络感情，去发展业务，因此我没有要好的朋友和得力的亲戚。

苏州办学

1926年冬，我同张浚源到了苏州，借住饮马桥张家，复经其介绍，在城北小学当校医，兼做写刻钢版并油印等事。校长叫顾蓉川，听说以后被当局杀害了。其他教员名字已忘，现在只知道有姓华的，曾任苏州市聋哑学校校长（名字已想不起）。

我在城北小学工作了三个月，得到爱妻支持，迁至苏州皮市街设诊所开业，认识了邻近伤科医生季爱人。由季爱人介绍，参加了吴县中医公会，因此与会中郁惠伯、张仁先、祝曜卿几位公会理事相识。在会中的月刊上常常投稿，因此颇为他们所器重。

堂弟启明在家乡活动被捕。那时候的侦缉长是邻镇人，知他是我父之侄，念其年幼（那时只十七岁），就释放了他。他来到苏州寄居在我处，仍由张浚源介绍，与苏州教育界中人往来，旋在吴县属乡间当教员。未几又被捕，关在苏州监狱二年，期满释放。后又被捕，在1939年春就义于镇江。我得其就义当日之明信片通知，见字迹语句一丝不乱，想见其当时镇静而慷慨之状。那时我经济窘迫，正在万分困难中，又不敢向家中报告，快函其姐夫共谋收尸，未得赞同，以此迁延未果，至今引为憾事。

我在皮市街开业之后，堂弟与张浚源时来小住，但不谈他们的工作。我则专事于业务，亦不了解情况。

1928年夏，我与中医季爱人、祝曜卿、朱藕令、杨汉章共办苏州中医学校于王枢密巷。不满一年，因经费困难而停办。

爱妻亦于是年1929年病故。学校停办后，设诊所于北寺塔附近横街（街名已忘）之同乡人张广荣家中，其时有浙江义乌人傅某（名已忘）、句容人陈大元随我学医。

搬迁望亭

1929年暑期，我与杨汉章合设诊所，有两位医校学生随着学医。因为诊务不好，学生实习机会少，后由一病员介绍前往离苏州四十华里之望亭站詹荣森邮政代办所设分诊所，业务甚好。即于初冬迁至望亭下塘刘姓家。

1930年与同乡表妹姜怀琳结婚。

1931年秋完成《中国针灸治疗学》，申明为读者解答书中问题，保证学会，引起各地很多读者来望亭当面学习。我亦放弃中西药物治疗，专用针灸治病。是年初冬，先父病亡，幸出售图书，所得甚丰，堪以治丧。但是过去办丧的习俗是不许铺张，拟以三百元治丧费购买图书捐赠当地学校，却为母妹及族人反对。

办社经过

1932 年，到望亭学习针灸的人多起来，其时赵安生（即赵尔康）经表兄李润清介绍，亦来我处半工半读。因为了房屋不够，就于春节迁社至无锡南门外湾头上李同泰药铺的房子。其时房屋八大间，经常有十多个学生实习。学习期限约二三个月。

上午针灸门诊，下午讲课。是时得与南通孙晏如先生通信，甚佩其学识丰富，初版之《中国针灸治疗学》即请其增订。

1933 年，邱茂良来实习。在无锡方面，只有内科、喉科医生闻名来访，以此相识，从而知其学识渊博，甚钦敬之。此外为印刷关系，与锡城印刷所往来。所中经理的姓名现在想不起来了。办社二年中函授及实习学员均逐渐增加，除赵安生长期为助手外，又考取张茂甫为书记员。

赴日学习

1932 年到 1933 年，推行针灸学术，学员日多，自己感到学识不够。由友人告知日本有针灸学校，于是想往日本学习。

即向丝厂中的朝鲜人技师补习日语。这时实习生中有一福建闽潭人杨克容，其舅父在长崎开设四海楼饭店，于是相约同去。

其时不懂什么出国手续，亦未和别人商量。

就在 1933 年秋末，将社中编写"社员教学问题解答"的任务委托实习学员谢建明，他是南昌中医学校毕业的高材生。又将门诊实习的任务委托给赵安生，收发记录的任务委托给张茂甫。安排妥当后，偕学员杨克容买轮船票赴日。舟抵长崎，因无护照，不许登陆。由杨之舅父作保，始行上陆。他叫我们到东京，先往神田区中国青年会见张镜清管事，请他安排。

我往东京后，由张管事介绍住白山区某宿舍——入明治大学之留学者多寓此。每日往青年会实习日语，共两个月。过了新年，由青年会介绍入新宿区的东京高等针灸学校。校长是坂本贡，有教室三只，教员五人。因听课困难，阅读亦非易，仍由张管事介绍福建人谢某（名已忘）作翻译。学习约半年，校中知道我为针灸行家，赠以两年毕业之博士文凭以归。我不习惯于应酬与交际，同寓数十人，除朝夕相见予以颔首外，颇少交谈。仅与谢翻译一起到过神户、横滨、箱根、热海、日光参观针灸学校与游览名胜。七月返国。

在日本的观感是，该国的封建思想浓厚，轻视女权，而其勤劳刻苦，重视"义务劳动"则令人钦敬（学生杨福祥按：祥随师数年，知师在日本针灸高等学校时，曾将在锡校时撰著的图书、针具赠送给该校。有一次校中一同学患病，众皆束手，赖师一针治愈。坂本贡对他十分器重，并偕其夫人与师合影，这是日本最崇高之礼节。坂氏让师优游日本及日人占领下之朝鲜。某次登长白山，气候突变，同行者劝师速返，师以难得登山，愿留一宿，坚不下山。当夜大雪，次日师冒雪下山，寒冷刺骨，从此种下风湿性心脏病之病因）。

针灸讲习所

1935年我自日本返国，与谢建明等筹谋，创办中国针灸讲习所。所有课程除参照日本办法以外，增设"内经"、"医论"二科。聘广西学生罗兆琚、浙江邱茂良以及有医学基础而能针灸者为助。

过去无锡、苏州办医学事业给我的教训是，无相当经济基础，则不能持久。但心想发扬针灸学术非办学校不可，于是罄我所有，将二千元为开办费。其时请罗兆琚、谢建明、邱茂良、沈祠庭、赵安生等连我七人为办社人。我以个人资金作为七人公办，但并不要他们出资，就以二千元作垫之资本，膳宿由社供给，每人每月只取三十元工作费，皆无薪给。

我那时想，这二千元如果用完，不能维持，此款由我独负；如果社中从售得图书、针具中所得，除维持办校之外，每学期犹有赢余时，则取十分之五为奖励金，其余则作为扩展公积金。

当时意图分工合作，希望能各尽其力，共谋发展，各人把办校作为自己的事业看待。秘书文件由谢建明主持，我则专主业务建设方面。

半年经营，进展迅速，外埠通函学员激增，来校学习者亦多，续开二班。校中添聘教师有顾子静西医、侯敬舆名中医、汤义方中医、曹哲夫老中医，锡校高材生李春熙、程树、陈士青等为助教师，又请中央国医馆馆长焦易堂、副馆长陈郁、中央委员彭养光、无锡县长陈育初，以及教育局长、卫生局长和当地的实业界闻人薛鸣剑等为校董。许多校董照片在《针灸杂志》月刊"学生毕业专号"上刊出。其实我却都不认识，亦没有邀集过开一次会。到了1948年，挂了一个卫生署的某某委员名头（具体称号已忘）。那时认为荣耀，而实际上只负一个空名，未编亦未审，从来亦没有参加过实际工作。

校中为了请得焦易堂等来担任名誉董事，张、谢二位要我去南京请他们一次客。我最怕应酬，但为学校前途计，只得勉强去了。住的是最高等级的旅馆，即今日之安乐酒家，在太平洋饭店请了两桌客，客人都不认识。焦、陈二位馆长及彭中委陪坐了十多分钟即离去。那种官僚气十足和来客的派头，我实在看不惯，内心厌恶，一言一动都受着拘束，真是难受。席散之后，如释重负。

1936年元旦，印了很多推扬针灸的小册子，准备携往镇江，出席那时的全国中医代表大会，去作推行针灸的宣传工作。该会就是反对当时政府要取缔中医的政策而由中医界召集的会议。但临行前二晚，发生大腿疼痛，不能步行，因而未能前往。

以后腿痛日甚一日，全身关节发炎，丝毫不能活动，中西医均束手，无法止汗和止痛，故离校返乡调养。

于是年初冬，闻校中业务废弛，心甚焦急。其时只能起坐，不能直立，即扶病到校整顿，亲作表率，被抬往课堂讲课，于是各教员始不再荒怠。

此后即行扩充，添办二年毕业之本科，改为针灸专门学校，添设图书馆、针灸疗养病房等。于1937年春末，动工添建七间三层大楼与大礼堂，将所有公积金、扩建金及我二年来的图书版税金全部投入建筑。讵料暑期之后，因抗战发生，未能开学。数年来为发扬推行针灸之建设竟然就此结束。

抗战以后

1937年秋末，上海抗战已三个月，沿京沪线一带的城市频受轰炸，校中所有人员多数回家，仅我一家与事务员张茂甫、发行股的赵尔康、王姓炊事员三家未走。那时我虽能勉强行动，而体力羸弱，不能多受惊吓，即将校事付张、赵二人，告诉他们，能守则守，到紧张时只有放弃。我即避居家乡。以后听到上海大场失守，国民党军队大量后撤，估计在镇江以东无险可恃，万一敌人到来，我以过去曾留学日本的关系，地方上决不会放过我不出去与敌寇接触。因此我坚决不从母意，将仅有的三百元之钞币拿了两百元，偕姜怀琳星夜冒寒雨，乘小舟西行。

抵常州时，闻青阳港已失陷，即到镇江乘最后一班车抵南京，中途未停，直往芜湖。至芜湖时，市上受轰炸，已呈混乱现象，即乘木船拟往樟树镇谢建明、沈颛家再作计较。经九江，到达樟树，顾庭已赴乡间，建明则去常德矣，乃向其父借得三百元径赴长沙，再转常德。其时谢建明患伤寒甚剧，不久病亡。我乃往桃源一学生名聂志超家住下，才告歇息。

后方行动

我从 1937 年初冬由家乡出发往后方暂避日寇，仅携带一些针具与一本《针灸治疗学》，打算以教学行医维持生活。在聂志超家暂住，以行医为生。翌年春，应桃源医家之请，开三个月针灸讲习班。以体力未复，日讲二小时课。

于讲习班结束后，我即由沙市赴渝，时为 1938 年六月中旬，居大梁子某家旅馆，每日为焦氏针治。我与陈郁副部长、农林部参事彭养光中委均于此常相见面。彭、陈过去均喜欢研究针灸，无官僚架子，接谈亲切，我不受拘束。又在焦馆中得见前黎元洪的秘书饶凤璜，彼时为重庆后方救济中医院院长，他邀我往医院工作。由陈郁等介绍，又得识闻名已久之陈邦贤、沈仲圭，及云南白药厂之曲焕章等。其后政界、银行界患有痼疾来求针治者日多。彼等且组织三十余人，要我讲授针灸课。

为彼等治病，我不以为苦，但与彼等周旋应酬甚苦。又值暑天，大病经年之后尚未复原，焦易堂手臂不举之症已治好。

为避喧嚣，乃托辞转赴成都，在女生赵志强家暂住。得其帮助，设立诊所于西玉街。旋即设针灸义务指导班，夜间上课二小时，一月毕业，收回图书、针具费十元。接着开四班，以川西各地来学者为多。1939 年春，更有原非医务工作者而学习针灸的人来求学习，因设针灸讲习班，每期三个月，收学费三十元。今日在成都中医院之薛鉴铭，渝市第二中医院之戴念方，渝市卫生部中医门诊所之杜练霞，均为这一班的学员。此数位与我至今仍保持联系。

是年秋，因成都频受轰炸，即迁往离蓉二十里之大面铺学生薛鉴铭家中居住，继续举办讲习班兼行医。

1940 年初夏，应前南京市中医讲习所主办人陈逊斋之召去广安，在其校中授针灸课。我过去曾闻其名。既见之后，知其学识渊博，健谈善文，深为钦佩。讲课毕返蓉。初冬接石羊肠何天秀、俞大魁二青年医务工作者之邀，设三个月之针灸讲习班。

1941 年春，接德阳青年李玉铃、莫文安暨老中医谢玉堂等筹设中西医讲习班之聘，任针灸、内经课教师。嗣后该班伤寒课教师他去，又邀我继讲伤寒课，得各学员之助，编成《伤寒针方浅解》一书，即现在印行之《伤寒新注》之原稿。

1942 年夏，接前无锡针灸社通函社员刘伯芬之约，同当地医家数人之邀，办一讲习班，留居一年。因爱人姜怀琳多病，转返成都，托学生薛鉴铭代为赁屋居住。初寓卫玉桥，以租金太高，迁往东二道街。是年，姜华梅棣亦从家乡来此居住。姜怀琳向黄济川学习痔漏科。我除行医以外，并在四川国医学院任针灸科教授。院长为四川省国医馆长曹叔实，初不相识，任课期间仅相见过二次。

1944年，一住三年，入川九年。1944年春，得家书，悉母病严重，颇欲返里，但亦不愿做敌伪顺民。后得吾弟启棠来信，知张浚源已变节，任江阴伪县长，要我与彼通讯。因不齿张之变节事敌，不与通讯，并决意不作归里省亲之计。自此即未得再见母面，心殊不安。是年秋后，心脏病复发剧烈，因屡受房主迫迁。其迫迁目的在于大幅加租，因限于市政条件，只有以收回自用为名，无理取闹于我。我一时又难觅新居，精神十分痛苦。后因治愈简阳养马河镇酱业商人黎琅轩家属之病，得其帮助，迁往其镇上作养病之计。该地虽系一小镇，而傍山依水，风景优美，民风淳朴，人皆务农，殊适我之性情。一住三年，不感厌倦。其间并在附近县属举办针灸学习班三次，多属青年医务工作者。

日本投降后，复员人员多，交通困难，故延至1947年开始成行返里。屈指计算，在川九年，行医、教学之外，并无成就。但在川西北一带培植了三四百名针灸学员，差堪无愧。然事过境迁，至今多失联系。养马河只有徐敬臣一人，现为简阳医界代表，每年有二三次讨论针灸问题之信件往还而已。

苏州复社

1947年冬，决意返家，途经重庆，住学生戴念芳家，托他代办船票等事。顺便访候阔别已久之侯敬舆、沈仲圭、陈逊斋等四位。他们在渝已有经济基础，有久留之意。我恐彼等破费招待，寒暄之后，径行辞别，不告驻留地点。

回至无锡，景物已非，因之黯然不快，痛恨日寇侵略者的罪恶行为，亦恨政府腐败，致国事日非。

以历年备受播迁不定之苦，决心自置固定住宅，访得苏州房价低廉，乃与弟合购苏州司前街八十三号住宅一所。其时心脏病时剧时缓,恐不永年,乃与弟商量,用子侄之名立契,以免将来麻烦。

迁苏州后,我以体弱多病,不拟再图复社,只助姜怀琳发展痔瘘科业务,于1948年春设怀安诊所。同时将战前针灸社印行剩余之针灸图书数百件出售,作为日用之助,修缮房屋之资。售书广告刊出后,过去社员纷请复社,并有外埠学员来苏学习,颇为感动。乃商请邱茂良来苏共同进行。邱君亦抱发扬针灸之志,欣然来苏,共策进行。无如当时政府腐败,币值日贬,交通多阻,外埠函购图书寄程动辄经月,购买人按售价寄款,汇到时已贬值不足十分之一,买卖双方均多损失,循至工作者伙食开支难以为继。是时名虽复社,工作无法发展,邱君建议暂停进行,俟机再举。

1950年交通恢复,社会秩序与物价均趋稳定,乃于年底再谋复社,挽学员王野枫、张德馨二人襄助复社及《针灸杂志》复刊等。时工作进行等于初创。呈准苏州卫生局备案后,即于1951年开始工作,又因经济不足,不能遽邀邱茂良来社,只能与其函牍相商。终于在共同筹划下,克服困难,规复社务。《针灸杂志》亦如期复刊,每双月出刊一期。后又将社章向苏南行署、上海华东卫生部备案,皆久久未得具体核复,而社务则日趋发展。乃先后聘黄学龙、孙晏如、郑卓人为副社长,并增聘工作事务人员数名。年底又陆续邀邱茂良及旧学员陆善仲来社共襄社务。仍采取过去以社养校之办法,为举办针灸学校、针灸实验院以奠定基础。但当时认识水平低,不懂新的政策,只顾按照旧规章办事,埋头工作,除按例申请备案外,与政府缺少联系,因此工作上不能放手进行。

1952 年，我心脏病渐剧，社务方面即改变为从实际治疗与研究着手，停止吸收新社员。经向职员宣布此意，并拟照过去无锡办社方法，以发行图书盈余作事业经费，职员方面则按薪给提供奖励金，全部职员均表示同意。入夏以后，一病几殆，往上海养病半年，社务都由职员共理。年终结算，盈余按工商之旧例，只口头约言按比例分配。至 1953 年春，病稍愈，返苏州新宅养病，得悉去年营业盈余，除纳税及提存少数公积、福利以外，均作比例分配，并未多提创办事业之经费，大失我之本意。再三与职工商酌，另行提存事业经费，备作建立院校之需。这个意见，除邱、王二人同意外，未获全体同意。我听彼等所为，暗恐自己口头约言未善，而感同志难得，又造成第二次错误。从此对社中营业事务不再过问，愿将针灸社无条件赠予职工办理。但是苦无人接受。此时心情深感苦闷，无法自解。秋后体力渐复，便与邱、王等少数同志专事门诊工作，诊余将针灸讲义重加修订，并拟具初步研究工作计划呈苏州卫生局核示，俟核准复，即设置观察病床二十张，吸收病员，从事研究治疗工作。对于发行、营业，不再过问，而报告久久未复，心情殊抑闷。直至 1954 年夏，晋省开会，政府要我参加办医院等工作，并得政府允许，将针灸社停办，从此摆脱工商企业之沉重包袱，实为快心。

光荣任务

1954 年六月上旬，我首次来宁参加中医代表大会，遇到江阴县中医代表马泽人中医师。他告诉我说："你已被选为江阴县的人民代表，我们医界已将贺函发出了"云云。我得此消息，心弦为之一震，左右思想，实难自信。我平素不爱社会活动，且离乡多年，除幼年随小学教师往江阴县参观成绩展览，及二十多岁时去吊唁家族之丧二次外，一直未曾去过家乡。除亲戚外，很少有相识我的人。此次如何被当选为人民代表，是否有误？诸多问题闹得一夜未曾睡好。后向曹鸣皋告明此事，曹说："既然江阴县医界有贺函发出，不会有误。此是光荣任务。当代表后亦无特殊负担，实际工作就是做人民与政府的桥梁，不必多所顾虑。"回苏后果然接到江阴的贺函，复接到省人代会通知，又于七月间二次晋省出席会议。会间更体会到党和政府听取人民意见，为人民办事真诚。而各位首长的亲切态度，尤其使我感动，加强我为人民服务的热忱。同年九月，正式到省中医院工作；十一月，受任为中医学校校长。这一校长职务，使我背上了新的思想包袱。过去我虽办过针灸学校，教过学生，但过去是私办，时代不同，方式、方法亦不同。现在这个学校是培养中医师，负有培养省中医界新生力量，负有发扬祖国医学的重大任务。我无论从学术修养和办事能力来讲，对于主持负有这样重大任务的校长职位，是无论如何亦不相称的。又加以疾病缠身，无法和健康人一样坚持工作。那时校务完全由副校长主持，所以学校得有成绩，完全是靠副校长的领导与上级的支持。而我在一年半的时间中，可说是一无贡献。而上级对我的病体却特别照顾，有许多会议都不通知我，使我尸位素餐了一年多，实是内心有愧。1954年冬参加了中央第二届政治协商会议，荣幸地和毛泽东同志握手谈话。1955年夏天，中国科学院又任命我为学部委员。这一连串的光荣事件，更使我又高兴，又惭愧，永远不能忘怀。

附录　婚姻问题

我小时候由舅父介绍，与其三姨妹所生的长女吴玉梅订婚。嫁未三年，生一女，名惠芬，后改名为奋。玉梅患肺病，于1928年病亡。亡前要我与其姨妹姜怀琳续婚，冀其女不受后母虐待。怀琳与我住处相近，常来探视姊病。我对其温淑之印象不坏，故双方对亡妻之言均表示同意。其时我在苏州与祝曜卿、季爱人等办中医学校，妻死之年，因经费不足而停办。

我初迁北寺塔横街同乡人张广荣家，与眼科医生杨汉章合设诊所。杨病聋而诙谐。有前皮市街之邻居某女，常伴其母来诊病，每来必话家常，不即去。去后，杨即向我开玩笑，并在房主人张广荣前说我有意于某女，以为笑谑。而张信以为真。此讯展转传至我家乡，我未知也。既而迁至望亭行医，以中馈无人，托亲友去姜家谈婚事，遭到拒绝，谓我在外品德不良，实际嫌我家贫。

我父闻我在外品行不端，写一封自怨自艾的长信，自责修德不足，生此恶劣之子云云。我自有知识以来，从未受过父母责骂，看信后激愤之余，即断小指寄回以明志！借以说明我不做品德不端、有辱门楣之事。后来有人问我小指如何没有了？总以幼时生疔割去为答。此事除亲友外，很少有知其中真相者。

姜怀琳个性亦强，既悉我断指盟誓，品德无亏，便不顾父兄之议，毅然来归，愿与我同甘共苦。我能1931年完成《中国针灸治疗学》与开始办社时度过一段穷困时期，均得其帮助不少。她因操劳过度，发生小产，仍无休养，体力暗损，渐致多病，一连七年未有生育。

我父亡后，即迎母亲到无锡居住，老人抱孙心切，见怀琳不育，体质单弱，乃嘱纳房中侍婢华梅棣为妾。既而征得各方同意，即纳华为第二爱人。未几抗战发生，我与怀琳往后方，而华梅棣则侍母家乡，至1943年来川共居。

（本传为承氏在1954年参加工作时亲笔所写）

专病论治

治疗处方

伤 寒 门

一、太阳病

病因：体气衰弱，风寒从皮毛侵入，毛孔闭塞，风寒郁于内而为病。此为风寒袭入化病之第一步也。

证象：头项强痛，或头身疼痛，恶寒发热，有汗或无汗，脉浮缓或浮紧，舌苔白，不甚口渴，发热时仍恶寒，渴喜热饮。

治疗：风府针入2分~3分半，留捻3分钟；合谷针入3~5分，留捻3分钟；头维针入1分，留捻2分钟。注意捻时宜缓。

助治：豆豉9克，香葱头5枚，煎汤服。覆被卧，取汗。

预后：良。或转入少阳，或阳明部分。

备考：《伤寒论》："太阳病，初服桂枝汤，反烦不解者，先刺风池、风府，却与桂枝汤则愈。"《医学入门·杂病穴法歌》："伤寒一日刺风府。"《世医得效方》："伤寒初得一二日，头痛寒热，宜灸巨阙、上脘、中脘各五十壮。"

淡安按：见"医案选介·伤寒头痛"。[①]

二、阳明病

病因：风寒之邪，自外袭入，内以体气衰弱，无力抵御。外邪常驱直入，或病在太阳，未及表散而深入也。

证象：前额眼眶胀紧疼痛，发热不恶寒或微恶寒，壮热烦渴，渴喜冷饮；有汗或无汗，脉洪数，舌淡黄或深黄，口臭气粗。

治疗：三间针入 2 分，留捻 2 分钟；合谷针入 3~5 分，留捻 3 分钟；曲池针入 5 分 ~1 寸；留捻 3 分钟；内庭针入 3 分，留捻 3 分钟；解溪针入 3~4 分，留捻 2 分钟。

助治：生石膏末 15 克，薄荷头 1.5 克，生甘草 1.5 克，知母 3 克，煎汤服。

预后：良。若热邪深入厥阴则危。

备考：《素问·水热穴论篇》："气街，三里，巨虚上下廉，此八者，以泻胃中之热也。"《席弘赋》："阳明二日寻风府，呕吐还须上脘疗。"

---

① 凡"淡安按"所引内容，已见于"医案选介"者，均不再重出，仅作说明。下同。——编者

三、少阳病

病因：风邪袭于人体腠理之间，留着胸膈之中，即居于半表半里之地位。

证象：头痛在侧，目眩，耳聋或不聋，喜呕多吐，胸胁满，往来寒热，口苦咽干，或少腹痛，或利或不利，脉弦数或细弦，苔薄白或薄黄，舌质红。

治疗：中脘针入3~5分，留捻3分钟；足临泣针入3分，留捻3分钟；期门针入3分，留捻2分钟；间使针入3~5分，留捻3分冲；窍阴针入1分，留捻1分钟后再灸麦粒大之艾炷3壮。

助治：柴胡2克，制半夏6克，黄芩5克，甘草2克，煎汤服。

预后：良。若失治，邪入厥阴经则危。

备考：《席弘赋》："但患伤寒两耳聋，金门听会疾如风"。《杨氏治症总要》："伤寒胁痛，支沟、章门、阳陵泉，委中出血。"《医学纲目》："伤寒胁痛，取支沟、阳陵泉。"

淡安按：见"医案选介·少阳病呕吐"。

四、太阴病

病因：冷气内侵，或饮食生冷，或腹受寒湿之邪；或邪由阳明传入（惟为热化），或与太阳同病。

证象：腹满而吐，食不下，时腹自痛，自利不渴，手足微温，或兼恶寒，发热骨痛，脉濡迟或濡细或细弦，舌苔白或淡黄。

治疗：隐白灸3壮；公孙针入3分，留捻3分钟；三阴交灸3壮；中脘针入5分~1寸，留捻3分钟，灸5壮；章门灸5壮。如由阳明传入热化者，针少商1分，留捻1分钟；隐白针入1分，留捻1分钟；三阴交针3分，留捻3分钟；

大都针入 2 分，留捻 2 分钟。

助治：无热症者：淡附子片 1.2 克，淡干姜 2.4 克，炙甘草 1.5 克，大白术 9 克，大红枣 5 枚，煎汤服。有热症者：壮热烦渴，舌焦黄，脉洪数，用大黄 9 克，元明粉 9 克，生甘草 3 克，煎汤服。

预后：良。热甚而动肝风者危。

备考：《万病回春》："伤寒阴疝腹痛，灸足小趾外侧上纹头，灸 3 壮，男左女右。"

淡安按：见"医案选介·腹满时痛"。

五、少阴病

病因：肾虚之体，外邪最易侵袭肾经。阴虚者，每挟火而动；阳虚者，则多挟水而动。挟火动者，则为热化；挟水动者，则为寒化。

证象：挟火而动者，心烦不寐，肌肤灼燥，小便短教，咽中干，脉虚数，舌光红，少津液。挟水而动者，目暝倦卧，声低息微，不欲言，身重恶寒，四肢厥逆，腹痛，泄泻或不泄泻，脉细缓，舌淡白，不渴。

治疗：挟火而动者：涌泉针入 3 分，留捻 2 分钟；照海针入 3 分，留捻 3 分钟；复溜针入 3 分，留捻 2 分钟；至阴针入 1 分，留捻 1 分钟；通谷针入 3 分，留捻 2 分钟；神门针入 2 分，留捻 1 分钟；太溪针入 2~3 分，留捻 2 分钟。挟水而动者：督俞灸 5~7 壮；肓俞灸 5 壮，关元灸 5~10 壮，太溪灸 5 壮，复溜灸 3~5 壮。

助治：挟火而动者：生白芍 6 克，真阿胶 9 克，黄连 1.5 克，黄芩 2.4 克，煎汤，冲入鸡子黄 3 枚，服之。挟水而动者：白术 6 克，白芍 6 克，茯苓 9 克，附子 2.4 克，生姜 3 克，煎汤服之。

预后：热化者，舌红苔黄，下利清水，不良。寒化者，足冷过膝，头汗如珠，不良。然灸关元至100壮，或能挽回。

备考：《伤寒论》："少阴病，吐利，手足不逆冷，反发热者，不死。脉不至者，灸少阴七壮。"又少阴病，下利便脓血者可刺。（常器之云："可刺幽门二穴，在腹第二行，挟巨阙两旁各五分。交信二穴，在内踝上两寸"。柯韵伯曰："便脓血，亦是热入血室所致，刺期门以泻之。病在少阴而刺厥阴。实则泻其子也。"）又少阴病，下利，脉涩而汗出，必数更衣。反少者，当温其上，灸百会。

六、厥阴病

病因：厥阴为六经之里，为阴之尽，阳之生，故邪之入也，有纯阴证、纯阳证、阴阳错杂证。大概外邪直入，为纯阴证；热邪由传变而入，为纯阳证；直中之寒邪，与传变之热邪交杂，为阴阳错杂证。

证象：纯阳证：张口直视，烦躁不眠，热甚不恶寒，口臭气粗，四肢厥冷，心胸灼热，热深厥深，或下利脓血，或喉烂舌腐，两脉弦数而洪，或浮数而躁，舌红而紫，或舌黄舌绛。

纯阴证：四肢厥冷，爪甲青黑，腹中拘急，下利清谷，呕吐酸苦，脉细弦而迟或沉弦，舌紫而冷。

阴阳错杂证：腹中挛痛，四肢厥冷，吐利交作，心中烦热，渴喜冷饮，饮下即吐，烦渴躁扰，两脉或细弦，或伏，或细数不宁，苔或黄或白，舌质红，似润而齿干。

治疗：纯阳证：大敦针入1分，留捻1分钟；中封针入2~3分，留捻2分钟；期门针入4分，留捻2~3分钟；灵道针入3分，留捻2分钟；肝俞针入3分，留捻2分钟。

纯阴证：肝俞灸 5~7 壮，行间灸 3 壮，关元灸 7~15 壮，中脘灸 5~7 壮，期门灸 5 壮。

阴阳错杂证：中封针入 3 分，留捻 2 分钟；灵道针入 3 分，留捻 2 分钟；关元针入 5 分，留捻 1 分钟，再灸 5 壮；间使针入 3~4 分，留捻 2 分钟，再灸 2 壮；肝俞针入 3~4 分，留捻 2 分钟。

助治：纯阳证：便脓血者，黄柏 6 克，黄连 3 克，秦皮 3 克，白头翁 4.5 克，煎汤服。四肢厥冷者，当归 6 克，桂枝 1.5 克，白芍 6 克，通草 3 克，细辛 0.6 克，煎汤服之。

纯阴证：附子 3 克，甘草 6 克，干姜 6 克，白芍 9 克，煎汤服之。

阴阳错杂证：乌梅 24 克，布包煎汤服之。

预后：纯阳者多不良，阴阳错杂者次之，纯阴者多良。

备考：《伤寒论》："伤寒六七日，脉微，手足厥冷，烦躁，灸厥阴，不还者，死。"（张令韶曰："灸厥阴宜灸荥穴、会穴、关元、百会等处。荥穴者，行间穴也。会穴者，章门穴也。"）《伤寒准绳》："伤寒六脉俱无，刺复溜（补可回六脉）、合谷、中极、支沟、复溜（顺骨而下）、巨阙，气冲灸 7 壮。"《肘后歌》："伤寒四肢厥逆冷，脉气无时仔细寻。神奇妙穴真有二，复溜二寸顺骨行。四肢回还脉气浮，须晓阴阳倒换求。寒则须补绝骨是，热则绝骨泻无忧。脉若浮洪当泻解，沉细之时补便瘳。"《针灸资生经》："施秘监尊人患伤寒，咳甚，医告技穷。施检灸经，于结喉下灸三壮即痊。盖天突穴也，神哉。"

窦材治一人伤寒，头痛发热，恶寒咳嗽，肢节疼，脉沉紧，服华盖散略解。至五日，昏睡谵语，四肢微厥，乃肾气虚也。灸关元百壮，服姜附汤得汗而愈。又一人伤寒至六日，微发黄，一医与茵陈汤，次日更发黄，遍身如栀子。此太阴症，误服凉药而致，肝木侮脾。为灸命门五十壮，服金液丹而愈。

淡安按：老友孙晏如，曾为南通东乡许某治病。许身体素健，得伤寒症，项强身热恶寒，服重剂表药，仍复无汗。乃为泻风门两穴，又刺通里、复溜，然后泻合谷，历十分钟之久，而大汗出矣。南通城北柏某之太夫人，年近六十，忽然六脉不见，四肢厥冷，呼吸不停，目瞑如死。延孙晏如诊之，乃为针人中、内关、印堂、厉兑等穴，神志渐苏。然后两补复溜，脉乃大见。附志于此，借以证补复溜能回六脉之说也。

温热病门

一、春温

病因：春令时届温暖，阳气外泄，腠理渐疏，猝遇时感，因而致病；或内有伏气，因感时邪而触发。

证象：微恶寒发热，头微痛，胸痞，自汗或无汗，或见鼻衄，舌苔黄或白，脉浮数。

治疗：鱼际针入 3 分，留捻 2 分钟；经渠针入 2 分，留捻 1 分钟；尺泽针入 3~6 分，留捻 2 分钟；二间针入 1 分，留捻 1 分钟。

助治：豆豉 9 克，葱白 3 枚，桑叶 0.9 克，薄荷 3 克，甘草 0.6 克，煎汤服。

预后：良。

备考：《百症赋》："发热仗少冲、曲池之津。"又："热病汗不出，大都更接于经渠。"

二、暑温

病因：夏为暑热当令，赤日悬空，火伞高张，劳力奔走，气液消铄，每为热伤，所谓中暑、中喝是也。

证象：头痛壮热，烦渴引饮，瞀闷喘促，甚有神志不清，汗出如汁，两脉洪数或虚数，舌光绛或薄白苔。

治疗：经渠针入2分，留捻2分钟；神门针入2分，留捻2分钟；涌泉针入2分，留捻2分钟；委中针出血；陶道针入3分，留捻2分钟；支沟针入2~3分，留捻2分钟。

神志不清者，神门、支沟、涌泉针刺之外，得针水沟1分，留捻1分钟；关元针入3分，留捻3分钟。

助治：人参3克，生石膏15克，知母9克，生甘草3克，煎汤服。头痛加香附、苏叶各3克。

预后：良。

三、温毒

病因：温邪兼挟秽浊之气，触之成病，直干心包内脏。

证象：壮热面赤，口舌糜烂，咽痛，目红，气出如火，心中烦热，神昏谵语，舌黄或红，两脉洪数。

治疗：少商、商阳、中冲、关冲、少冲、少泽、委中，俱针刺出血；支沟针入3分，留捻3分钟；合谷针入5分，留捻3分钟；劳宫针入2分，留捻3分钟。

助治：至宝丹1粒，开水化服。

预后：早治者良。

备考：《百症赋》："岁热时行，陶道复求肺俞理。"《玉龙歌》："三焦热气壅上焦，口苦舌干岂易调。针刺关冲出毒血，口生津液病俱消。"

淡安按：见"医案选介·阳明症"

四、湿温

病因：暑热与雨湿交蒸，化为湿热，人感受之，蕴留脾胃二经酝酿而成。

证象：身痛头重，胸胁痞满，两胫逆冷，面垢自汗，渴不多饮，神志模糊，舌苔厚腻，或黄或白，两脉濡数或濡细。

治疗：太冲针入2~3分，留捻2分钟；内庭针入2~3分，留捻2分钟；间使针入2~3分，留捻2分钟；太渊针入2分，留捻1分钟；期门针入3~4分，留捻2分钟；章门灸5壮。

助治：苍术3克，川朴1.5克，石膏9克，陈皮1.5克，煎汤服。

预后：良。

五、温疟

病因：先伤于风，邪瘀于里，不即发出，必经暑热触发，阴气先竭，乃阳气独张，有热无寒，起伏似疟。

证象：但热不寒，病以时作，少气，头痛，烦怒，手足热而欲呕，舌薄黄或绛，脉弦数。

治疗：后溪针入3分，留捻2分钟；间使针入3分，留捻2分钟；大椎针入2~3分，留捻2分钟。

助治：青蒿6克，柴胡1.5克，半夏6克，黄芩9克，煎汤服。

预后：良。

淡安按：见"医案选介·温疟"。

六、冬温

病因：冬时温暖反常，阳不潜藏，腠理不固，因感而发。

证象：身热，微恶寒或不恶寒，头痛或不痛，咳嗽，烦热而咳，或咽痛，脉浮数，舌苔薄白或薄黄。

治疗：鱼际针入3分，留捻3分钟；合谷针入3分，留捻2分钟；液门针入3分，留捻2分钟；陷谷针入2~3分，留捻2分钟；复溜针入2分，留捻2分钟。

助治：豆豉9克，桑叶6克，薄荷3克，葱白3枚，煎汤服之。

预后：良。

暑 病 门

一、中暑

病因：夏日暑热高悬，铄石流金，吾人当之，气耗液伤而为病矣。

证象：身微热，恶寒或不恶寒，汗出而喘，烦渴多言，倦怠少气，面垢齿燥，舌苔薄白，脉芤迟或芤细。

治疗：少泽针入1分，留捻1分钟；合谷针入3~4分，留捻2分钟；曲池针入5分，留捻2分钟；内庭针入2分；留捻2分钟；行间针入2分，留捻2分钟。

助治：西洋参3克，生石膏9克，知母3克，生甘草3克，煎汤服之。

预后：良。

二、暑厥

病因：暑秽郁蒸，清窍闭塞，神识模糊，因而为厥。

证象：手足厥冷，神识昏迷，面垢齿燥，二便不通，头汗出或不出，脉滑数或沉伏细数，舌光红或苔薄白。

治疗：人中针入2分，留捻1分钟；关冲针入1~2分，留捻1分钟；少商针入1~2分，留捻1分钟；气海针入3~5分，留捻2分钟；百会针入1~2分，留捻1分钟。

助治：牛黄丸或却暑丹，用开水送服一丸。

预后：良。

淡安按：见"医案选介·小儿暑厥"。

三、伏暑

病因：暑热之邪，潜伏于里，因风寒所闭，不即外发，至秋后酝酿已久，而始发出。

证象：内热烦渴，唇燥齿干，脘闷不舒，头晕或痛，或寒热似疟，或吐利似霍乱，或热结谵语，舌白或黄腻，或光红，脉濡动或弦细。

治疗：涌泉针入 2 分，留捻 1 分钟；少泽针入 1 分，留捻 1 分钟；合谷针入 4~5 分，留捻 1 分钟；曲池针入 5~6 分，留捻 2 分钟；绝骨针入 2~3 分，留捻 2 分钟；行间针入 2~3 分，留捻 1 分钟；大椎针入 2~3 分，留捻 2 分钟。

助治：黄连 2.4 克，香薷 3 克，豆卷 9 克，煎汤服。

预后：病不传变者多良。

霍 乱 门

一、寒霍乱

病因：恣食生冷之物品，饱受寒凉之风露，阳气为之抑遏，中焦因之不和，正气不守，邪干肠胃，而为病矣。

证象：肠胃绞痛，或吐或泻，或吐泻交作，四肢厥逆，汗出而冷，面唇色青，爪紫螺瘪，腹痛转筋，两目失神，脉细或伏，舌或白紫或黑，或恶热，口渴，但舌部润，渴不多饮。

治疗：神阙灸 7 壮；委中针入 5 分，留捻 1 分钟；中脘针入 5~10 分，留捻 2 分钟；合谷针入 3~5 分，留捻 2 分钟；太冲针入 3 分，留捻 1 分钟。吐者：加针内关，针入 3

分，留捻 2 分钟；内庭针入 3 分，留捻 2 分钟；三里针入 3 分，留捻 2 分钟。泻者：加灸天枢 5 壮，章门 5 壮；阴陵泉针 3 分，留捻 2 分钟；昆仑针 3 分，留捻 2 分钟。转筋：加针承山，针入 3~4 分，留捻 2 分钟；绝骨针入 3 分，留捻 2 分钟。

助治：藿香 4.5 克，苏梗 6 克，川朴 3 克，茯苓 9 克，苍术 3 克，半夏 4.5 克，煎汤服。

预后：有良，有不良。

备考：《经验良方》："绞肠痧症，手足厥冷，腹痛不可忍者，以手蘸温水，于病者膝弯上拍打，有紫黑点处，以针刺去恶血即愈。"《得效方》："霍乱转筋入腹，手足厥冷，气欲厥，以盐填脐中，大艾炷灸之，不计其壮数，立效。"《医学入门》"杂病穴法歌"："霍乱中脘可入深，三里内庭泻几许。"

淡安按：见"医案选介·阴霍乱"。

二、热霍乱

病因：恣意饮食，复挟暑热，清浊混淆，气机窒塞，肠胃机能失其常度，吐泻交作而霍乱成矣。

证象：发热烦渴，气粗喘闷，上吐下泻，螺瘪肢冷，燥渴不安，神志昏迷，头痛，腹痛，舌红或黄糙，脉沉数或伏或代。

治疗：少商、关冲、少泽、委中各刺出血；合谷针入 4~5 分，留捻 3 分钟；太冲针入 3 分，留捻 1 分钟；大都针入 2 分，留捻 1 分钟；曲池针入 4~5 分，留捻 1 分钟；阴陵泉针入 3~5 分，留捻 1 分钟；中脘针入 5~8 分钟，留捻 3 分钟；绝骨针入 3 分，留捻 1 分钟；素髎针入 2 分，留捻 2 分钟；承山针入 5 分，留捻 3 分钟。

助治：诸葛行军散，水冲服 0.6~0.9 克。或浓明矾水，尽量饮之，觉涩而止。

预后：螺纹瘪陷，额汗肢泠者，多不良。

备考：杨氏《针灸大成·八脉治症篇》："冒暑大热，霍乱吐泻，先针列缺，复针委中、百劳、中脘、曲池、十宣、三里、合谷。"《灵枢经》："足太阴之别，名曰公孙，去本节之后一寸，别走阳明。其别者入络肠胃，厥气上逆则霍乱，实则肠中切痛，虚则鼓胀，取之所别也"（须别其虚实而施以补泻）。又："清气在阴，浊气在阳，营气顺脉，卫气逆行，清浊相干，乱以肠胃，则为霍乱。取之足太阴阳明，不下，取之三里。"

淡安按：见"医案选介·霍乱"。

三、干霍乱

病因：暑热秽浊之气交蒸，蒙闭中焦，阴阳之气不通，升降之机失常而病作矣。

证象：腹中绞痛，欲吐不得吐，欲泻不得泻，爪甲青紫，烦躁不安，舌黄或白，脉沉伏。

治疗：水沟、少商、关冲、十宣、委中各针刺出血；合谷针入 5 分，留捻 1 分钟；曲池针入 5 分，留捻 1 分冲；素髎针入 2 分，留捻 1 分钟；太冲针入 3 分，留捻 1 分钟；内庭针入 3 分，留捻 1 分钟；中脘针入 5~10 分，留捻 5 分钟；间使针入 3 分，留捻 3 分钟；绝骨针入 5 分，留捻 3 分钟。

助治：用铜钱蘸菜油，刮手肘弯、足膝弯、背脊与两脊旁筋肉高处，使皮肤现红紫色而止。内服荞麦汤。

预后：多良。

备考：《医学正传》："干霍乱刺委中出血，或十指尖出血，皆是良法。"《医学入门》："霍乱不可遽以米饮粥饭以助邪气，必所伤物吐泻已尽，然后以稀粥渐渐养之。"江应宿治一人病霍乱，欲泻不下，心腹绞痛，脉沉伏，是干霍乱也。急令饮盐汤吐宿食涎痰碗许，并针刺手足眉心出血，与六和汤一剂而愈。

孙晏如曩岁旅苏，曾针马某霍乱，症象：脐腹绞痛，四肢厥冷，面青，神昏。为针足三里、尺泽、委中、关元，腹痛愈，两手温。继为灸三阴交两穴，其病若失。曾拟《霍乱简明刺法》，载于《吴县医报》。

中 风 门

一、中经络

病因：风为阳邪，每从表入，由皮肤而入经络。《内经》云："中于面则下阳明，中于项则下少阳，中于背则下太阳。"故风之中人，三阳经络当其冲。

证象：形寒发热，身重疼痛，肌肤不仁，筋骨不用，头痛项强，角弓反张，病皆起于猝暴，两脉弦浮，舌苔薄白。

治疗：合谷针入 3~4 分，留捻 2 分钟；曲池针入 5 分，留捻 2 分钟；阳辅针入 3 分，留捻 2 分钟；阳陵泉针入 5 分，留捻 3 分钟；内庭针入 2~3 分，留捻 2 分钟；风府针入 3 分，留捻 2 分钟；肝俞针入 3 分，留捻 2 分钟。

助治：圣济大活络丹，用陈酒送服一丸。

预后：良。

备考：《针灸大成·八脉治症篇》："手足瘛痒，不能握物，先刺申脉，继针臑会、腕骨、合谷、行间、风市、阳陵泉"。又《针灸秘穴篇》："中风，四肢麻痹不仁，针肘髎、上廉、鱼际、风市、膝关、三阴交。"《肘后方》："治中风莫如续命汤之类，然此可扶持初病，若要收全功，大艾为良。盖中风者，皆因脉道不利，血气闭塞也。灸则唤醒脉道，而气血得通矣。"

淡安按：见"医案选介·伤寒直中"。

二、中血脉

病因：风邪入中络脉，血脉为之痹阻而不通，热则筋弛，寒则筋急，因是歪斜不遂之症见矣。

证象：口眼歪斜，或半身不遂，或手足拘挛，或左瘫右痪，脉弦或滑，舌白或红。

治疗：口眼歪斜：地仓，斜向左者，针灸右面，他穴皆同，针入8分，留捻2分钟，或灸3~5壮；颊车针入3~5分，留捻2分钟，或灸3~5壮；水沟，灸3壮；合谷针入4~5分，留捻3分钟；间使，灸20壮。半身不遂，左瘫右痪：百会灸3壮；合谷，先针无病一边，后灸有病一边，他穴亦然，针入4~5分，留捻2分钟，灸3壮；曲池针入5分，留捻2分钟，灸3壮；肩髃针入3分，留捻2分钟，灸5壮；手三里针入3~5分，留捻2分钟；昆仑，针入3分，留捻2分钟，灸3壮；绝骨针入3分，留捻2分钟，灸3~5壮；阳陵泉针入3~5分，留捻3分钟，灸5~15壮；足三里针入5~8分，留捻2分钟，灸5~7壮；肝俞灸5~7壮。手拘挛或麻木：手三里针入3~4分，留捻2分钟，再灸3壮；肩髃针入3分，留捻2分钟，再灸5壮；曲池针入5分，留捻2分钟，再灸3壮；曲泽针入3分，留捻2分钟；间使针入3分，留捻1分钟，再灸3壮；后溪针入3分，留捻2分钟，再灸5壮；合谷针入5分，留捻2分钟，再灸2壮。足拘挛或麻木：行间针入2分，留捻1分钟，灸3壮；丘墟针入3分，留捻2分钟，灸3~5壮；昆仑针入3~5分，留捻2分钟，灸5壮；

阳辅针入 3 分，留捻 2 分钟，灸 3~5 壮；阳陵泉针入 5 分，留捻 2 分钟，灸 7 壮；足三里针入 5~8 分，留捻 2 分钟，灸 7 壮。

助治：黄芪 9 克，桂枝 3 克，白术 3 克，当归 6 克，煎汤服。

预后：多针灸良。

备考：《百症赋》："颊车地仓穴，正口歪于片时。"《玉龙歌》："口眼㖞斜最可嗟，地仓妙穴连颊车，㖞左泻右依师正，㖞右泻左莫令斜。"张石顽曰："凡口之歪灸地仓，目之斜灸承泣。苟不效，当灸人中。夫气虚风入则为偏，上不得出，下不得泄，真气为风邪所陷，故宜灸。经曰：'陷下者灸之'。"罗谦甫云："如人中风后，更有步履不爽者，可刺十二井穴以接经络。"朱丹溪云："可灸风市、百会、曲池、合谷、绝骨、环跳、肩髃。"《杨氏治症总要》："半身不遂中风，绝骨、昆仑、合谷、肩髃、曲池、手三里、足三里。若针不知分寸，泻补不明，不分虚实，致病再发，当再针前穴，复刺后穴：肩井、上廉、委中。又左瘫右痪：三里（手足三里）、阳溪、合谷、中渚、阳辅、昆仑、行间。若因风痰灌注经络，血气相搏，再受风寒湿气，入内凝滞，致前数穴针之不效，宜针后穴：风市、丘墟、阳陵泉（先针无病手足，后针有病手足）。"

淡安按：见"医案选介·口眼歪斜"。

三、中脏腑

病因：素多痰湿，体气不充，或有烟酒嗜好，或多恼怒，外邪乘虚直入脏腑经络，即今之所谓脑充血症。

证象：口噤不开，痰涎上壅，喉中雷鸣，不省人事，四肢瘫痪，不知疼痛，言语謇涩，便溺不觉，脉或有或无。

治疗：口噤不开：颊车、百会、水沟各灸 3~5 壮。痰涎上壅：关元灸 15 至数十壮；气海灸 10 至数十壮。百会，灸 3~5 壮。不语，不知疼痛：神道灸 100~300 壮。言语謇涩：照中经络条半身不遂各穴针灸之。

助治：真吉林人参 9 克，煎汤服，并与黑锡丹一丸，参汤下。

预后：多不良。

备考：言语謇涩：《百症赋》："哑门关冲，舌缓不语而要紧。"《医宗金鉴》："哑门风府只宜刺，中风舌缓不能言。"神气昏瞀：《杨氏治症总要》："中风不省人事，宜刺水沟、中冲、合谷。各穴针之不效，必系针力不到，补泻不明之故。"口噤不开：《医学入门》："以地仓颊车针之。"《杨氏治症总要》："颊车、水沟、百会、承浆、合谷俱宜刺。""若风痰壅阻，气血错乱，阴阳不得升降，刺前穴而不效，再针后穴：廉泉、水沟。"《灵枢经》："中风痰声，盛如曳锯，服药不下，宜灸脐下穴，非取诸经穴也。"

孙晏如谓：痰涎壅盛，其因不一。或因胃热，或受风淫，亦有因肺气之逆者，故治法亦因之而异。胃热则下阳明，风淫则刺督脉（水沟），因肺热则下列缺。若痰涎壅盛之时，已是真阳欲脱之候，非灸关元，曷克获效。

历代名医治验：张洁古治真定府临济寺赵僧判中风愈后半身不遂症，刺十二经之井穴以接经络得愈。朱丹溪治一人中风，口眼歪斜，语言不利，口角流涎，半身不遂，此元气虚弱而受外邪，又兼酒色之过也。以人参、防风、麻黄、羌活、天麻、赤芍、白术等，加葱姜水煎，入竹沥半盏。随灸风市、百会、曲池、合谷、绝骨、环跳、肩髃、三里等以通窍疏风，得微汗而愈。

《医学续篇》："徐平中风，不省人事，得桃源主簿为灸脐中百壮始苏，更数月乃不起。郑纤云有一亲表中风，医者为灸五百壮而苏，后年八十余。使徐平灸三五百壮，安知其不永年耶。"

范子默自壬午五月，口眼㖞斜，灸听会等三穴即正。右手足麻无力，灸百会、发际等七穴愈。次年八月间，气塞涎上，不能语，金虎丹腻粉服至四丸半，气不通，涎不下，药从口鼻出，魂魄飞扬，顷刻欲绝。灸百会、风池、左右颊车共十二穴，气遂通，吐涎凡一碗许。继又十余行，伏枕半月余，遂平。尔后又觉意思少异于常，心中紊乱，即使灸百会、风池等穴立效。

韩贻丰治司空徐元正，风气满面浮虚，口角流涎不已，语含糊，不能出喉，两腿沉重，足趑趄不克逾户。脉之曰："此证非针不可。"遂呼燃烛，为针百会、神庭、肾俞、命门、环跳、风市、三里、涌泉诸穴，计二十一针。方针之初下也，以为不知当作如何痛楚。须臾，热气氤氲，不可名状，连声叹绝，以为美效。积久，周身之病一时顿去。

杨继洲云：曾治某中贵患瘫痪，不能动履，有医何鹤松，久治未愈，召余视曰："此疾一针可愈。"鹤松惭去，余遂针环跳穴，果即能履。

淡安按：见"医案选介·中风瘫痪"。

四、类中风

病因：肾虚多欲之人，阴气不固，虚阳易动，每挟风痰上壅，骤然跌仆，类似中风。

证象：舌喑神昏，痰壅气逆，口开目合，发直头摇，脉沉。

治疗：按照中脏腑条施治。

助治：老山吉林人参 9 克，煎汤灌服。

预后：不良。

惊 风 门

一、急惊风

病因：小儿阴气不足，阳气有余，腠理疏散，易感风邪，或痰食积滞，发生蕴热；或胆怯猝受外物震惊，皆足致此病。

证象：手足抽掣不定，面红颊赤，或角弓反张，不哭，直视，脉弦数或滑。

治疗：少商刺出血；曲池、人中、大椎、涌泉、中脘、委中均微刺。

助治：琥珀抱龙丸，钩藤薄荷汤下，再服保赤散 0.5 克，开水下。

预后：良。

备考：《杂病穴法歌》："小儿惊风少商穴，人中涌泉泻莫深。"《针灸大成·八脉治症篇》："小儿急惊风，手足搐搦，先取列缺，继针印堂、百会、水沟、中冲、大敦、太冲、合谷。"

淡安按：见"医案选介·急惊"。

淡安又按：近今春冬二令，每以天时温燥，小儿易发生温痉。谈虎色变，人心惶惑，其实即急惊风也。余近年遇此等症，俱刺水沟、大椎、曲池、中脘、承山等穴，效果甚佳。

二、慢惊风

病因：小儿禀赋薄弱，每在疟痢热病痘疹之后，元气不复，迁延至此。

证象：面色淡白，神昏气促，四肢清冷，眼慢易惊，小便清白，大便溏薄或完谷不化，虚寒潮热，喉中痰声，脉数虚细，舌苔淡白。

治疗：大椎灸3壮；天枢，灸5壮；关元灸5壮；神阙每日灸3壮，连灸10日。

助治：白术9克，白芍3克，附子1.5克，炙甘草3克，生姜1.5克，红枣5枚。

预后：失治至角弓反张则不治。

备考：《得效方》："急慢惊风灸印堂"。《针灸大成·八脉图并治症穴》："小儿慢脾风，目直视，手足搐，口吐沫。先取列缺，继针大敦、脾俞、百会、上星、人中。"名医治验：冯鲸川治许淮江之女，二岁，患慢脾风，众皆以为不可救矣。冯曰："脾胃亏损，元气虚弱，而舌不甚短，头不甚低，或有可治。"急用附子理中汤三四服而少安。仍灸百会、三里穴二七壮而愈。

淡安按：见"医案选介·呕吐泄泻"。

三、类惊风

病因：小儿腠理不密，经络空疏，易受感冒发热，幼儿阴分不足，热易侵入神经，猝有痉厥似惊之症。

证象：呵欠烦闷，发热而搐，项背强，身反张，或扬手掷足，烦扰不安，脉浮数，舌苔或白或黄。

治疗：与急惊风同。

助治：香葱根3枚，薄荷1.5克，豆豉9克，钩藤4.5克，煎汤服之。

预后：良。

痉 厥 门

一、柔痉

病因：太阳病发热，重感于湿，或误汗误下，津铄液涸，风寒湿邪因而乘之，以致此病。

证象：发热汗出，不恶寒，身体强，脉沉迟。

治疗：合谷针入4~5分，留捻2分钟；曲池针入5~6分，留捻1~2分钟；风府针入3分，留捻2分钟；风门针入2~3分，留捻1分钟；水沟针入2分，留捻1分钟；复溜针入3~4分，留捻2分钟。

助治：天花粉9克，芍药6克，桂枝3克，甘草3克，煎汤服。

预后：良。

二、刚痉

病因：太阳主表，为最外一层，即皮毛之部，因伤风而发热，重复感寒而得之。

证象：发热无汗，口噤不语，气上冲胸，背反张，脚挛急，脉沉弦，舌苔白。

治疗：与柔痉针治同，加灸百会3壮，大椎5壮，太冲2壮，昆仑3壮，承山针入3分，留捻2分钟。

助治：麻黄1.5克，桂枝3克，葛根3克，白芍6克，甘草3克，煎汤服。

预后：多良。

备考：《肘后歌》："刚柔二痉最乖张，口噤眼合面红妆，热血流入心肺府，须要金针刺少商。"

三、痰厥

病因：素多痰疾，偶因感触，痰阻中宫，因而厥逆。

证象：喉间痰声响，面白神昏，目闭不语，脉沉滑。

治疗：中脘针入 5~8 分，留捻 2~3 分钟；丰隆针入 5 分，留捻 3 分钟；合谷针入 3~5 分，留捻 2 分钟；灵台灸 20~30 壮。

助治：陈胆星 3 克，陈皮 3 克，煎汤灌服。

预后：佳良。

备考：淡安按：昔年先父梦琴公治一赵瑞安之甥，常患痰厥病，发时针中脘一穴立愈。嘱其时服半贝丸及指迷茯苓丸。其父不信，发必购脑麝所制之惊药与服，未满十龄，头大逾常人，顽木不灵，后不救。

四、食厥

病因：多见于小儿，感冒发热，复伤饮食，郁于中焦，阻滞气机，猝为厥逆。

证象：面黄嗳气，发热口渴，时时痉厥，胃脘高起，脉滑。

治疗：内庭、中冲微针，按摩胃脘 300 转，轻重得宜。

助治：枳实导滞丸 15 克，煎汤服。

预后：良。

备考：淡安按：食厥、痰厥，已成小儿常见病，易感风寒而发生。其平素亦易患痰滞食伤之病，故外感风寒，内伤痰食，痉厥之症相继而起矣。针刺之外，常用按摩，散外邪，助消化，颇具伟效。

五、气厥

病因：中心悒郁，气量狭窄，寡欢多恼怒，遇有不如意事，神经猝受刺激而厥逆。

证象：面色惨白，气促不语，神志虽清，而不能自主，脉迟缓或伏。

治疗：膻中针入 2~3 分，留捻 2 分钟；建里针入 5 分，留捻 2 分钟；气海针入 5 分，留捻 2 分钟；内关针入 3 分，留捻 2 分钟。

助治：沉香磨末，服 1.5 克。

预后：佳良。

备考：见"医案选介·气喘"。

六、寒厥

病因：经云："秋冬则阴气盛而阳气衰。"此人者质壮，以秋冬夺于所用，下气上争不能复，精气溢下，邪气因从之而上也，气困于中。阳气衰，不能渗荣其经络，阳气日损，阴气犹在，故手足为之寒也。

证象：手足逆冷，身寒面赤，指甲冰而青紫，不渴而吐，下利清谷，腹痛或不痛，脉沉迟细，舌苔淡白。

治疗：神阙、气海、关元各灸数十壮至百壮。

助治：干姜、附子、甘草各 3 克，煎汤服之。

预后：多灸者佳良。

备考：《针灸大成·痹厥门》："寒厥刺太渊、液门。"

七、热厥

病因：手足肤冷为寒厥，手足热而指冷则为热厥。热厥者，阳气盛也。

证象：身热，手足热，指甲暖红，烦渴昏冒，溺赤脉数，谵语自汗，舌红而干。

治疗：行间针入 3 分，留捻 2 分钟；涌泉针入 3 分，留捻 2 分钟；复溜针入 3 分，留捻 2 分钟；曲池针入 3 分，留捻 2 分钟；合谷针入 3 分，留捻 2 分钟。

助治：柴胡 3 克，芍药 3 克，枳实 3 克，甘草 3 克，煎汤服。

预后：多良。

备考：《百症赋》："厥寒厥热涌泉清"。《史记·扁鹊仓公列传》："故济北王阿母，自言足热而懑，意告曰：热厥也。则刺其足心各三所，案（按）之无出血，病旋已。病得之饮酒大醉。"

陈斗岩治一妇人，病厥逆，脉伏，一日夜不苏，药不能进。陈视之曰："可活也。"针取手足阳明（合谷、厉兑），气少回，灸百会穴乃醒。

窦材治一妇人，时死去已二日矣（按：当是昏厥）。凡医作风，治之不效，窦材灸中脘五十壮而愈。

癫狂门

一、狂证

病因：七情过度，五志之火内燔，铄精炼液，悉成为痰，蒙蔽心包神志，猖狂暴戾，无所不为矣。亦有伤寒症，阳明热极而发狂者。

证象：喜怒无常，歌哭无时，妄行妄詈，自高自尊，少卧不饥，两脉多滑大。伤寒热甚而发狂者，登高而歌，弃衣而走，逾垣上屋等。

治疗：间使针入3~4分，留捻2分钟；又针十三鬼穴。伤寒阳明热甚发狂：曲池针入5分，留捻2分钟；大椎针入2~3分，留捻2分钟；绝骨针入3~4分，留捻2分钟；涌泉针入2~3分，留捻2分钟；期门针入3分，留捻2分钟。

助治：郁金丸日服12~15克。伤寒发狂：生大黄15克，玄明粉15克，川朴3克，枳实9克，大下之。

预后：多良。

备考：《灵枢经》："狂始生，先自悲也，喜忘苦怒善恐者，得之忧饥，治之取手太阴、阳明，血变而止，及取足太阴、阳明。（张隐庵曰："夫癫疾多因于阴实，狂疾有因阴虚。故越人曰：'重阴者癫，重阳者狂。'盖阴虚则阳盛。夫阴虚阳盛，则当泻阳补阴。然阴精生于阳明，而阳气根于阴中，阴阳互相资生之妙用，学者细心体会，大有裨于治也。"）狂始发，少卧不饥，自高贤也，自辩智也，自尊贵也，善骂詈，日夜不休，治之取手阳明、少阳、太阴、舌下、少阴，视脉之盛者皆取之，不盛释之也。（马元台云："此言舌之廉泉穴，及手少阴之神门、少冲是也。"）狂言，惊，善笑，好歌乐，妄行不休者，得之大恐，治之取手阳明、太阳、太阴。狂，目妄见，耳妄闻，善呼者，少气之所生也，治之取手太阳、太阴、阳明，足太阴，头、两颊。狂者多食，善见鬼神，善笑而不发于外者，得之有所大喜，治之取足太阴、太阳、阳明，后取手太阴、太阳、阳明。狂而新发，未应如此者，先取曲泉左右动脉，及盛者见血，有顷已。不已，以法取之，灸骨骶二十壮。"

二、癫证

病因：情志抑郁，所希不遂，以致痰塞心包，神不守舍，发生无意识之行动。

证象：或笑或歌，或悲或泣，语言颠倒，秽洁不知，精神恍惚，如醉如痴，时轻时重，经年不愈。

治疗：依照狂症，间使与十三鬼穴针刺，心俞灸3~10壮。喜怒无常：水沟针入2分，留捻2分钟；阳溪针入3分，留捻2分钟；列缺针入3分，留捻2分钟；大陵针入3分，留捻2分钟；神门针入3分，留捻2分钟。呆痴不灵：少商灸3壮；神门针入3分，留捻3分钟；涌泉针入3分，留捻2分钟；中脘针入1寸，留捻3~4分钟；心俞灸5壮。

多悲泣：百会灸 5 壮；大陵灸 5 壮；水沟针入 2 分，留捻 2 分钟。

助治：常服金箔镇心丸。

预后：多针灸者佳良。

备考：《灵枢经》："癫疾始生，先不乐，头重痛，视举目赤，甚作极，已而烦心，候之于颜，取手太阳、阳明、太阴，血变而止。（马元台云："支正、小海、偏历、温溜、太渊、列缺是也"）癫疾始作而引口啼呼喘悸者，候之手阳明、太阳，左强者，攻其右，右强者，攻其左，血变而止。癫疾始作，先反僵，因而脊痛，候之足太阳、阳明、太阴，手太阳，血变而止"（淡安按：足太阳：委阳、飞扬、仆参，金门；足阳明：三里、解溪；足太阴：隐白、公孙；手太阳：支正、小海）。张洁古曰："癫痫昼发治阳跷申脉，夜发治阴跷照海，各二七壮效"。《百症赋》："癫疾必身柱本神之令。

三、痫证

病因：多起于病后虚怯，心肾阴虚，肝风胆火倏逆，痰涎上壅心包而发。

证象：发时突然眩仆，瘛疭抽搐，目上视，口眼歪斜，口吐涎沫，忽作五畜之鸣，昏不知人，移时即醒。有一日数发，两脉缓细，分有五痫。

治疗：羊痫：吐舌目瞪，声如羊鸣，天井灸 7 壮，巨阙灸 5 壮，百会灸 3 壮，神庭灸 3 壮，大椎灸 7 壮，涌泉灸 3 壮。牛痫：直视腹胀，鸠尾、大椎、间使、涌泉各灸 3 壮。马痫：张口摇头反张，仆参、风府、神门、金门、百会、神庭各灸 3~7 壮。猪痫：如尸厥吐沫，昆仑针入 3 分，留捻 2 分钟；仆参针入 3 分，留捻 2 分钟；涌泉针入 2 分，留捻 1 分钟；水沟针入 2 分，留捻 1 分钟；劳宫、百会、率谷、腕骨、间使、少商各灸3~5壮。鸡痫：善惊，反折，手掣自摇，金门针入3分，留捻2分钟；灵道、足临泣、内庭各灸3壮。五痫吐沫，后溪、神门、少商、间使各灸5壮；心俞3壮。目黑眼上视，昏不识人，囟会、行间、巨阙各灸3壮。状如鸟鸣，心闷不喜闻语，鸠尾灸5壮。

助治：指迷茯苓丸常服。

预后：良。

备考：《赤水玄珠》："凡灸痫，必先下之乃可灸。不然，则气不通，能杀人。针则不拘。心痫：面赤心下热，短气喘息，灸巨阙3壮。脾痫：面黄腹大，善利，胃脘并脘旁1寸，各3壮。肝痫：面青反视，手足摇动，灸丘墟3壮。肺痫：面白，口吐沫，灸肺俞、少商各3壮。肾痫：面黑直视，身不摇，如尸厥，金门、少海、至阴、涌泉各3壮，针1分。"

历代名医验案：朱丹溪治一妇人，积怒与酒，病痫。目上视，扬手掷足，筋牵，喉响流涎，定则昏昧，腹胀疼冲心，头至胸大汗，痛与痫间作，昼夜不息。此肝有怒邪，因血少而气独行，脾受刑，肺胃间久有酒痰，为肝气所侮，瘀而为痫；酒性喜动，出入升降，入内则痛，出外则痫。乘其入内之时，用竹沥姜汁参术膏等药。痫痛间作无度，乘痛时灸大敦、行间、中脘。间以陈皮、芍药、甘草，川芎汤调膏与竹沥服之，无效。又灸太冲、然谷、巨阙，及大指半甲肉，且言鬼怪，怒骂巫者。朱曰：邪乘虚而入，理或有之。与前药，佐以荆沥除痰，又用秦承祖灸鬼法调理而安。秦承祖灸鬼法，即灸鬼哭穴。以两手大指相并缚定，用大艾炷骑缝灸之，务令两甲角及甲后肉四处着火；一处不着则不效。

杨继洲云，治锦衣张少泉夫人患痫症，二十余载，曾经医数十，俱未验。来告余，诊其脉，知病入经络，故手足牵引，眼目黑瞀，入心则搐抖。须依理取穴方得保全。张公善书而知医，非常人也，悉听余言。取鸠尾、中脘，快其脾胃；取肩髃、曲池等穴，理其经络，疏其痰气，使气血流通，而痫自定矣。次日平安。后以法制化痰健脾之药，每日与服。又治户部王晋庵之弟，患心痫疾数载矣，徐堂翁召余视之，须行八法开阖方可。公如其言，而刺照海、列缺，灸心俞等穴，其针待气至，乃行生成之数而愈。

淡安按：见"医案选介·癫痫"。

疟 疾 门

一、热疟

病因：暑邪内伏，阴气先伤，阳气独发，发热而不恶寒。

证象：发时骨节烦疼，但热不冷，肌肉消铄，烦渴或呕，脉数，苔黄。

治疗：太溪针入3分，留捻2分钟；后溪针入4~5分，留捻2分钟；间使针入4~5分，留捻2分钟；陶道针入2~3分，留捻4分钟。

预后：良。

备考：《医学纲目》："凡疟，取间使为妙。"

二、寒疟

病因：寒邪内伏于太阴脾经，与阴阳之气交争而寒热作。

证象：发时寒多热少，始而战栗头痛，继乃作热烦渴，逾数时汗出或不汗出而解，脉多弦滑。

治疗：大椎灸5壮；间使针入5分，留捻1分钟，再灸

3 壮；复溜灸 3 壮；神道灸 2~3 壮。

预后：良。

备考：《百症赋》："寒疟兮商阳太溪验。"《天星秘诀歌》："寒疟面肿及肠鸣，先取合谷后内庭。"

三、间日疟

病因：暑邪内伏之浅者，则日作；若病伏三阴，则须间日或三四日一作。日数愈多，则病潜伏愈深，故日发者轻，间日者重，三四日者更重。

证象：与寒疟、热疟类同。

治疗：与上同，惟日针灸一次，连治三日。

预后：佳良。

四、疟母

病因：疟发时，多饮食生冷之品或疟挟痰湿，结于脾脏而为肿胀，外皮按之，似为积块。

证象：面黄白无华，寒热日作，或时作时止，饮食减少，肋下痞闷有块，两脉细弦，舌苔淡黄或黄腻或光剥。

治疗：章门针入 4~5 分，留捻 3 分钟，再灸十数壮；脾俞灸十数壮，每 3 日治一次。

助治：疟块上贴消痞狗皮膏。

预后：多良。

备考：《医学纲目》："久疟不愈，大椎先针后灸三七壮。"名医验案：张子和治陈下一人病疟，三年不愈，止服温热之剂，渐至衰赢，求张治。张见其赢，亦不敢便投寒凉之剂，乃取《内经》治疟论详之曰："诸疟不已，刺十指出血。"正当发时，令刺其十指出血，血止而寒热立止，咸骇其神。有人患久疟，诸药不效，或教之灸脾俞即愈。更一人亦久患疟，闻之亦灸此穴而愈。盖疟多因饮食得之，故灸脾俞即效。

五、附录

疟病并有头痛者：腕骨针入 3 分，留捻 2 分钟；风池针入 4~5 分，留捻 2 分钟。并呕吐者：中脘针入 5 分，留捻 2 分钟；内关针入 3~4 分，留捻 2 分钟。并心烦者：神门、内关，各针入 3 分，留捻 2 分钟。并胃呆不食者：公孙针入 3 分，留捻 2 分钟；内庭灸 3 壮；厉兑灸 2 壮；中脘灸 3 壮；章门灸 5 壮。并吐嗽者：肺俞灸 5 壮。

备考：淡安按：凡疟疾针时，宜于疟发前一小时，针大椎、间使、后溪，并灸之，病无不愈。但宜忌食生冷腥腻之物半月，否则有复发之虑。针疟必三四发后乃针之为愈，一发即针，每多失效。

泻痢门

一、寒泻

病因：寒湿内蕴，饮食引之，脾乃失其健运，水谷因是不分，糟粕甚至不化，清浊混淆，留走肠间而泄泻矣。

证象：肠鸣腹痛，大便泄泻，小便水少，四肢厥冷，体重无力，脉迟缓，苔白腻。

治疗：神阙灸 3 壮；中脘针入 5 分，留捻 1 分钟，再灸 3 壮；气海灸 30 壮；天枢灸 5 壮。

助治：白术 6 克，茯苓 9 克，煎汤服之。

预后：良。

备考：《古今医鉴》："泄泻三五年不愈，灸百会五七壮即愈。"《得效方》："灸泻痢，取天枢、气海，大能止泄。"朱丹溪曰："泄痢不止，灸神阙七壮，关元三十壮。"《医学纲目》："泄取阴陵泉、然谷、巨虚上廉、太冲。"《得效方》：

"泄泻如水，手足冷，脉欲绝，脐腹痛，渐渐短气，灸气海百壮。"

淡安按：见"医案选介·飧泄"。

二、热泻

病因：暑湿热直逼大肠，清浊不及分散，已暴注下迫而出矣。

证象：泄泻黄糜，气秽，肛门灼热，口渴烦躁。小溲短赤，苔黄，脉数。

治疗：太白针入2分，留捻2分钟；太溪针入3分，留捻2分钟；曲池针入5~6分，留捻2分钟；足三里针入5~6分，留捻2分钟；阴陵泉针入3分，留捻2分钟；曲泽针入3~4分，留捻2分钟。

助治：川连2.4克，大黄0.9克，甘草1.5克，枳实9克，煎服之。

预后：良。水入则泄，泄而复饮则不良。

备考：张洁古云："大渴饮水，多为滑泻。水入即泻，泻而复饮，此无药治，当灸大椎三五壮。"

三、白痢

病因：内脏虚寒，复进生冷，寒湿郁滞大肠，气机不宣，欲行不畅而成痢矣。

证象：腹痛下痢，青白黏腻，舌淡苔白或腻，脉沉郁或细。

治疗：合谷灸3~5壮；关元灸20~30壮；脾俞灸10~15壮；天枢灸5壮。

预后：良。脉浮大急。痰喘，四肢厥冷者不良。

四、赤白痢

病因：赤白痢较白痢深进一层，其原因由于暑湿热酝酿肠中，肠壁腐败，脓血杂下而为赤白。

证象：腹痛下痢，里急后重，赤白相杂，腥秽不堪，日下数十行，痛苦万状，脉濡数或滑数或弦，舌红而苔黄腻。

治疗：小肠俞针入3~4分，留捻2分钟；中膂俞针入3~4分，留捻2分钟；足三里针入6~7分，留捻2分钟；合谷针入3~4分，留捻2分钟；外关针入3~4分，留捻2分钟；腹哀针入4~5分，留捻2分钟；复溜针入3~4分，留捻2分钟。

助治：香连丸0.9克，荷叶汤送下，日服三次。

预后：下痢色如猪肝，如屋漏水者，不良。

备考：《医学纲目》："痢不止，取合谷、足三里、阴陵泉、中脘、关元、天枢、神阙、中极。又诸泻痢，皆可灸大都五壮，商丘、阴陵泉各三壮"。

名医验案：黄子厚治一富翁，病泄泻弥年，礼子厚诊疗，尽旬不效。子厚曰："余未得其理，求归。"一日读《易》至乾卦"天行健"句及朱子之注，因悟向者富翁之病乃气不能举，为下脱也。又作字持水滴吸水，初以大指按滴上窍，则水下溜无余。乃豁然悟曰："吾能治翁证矣"。即往。至则为治，艾灸百会穴，未三四十壮而泄泻止矣。

虞恒德治一人泄泻三日，垂死。为灸天枢、气海二穴愈。

罗谦甫治廉台主千户，年四十五，领兵镇涟水，此地卑湿，因劳役过度，饮食失节，至秋深疟痢并作，月余不愈，饮食全减，形羸瘦，仲冬舆急归。罗诊脉，弦细而微如蛛丝，身体沉重，手足寒逆，时复麻痹，皮肤痂疥，如疬风之状，无力以动，心复痞满，呕逆不止。皆寒湿为病，久淹真气衰弱，形气不足，病气亦不足。遂以理中汤加附子，温养脾胃，散寒湿。涩可去脱，养脏汤加附子，固肠胃，止泻痢，仍灸诸穴以并除之。腑会太仓，即中脘也，先灸五七壮，以温养脾胃之气，进淡饮食。次灸气海百壮，生发元气，滋荣百脉，充实肌肉。复灸足三里，胃之合也，三七壮，引阳气下交阴分。亦助胃气。后灸阳辅二七壮，接续阳气，令足胫温暖，散清温之邪。迨月余，病气去，神定如初。

五、休息痢

病因：暑毒瘀热留于肠中曲折之处，药力难至之所，每感饮食失调，即发生下痢，数日即愈，过后再发，如休息然，故名。

证象：痢下，腹中微觉隐痛，乍发乍止，面黄食少，神倦肢疲。

治疗：神阙灸 3~5 壮，天枢灸 50 壮，关元灸数十壮，小肠俞灸 3 壮。

助治：鸦胆子仁即苦参子仁，用龙眼肉包服数十丸，约每岁一粒，如年数。

预后：良。

备考：名医验案：窦材治一人休息痢，已半年，元气将脱，六脉将绝，十分危笃。为灸命门三百壮，关元三百壮。六脉已平，痢已止，两肋刺痛，再服草神丹、霹雳汤方愈。一月后，大便二日一次矣。

六、噤口痢

病因：暑湿热瘀滞混杂，蕴阻中宫，脾之清气不升，胃则失其化力使然。

证象：胸闷呕逆，痢下不止，心烦发热，饮食不下，舌苔黄腻或燥，脉弦数。

治疗：先照赤白痢条针之，再照休息痢条灸之。

助治：川连 1.5 克，干姜 1.5 克，枳实 3 克，石菖蒲根 3 克，佩兰叶 3 克，煎汤服。

咳 嗽 门

一、风寒咳嗽

病因：肺主皮毛，风寒之邪由外袭入，肺气先伤，清肃失司，气逆乃咳。气失舒化，痰渍入肺络而嗽乃作。

证象：形寒头痛或头晕，鼻流清涕，咳吐痰浊白稠而爽，或咳而呕，或咳引肋痛，或咳而喘满。脉象浮滑，舌苔薄白或腻。

治疗：列缺针入 2~3 分，留捻 1 分钟，灸 3 壮；天突针入 3~4 分，留捻 2 分钟；风府针入 3 分，留捻 3 分钟；合谷针入 3~4 分，留捻 2 分钟；肺俞针入 2~3 分，留捻 2 分钟，灸 3~5 壮。兼呕者，再针太渊 2 分，留捻 1 分钟；大陵 3 分，留捻 2 分钟。兼肋痛者，再针行间 3 分，留捻 2 分钟；灸期门 3 壮。兼喘满者，再针三间 2 分，留捻 2 分钟；商阳 1 分，留捻半分钟；灸大都 3 壮。

助治：紫苏 9 克，杏仁 9 克，枳壳 6 克，桔梗 4.5 克，煎汤服。

预后：多良。

备考：《医学纲目》："咳嗽寒痰取列缺穴。"《通玄指要赋》："咳嗽寒痰，列缺堪治。"《玉龙歌》："咳嗽风痰，太渊列缺宜刺。"

二、痰热咳嗽

病因：肺伏风热，铄津熬液，锻炼成痰，乃为咳嗽。

证象：咳逆不畅，咯痰浓厚，口干胸闷，舌红苔黄，脉象浮数。

治疗：经渠针入 3 分，留捻 2 分钟；尺泽针入 3~5 分，留捻 2 分钟；鱼际针入 3~4 分，留捻 2 分钟；前谷针入 3 分，留捻 2 分钟；解溪针入 3~4 分，留捻 2 分钟；陶道针入 3 分，留捻 3 分钟；太冲针入 3 分，留捻 2 分钟；曲泉针入 4~5 分，留捻 2 分钟。

助治：桑叶 9 克，桑白皮 6 克，桔梗 3 克，黄芩 6 克，地骨皮 6 克，甘草 1.5 克，煎汤服。

预后：多良。

三、虚劳咳嗽

病因：寒或热伏于肺中，未能清彻外达，痰热内恋，肺阴消铄，失其下润，其火乃炎。肺燥金枯，阴损阳浮而劳嗽成矣。

证象：形瘦内削，内热口渴，干咳无痰，颧红盗汗，气促神疲，脉象细弦数，舌绛苔黄或燥白。

治疗：大椎、陶道俱针入 3 分，留捻 2 分钟；肺俞、膏肓、鬼眼各针入 3~4 分，留捻 2 分钟，再各灸 5~7 壮；关元灸 5 壮；足三里针入 5~6 分，留捻 3 分钟，再灸 3~5 壮。

助治：马兜铃 6 克，牛蒡子 9 克，甘草 3 克，杏仁 9 克，阿胶 9 克，蛤壳 30 克，糯米一撮，煎汤服。

预后：多不良。

备考：《医学纲目》："体热劳嗽泻魄户。"《标幽赋》："体热劳嗽而泻魄户。"

名医验案：窦材治一人病咳嗽，盗汗发热，困倦减食，四肢厥冷，六脉弦紧，乃肾气虚也。先灸关元五百壮，予保命延寿丹 20 粒，钟乳粉二钱，间日服金液丹百丸，一月安全。

四、痰饮咳嗽

病因：原于平素积受之阴冷，脾胃之阳不足，不化而为痰饮，留着肺底，每遇外邪即行触发。

证象：形寒吐逆，每届侵晨或初更，即作咳甚剧，口咯痰白腻，胸闷或肋痛，甚或不能卧，脉濡滑或沉濡而细。

治疗：肺俞、膏肓各灸十数壮至百壮。

预后：良。

淡安：见"医案选介·痰饮咳嗽"。

痰 饮 门

一、湿痰

病因：脾阳衰惫，湿停不化，蕴蒸成痰。

证象：肢体沉重，腹胀脘闷，脉缓，面黄，舌淡而腻，痰多易咯。或有湿痰流注，关节肌肉结核或酸疼。

治疗：脾俞灸 20 壮，肺俞灸 20 壮，膻中灸 5 壮，中脘灸 5 壮，乳下一寸五分灸 3 壮。兼骨节痛及结核者，于其结核上及骨节痛处灸之。

预后：良。

淡安按：见"医案选介·痰饮痹痛"。

二、燥痰

病因：肺失清肃之权，津为热铄成痰。

证象：喉痒而咳，咳则痰少而浓厚，面㿠白，气短促，咳而不爽。

治疗：依照咳嗽门痰热咳嗽条治之。

助治：漂淡陈海蜇、莱菔、雪梨、荸荠四物共煎汤，常服之。

预后：良。

三、风痰

病因：肺失肃降，金乏其权，肝风内动，木火上僭，风火相灼，津乃成痰。

证象：神机骤然蒙闭，神昏厥逆，四肢抽搐，痰声如锯，胸肋满闷，脉弦，面青，两目怒视。

治疗：大敦针入1分，留捻1分钟；行间针入2~3分，留捻1分钟；中脘针入5~6分，留捻3分钟；膻中针入2分，留捻2分钟；列缺针入2分，留捻2分钟；关元灸3壮；百会灸3壮；大椎灸3壮；水沟针入2分，留捻2分钟。

助治：羚羊角粉1.5克冲服；石决明30克，陈胆星3克，生白芍12克，制半夏3克，钩藤9克，煎汤服。

预后：多良。

四、热痰

病因：由于心火炽盛，湿热相蒸，蕴酿成痰，蒙闭清窍。

证象：烦热口渴，神昏好睡，咯痰浓黄，脉洪，面赤，神识不灵。

治疗：经渠针入2~3分，留捻1分钟；阳溪针入3分，留捻1分钟；阳谷针入2分，留捻1分钟；支沟针入3~4分，留捻2分钟；间使针入3~4分，留捻2分钟；灵道针入2~3分，留捻2分钟。

助治：礞石滚痰丸9克，用竹茹、石菖蒲根各9克煎汤送下。

预后：多良。

五、寒痰

病因：命门之火式微，不能蒸化津液，水泛而为痰。

证象：咳逆痰稠，面有青黑色，手足清冷，小腹拘急，小便少，脉沉细，舌润有青紫色。

治疗：膻中灸 3~5 壮，命门、肾俞、肺俞各灸十数壮。

助治：金匮肾气丸常服。

预后：多良。

六、痰饮

病因：肥胖之体，痰湿最重，中气则弱，气虚痰盛，水聚成痰，留走肠间，身遂瘦削。

证象：咳逆稠痰，肠间水声辘辘，头目眩晕，足下觉冷，甚或肌肉浮肿，脉弦滑，舌红润。

治疗：中脘灸 5 壮，天枢、命门、膏肓、气海各灸十数壮。

助治：桂枝 4.5 克，茯苓 9 克，白术 9 克，甘草 3 克，煎汤服。

预后：多良。

备考：《医学纲目》："胸中痰饮，吐逆不食，取巨阙、足三里。又诸痰饮病，取丰隆、中脘。"

七、溢饮

病因：三焦水道不利，水入膈膜，溢于肌腠，走于四肢，喘急不能安卧。

证象：肢节肿痛，筋骨烦疼，陡呕，咳嗽喘急，不能卧，脉浮弦。

治疗：神阙灸 3 壮，水分、关元、肺俞各灸 5~7 壮，命门、中脘、足三里各灸 5 壮。

助治：麻黄 3 克，桂枝 3 克，细辛 1.5 克，五味子 1.5 克，干姜 3 克，白芍 9 克，半夏 6 克，甘草 3 克，煎汤服。

预后：良。

备考：《甲乙经》："溢饮取中脘。"

八、支饮

病因：水气不化，支结于肺肠心下之处。

证象：头眩，呕吐，胀满，咳逆，气短不得卧，脉弦细，舌淡润。

治疗：依照溢饮治疗法。

助治：半夏 6 克，茯苓 9 克，生姜 9 克，煎服。

预后：多良。

九、悬饮

病因：中宫阳气式微，三焦失疏，水停胁下，留积为饮。

证象：咳唾白沫，胁下引痛，脉弦不紧，舌白而润。

治疗：大椎灸 3 壮；陶道灸 5 壮；至阳、灵台各灸 7 壮；肝俞针入 3 分，留捻 2 分钟，再灸 7 壮。

助治：十枣丸，开水每日送下 1.5 克。

预后：良。

十、伏饮

病因：饮邪留伏筋骨腧穴之间，脾肾阳虚，不能蒸散。

证象：腰背痛，心下痞，振振恶寒，身瞤剧，脉浮而滑。

治疗：膻中、关元各灸 3 壮，中脘、肾俞、脾俞各灸 5 壮，膏肓灸 30 壮。

助治：肉桂 1.5 克，茯苓 9 克，煎汤服。

预后：良。

淡安按：见"医案选介·腰背痛"。

哮 喘 门

一、热哮

病因：痰热内瘀，留于肺络，气为痰阻，呼吸有声，中热而哮。

证象：身热口咳，喘咳不得卧，声如曳锯，两脉滑数。

治疗：天突针入5分，留捻2分钟；膻中针入2分，留捻2分钟；合谷针入4~5分，留捻1分钟；列缺针入2分，留捻2分钟；手三里针入4分，留捻2分钟；足三里针入5分，留捻2分钟；太冲针入2~3分，留捻2分钟；丰隆针入4分，留捻3分钟。

预后：良。

淡安按：见"医案选介·热哮"。

二、冷哮

病因：痰饮积于胸中，留而不去，每遇风寒外束，阳气不得外泄，引动痰饮上逆而发。

证象：形寒肢冷，咳嗽痰多，喉中有声，脉弦细或细滑，舌润不渴。

治疗：灵台灸5~7壮，俞府、乳根各灸5壮，膻中、天突各灸3壮。

预后：良。

三、实喘

病因：吸受外邪，壅塞肺窍，气道为之阻塞，升降因时失常，呼吸喘迫矣。

证象：胸高气粗，两肩耸动，不能卧，声达户外，有似气喘，两脉滑实。

治疗：鱼际针入3分，留捻1分钟；阳溪针入3分，留捻 1 分钟；解溪、昆仑各针入 3 分，留捻 1 分钟；合谷针入 5 分，留捻 2 分钟；足三里针入 8 分，留捻 2 分钟；期门针入 4 分，留捻 2 分钟；乳根针入 3 分，留捻 1 分钟。

助治：麻黄 1.5 克，生石膏末 9 克，杏仁 9 克，甘草 3 克，煎汤服。

预后：良。若是面淡鼻冷则不治，然速灸关元、气海各数十百壮或有救。

备考：《医学纲目》："咳嗽不得卧，针云门、太渊。"《医学入门》："喘急列缺足三里。"《玉龙歌》："气喘急急不可眠，何当日夜苦忧煎。若得璇玑针泻动，更取气海自然安"（淡安注：气海应先补后泻）。

四、虚喘

病因：肾元亏损，丹田之气不能摄纳，气浮于上而作气喘。

证象：喘时声低息短，吸不归根，若断若续，动则更甚，心悸怔忡，两脉虚细。

治疗：关元灸数十壮，肾俞、足三里各灸十数壮。

助治：常服都气丸，早晚各 9 克。

预后：良。

备考：《席弘赋》："虚喘须寻三里中。"《针灸资生经》："有贵人久患喘，夜卧不得而起行，夏日亦衣夹背心。予知是膏肓病也，令灸膏肓而愈……若不因痰而喘者，当灸肺俞。凡行喘与哮者，为按肺俞，无不酸痛，皆为专刺肺俞又令灸而愈，亦有只专刺不灸而愈者，此病有深浅也。舍弟登山，为雨所搏，一夕，气闷几不救，见昆季必泣，有欲别之意。予疑其心悲，为刺百会不效。按其肺俞，云其疼如锥刺，以火针微刺之即愈。因此与人治哮喘，只专刺肺俞，不刺他穴。惟按肺俞酸疼者，然后点穴。其他穴非是云。"

虚 劳 门

一、阳虚

病因：肾中真阳虚衰，脾阳不旺，忧思愁虑而成。

证象：目眩肢酸，膝下清冷，自汗气喘，纳食则胀，食减无味，怯寒短气，两脉虚大或沉细。

治疗：命门、鬼眼、中脘、脾俞各灸十数壮，关元灸50壮，神阙灸5壮。

助治：潞党参9克，上肉桂1.5克，常煎服。

预后：良。

备考：《针灸资生经》："真气不足灸气海。"《丹溪心法》："大病虚脱本是阴虚，用艾灸丹田者，所以补阳，阳生阴长也。"

淡安按：见"医案选介·阳痿"。

二、阴虚

病因：君相之火上炎，阴气亏损，精血过耗，骨髓枯竭，肾虚则水亏火旺，肺虚则气促咳血。

证象：骨蒸潮热，咳嗽痰红，怔忡，盗汗、两脉虚数。

治疗：依照咳嗽门虚劳咳嗽条治之。

预后：多不良。

备考：《医学纲目》："盗汗不止，取阴郄泻之。"《甲乙经》："虚损盗汗，取百劳肺俞。汗不止，取曲差。"《医学入门》："骨蒸劳瘵，灸膏肓三里"。又"劳瘵骨蒸，或板齿乾燥，大椎、鸠尾各灸二七壮。又膏肓、肺俞、四花、大椎等穴，若灸之早，百发百中。"

三、虚劳

病因：精气虚惫之极，五脏气血阴阳皆损，无以自荣。

证象：皮毛枯槁，血脉不荣，食少肉削，腹胀肢弱，咳嗽盗汗，怔忡气促，泄泻，种种虚惫之象。

治疗：依照咳嗽门虚劳咳嗽条与本节阳虚条治之。

预后：多不良。

备考：《巢氏病源》："五劳者，志劳、思劳、心劳、忧劳、瘦劳是也。"《医学入门》："骨蒸传尸劳瘵，宜早灸崔氏四花穴，晚则无及。又痨虫居肺间，蚀肺系，故咯血声嘶。此所谓膏之上，肓之下，针之不到，药之不及。宜早灸膏肓俞、肺俞、四花穴为佳。"

名医验案：窦材治一人，身长五尺，因酒色伤，渐觉肌肉消瘦，令灸关元三百壮，服保元丹一斤。自后大便滑，小便长，饮食渐加，肌肉渐生，半年如故。

叶元庆字元善，平江人。自云尝患嗓疾，其居对桥而行，病不能度。有僧为之灸膏肓穴得百壮。后二日即能行数里，登降皆不倦，自是康强。其取穴法：并手垂足，正身直立，勿令俯仰，取第七椎下两旁，同身寸各三寸。灸时，以软物枕头，覆面卧，垂手附身，或临时置身，取安便而已。

吐 衄 门

一、吐血

病因：吐血分肺血与胃血，方书谓脏血腑血者是。都由外感风寒，郁于肺而抑咳伤肺，或胃热甚而逼血妄行，或跌仆损伤，肺胃受损等。

证象：肺血，血夹痰中而咳出。胃血，吐出呕出，盈盆盈碗，不夹痰中。面皆㿠白，脉多虚芤。

治疗：咳血：百劳针入3分，留捻2分钟，再灸5~7壮；中脘针入3分，留捻1分钟，再灸5壮；足三里灸5~7壮；列缺针入2分，留捻2分钟；风门灸5壮；肝俞针入3分，留捻2分钟，再灸5壮；鱼际针入3分，留捻2分钟；尺泽针入5分，留捻1分钟，再灸3壮；支沟针入4分，留捻1分钟；隐白针入1分，留捻1分钟；太溪针入5分，留捻2分钟；神门针入3分，留捻1分钟；肺俞、脾俞各针入3~4分，留捻1分钟，再各灸十数壮。

助治：咳血：麦冬、贝母、海石、六味丸，煎汤常服。吐血：十灰丸。

预后：能善自保养，戒除色欲者良。

备考：《得效方》："吐血大陵。"《医学纲目》："吐血取风府、大椎、膻中、上脘、中脘、气海、关元、足三里。"李东垣曰："呕血取上脘、大陵、郄门、神门。"《医学入门》："吐血尺泽功无比。"

二、衄血

病因：阳络伤则血外溢，血外溢则衄血，良由风热壅盛而发，或烟酒恼怒刺激而出。

证象：鼻中流血，谓之鼻衄，亦名红汗。亦有眼耳牙齿皮肤中出者。

治疗：鼻衄血：合谷针入5分，留捻2分钟；禾髎针入2分，留捻2分钟；大椎、哑门各灸3~5壮。眼衄血：睛明针入3分，留捻1分钟；太阳针入3~5分，留捻2分钟；上星针入2分，留捻2分钟；厉兑刺出血。耳衄血：足窍阴刺出血，侠溪针入2~3分，留捻2分钟；翳风针入2~3分，留捻2分钟。牙衄血：合谷针入3~4分，留捻2分钟；内庭针入3分，留捻2分钟；手三里针入3分，留捻2分钟；照海针入 2 分，留捻 2 分钟。皮肤出血：膈俞针入 3 分，留捻 2 分钟，再灸 5~10 壮。

助治：韭汁、藕汁、荷叶汁、生地汁、侧柏汁，童便和饮之。

预后：良。

备考：张洁古曰："衄、吐血、下血，取隐白、大陵、神门、太溪。"《医学纲目》："衄血取上星、风府、哑门、合谷、内庭、足三里、照海。"朱丹溪曰："衄宜灸大椎、哑门即止。"《针灸资生经》："执中母氏忽患鼻衄，急取药服，凡平昔与服有效者，皆不效。因阅《集效方》云：'口鼻出血不止，名脑衄，灸上星五十壮。'尚疑头上不宜多灸，只灸七壮而止。次日复作，再灸十四壮而愈。有人鼻常出脓血，予教灸囟会亦愈。则知囟会、上星皆治鼻衄云。"

名医验案：朱丹溪治一壮年患咳而咯血，发热，肌瘦，医用补药，数年而病甚，脉涩。此因好色而多怒，精神耗少；又补塞药多，营卫不行，瘀血内积，肺气壅遏，不能下降。治肺壅非吐不可，精血耗非补不可，唯倒仓法二者兼备，但使吐多于泻耳，兼灸肺俞二穴，在三椎骨下，横过各一寸半，灸五次愈。

窦材治一人患衄血，日夜有数升，诸药不效。窦为针关元穴，入二寸，留二刻，呼问病人曰："针下觉热否？"曰："热矣。"乃令吸气出针，其血立止。

呕 吐 门

一、热吐

病因：胃有蕴热，气不下降而致呕吐，或怒激肝气，肝阳上亢；或肝胆风热上炎，皆致呕吐。

证象：口渴作热，食入则吐，或苦或酸，头目昏眩，舌黄，脉数。

治疗：内庭针入 3 分，留捻 2 分钟；太冲针入 3 分，留捻 2 分钟；合谷针入 5 分，留捻 2 分钟；曲泽针入 3~5 分，留捻 2 分钟；通里针入 2~3 分，留捻 2 分钟；阳陵泉针入 3~5 分，留捻 1 分钟；太溪针入 3 分，留捻 2 分钟；通谷针入 2~3 分，留捻 2 分钟。

助治：川连、吴萸、干姜、半夏各 1.5 克，煎汤服。

预后：见呕吐不止，烦躁不安，四肢厥冷，脉细数无伦者不治。

备考：《内经》："若呕吐有苦者，邪在胆，通在胃，取足三里、阳陵泉。"《百症赋》："烦心呕吐，幽门开彻玉堂明。"

二、寒吐

病因：脾胃之阳不振，寒湿浊邪留滞中宫，乃上逆作呕吐。

证象：呕吐稀涎，面青，肢冷，胃脘不舒，口鼻气冷，不渴，舌润，苔白，脉缓细。

治疗：中脘、胃俞各灸 5~7 壮；内关灸 3~5 壮；气海灸 5 壮；间使、三阴交、膻中各灸 3 壮。

助治：吴萸、干姜、甘草各 1.5 克，煎汤服。

预后：良。

备考：李东垣曰："吐食不化，取上脘、中脘、下脘。"

三、干呕

病因：清浊之气，升降失常，阻拒于胸膈之间所致。

证象：干呕不止，有声无物，但觉胸膈不舒。

治疗：太渊针入 2 分，留捻 2 分钟；大陵针入 2 分，留捻 2 分钟；间使灸十数壮；胆俞针入 2~3 分，留捻 1 分钟；隐白灸 2 壮；章门灸 5 壮；尺泽针入 3~4 分，留捻 1 分钟，再灸 5 壮；乳下 1 寸半灸 5 壮。

助治：小半夏汤。

预后：良。

备考：《得效方》："干呕不已，四肢厥冷，脉绝，灸间使三十壮，此回生起死之法也。又呕吐无度，并呕不止，尺泽、大陵皆灸三壮，又灸乳下一寸三十壮，又灸间使三十壮。"

噎膈门

一、寒膈

病因：中宫阳气式微，寒气凝聚，脾气不能升，胃气不能降，而寒膈成矣。

证象：脘腹胀满，呕吐清水，四肢厥冷，食不得入，面色㿠白，两脉迟细。

治疗：膻中灸 3~5 壮；膈俞灸 5~7 壮；中脘灸 5 壮，先针入 3 分，留捻 2 分钟，再灸之；足三里针入 5~6 分，留捻 1 分钟，再灸 5 壮；公孙针入 3 分，留捻 2 分钟，再灸 5 壮；血海灸 2 壮。

助治：川椒 1.5 克，附子 1.5 克，川连 0.9 克，白术 3 克，煎汤服。

预后：多良。

备考：《针灸资生经》："取水分气海灸之。"《万病回春》："反胃灸肩井三壮即愈，乃神灸也。又膏肓俞灸百壮，膻中、足三里各灸七壮。"

备考：见"医案选介·胃脘胀痛"。

二、热膈

病因：胃津枯耗，食道液燥，胃火上冲而食不得下。

证象：胃脘热甚，口苦舌燥，烦渴不安，面赤脉数，食入即吐。

治疗：内庭针入 3 分，留捻 2 分钟；阳辅、然谷、阳溪亦各针入 3 分，留捻 2 分钟；太白针入 2 分，留捻 1 分钟；大陵、膈俞、大肠俞各针入 3 分，留捻 2 分钟。

助治：酒浸生锦纹 9 克，玄明粉 9 克，生甘草 1.5 克，生姜 3 克，大枣 3 枚，煎汤服。

预后：多良。

备考：《灵枢·四时气》："饮食不下，隔塞不通，邪在胃脘。在上脘，则刺抑而下之，在下脘，则散而去之。"

三、气膈

病因：中心抑郁，忧结不解，则气郁于中，运化不行，肝气上逆，膈气不通。

证象：噫气频频，中脘满痛，痛引脊背，胸闷气逆，食不得下，大便不利。

治疗：中脘针入 5~8 分，留捻 1 分钟；膻中针入 2 分，留捻 1 分钟，再灸 3 壮；气海针入 3 分，留捻 2 分钟，再灸 3 壮；列缺针入 2 分，留捻 1 分钟；内关针入 3 分，留捻 2 分钟；胃俞针入 3 分，留捻 2 分钟，再灸 3~5 壮；三焦俞针入 3~4 分，留捻 1 分钟，再灸 5 壮。

助治：半夏 6 克，茯苓 9 克，紫苏梗 6 克，川朴 3 克，煎汤服。

预后：能达观者良。

备考：李东垣曰："胃病饮食不下，取三里。吐宿汁吞酸，取章门、日月。"

四、痰膈

病因：顽痰留着食管之间，阻塞窍道，饮食下咽每为所阻，隔而不得下。

证象：咳嗽气喘，喉间痰声，胸膈胀闷不舒，饮食不能下咽，两脉滑实。

治疗：膈俞灸30壮；天突针入3分，留捻2分钟，再灸5壮；肺俞灸5壮；丰隆针入5分，留捻3分钟，再灸5壮；大都灸3壮；下脘灸5壮。

助治：生姜汁一匙，莱服汁三匙，月石粉1.5克，共调和，炖温服下。

预后：多良。

五、食膈

病因：过饥之后，猝然暴食，壅满胃之上口，闭塞脾胃之机而成膈。犯者多属老年。

证象：胸中痛不得安，食难下咽而痛甚，甚或气塞不通，危殆不堪。

治疗：依照气膈条。

助治：木香、槟榔、人参、当归、藿香、甘草、枳实、大黄、厚朴为细末，蜜调润下。

预后：多不良。

备考：《医学纲目》："五噎五膈，取天突、膻中、心俞、上脘、中脘、下脘、脾俞、胃俞、巨阙、大陵、三里。"

六、虚膈

病因：由于脾胃津枯血燥，胃腑干燥而不能化纳。

证象：肌肤干燥，饮食不下，便如羊矢，两脉虚涩，体倦神疲。

治疗：膈俞灸30壮；合谷针入3~4分，留捻3分钟；

太冲针入 3~4 分，留捻 2 分钟。

助治：常服人乳。

预后：多不良。

备考：《针灸资生经》："有老妇人久患反胃，饮食至晚即吐出，见其气绕脐而转，予为点水分、气海，并挟脐边两穴。既归，只灸水分、气海即愈，神效。"杨继洲治虞绍东翁患膈气之疾，形体羸瘦，药饵难治。诊得六脉沉涩，须取膻中以调和其膈，再取气海以保养其源，而元气充实，脉息自盛矣。后择时针上穴行六阴之数，下穴行九阳之数，各灸七壮，遂痊愈。

臌 胀 门

一、水臌

病因：脾肾之阳不振，脾不运输，肾不分利，水瘀于内化而为毒，溢于皮肤，散于胸腹而肿胀如牛矣。

证象：每于四肢头面肿起，渐延胸腹，皮肤黄而有光，胀大绷急，按之陷下而缓起，脉浮，心悸，气促。

治疗：三阴交针入 1 寸（因肿针入宜多），留捻 2~3 分钟；阴陵泉针入 1 寸，留捻 2 分钟；绝骨针入 8 分，留捻 2 分钟；水分、阴交各灸数十壮；照海灸 5 壮；水沟针入 2 分，用粗针。

助治：禹功丸三钱，开水送服。

预后：腹现青筋，面色灰败，鼻出冷气者，不良。

备考：《针灸资生经》："水肿惟得针水沟，若针余穴，水尽即死。此《明堂》《铜人》所戒也。庸医多为人针水分，杀人多矣。"《千金方》："水病灸法：灸肾俞主百病水肿，水肿灸陷谷随年壮。水肿上下灸阴交百壮。水肿胀灸曲骨百壮。水肿不得卧，灸阴陵泉百壮。"《针灸资生经》："有里医为李生治水肿，以药饮之，久之不效，以受其延待之勤，一日忽为灸水分与气海穴，翌早观面如削矣。信乎水分之能治水肿也。《明堂》固云，若是水病，灸大良。盖以此穴能分水，不使妄行云耳。"

二、气臌

病因：七情郁结而不畅，气道壅膈而不通，升降失常，留滞中焦，腹部为之臌胀。

证象：腹大，皮色不变，按之陷而即起。喘促烦闷，脉弦郁。

治疗：膻中、气海、脾俞、胃俞各灸数十壮。

助治：香附、木香、砂仁、沉香为丸服。

预后：能怡悦静养者良。

三、实胀

病因：寒湿生冷，多感多受，脾阳不振，失其乾运，湿浊阻滞，因而胀䐜。

证象：腹胀坚硬，大便秘结，行动呆滞，呼吸短促，脉沉滑或沉细。

治疗：依照气臌诸穴加膈俞、足三里灸治。

助治：常服枳实消痞丸。

预后：多不良。

备考：《医学纲目》："凡胀皆取三里，是胀之要穴也。又取中脘、气海，或灸或针。"

四、虚胀

病因：饮食起居，不善摄养，或病后饮食不慎，中气受戕因而胀满。

证象：腹部胀满，大便溏薄，小便清白，脉细，少气，面淡，唇白。

治疗：关元、中脘、下脘、神阙、脾俞、胃俞、大肠俞各灸 3~5 壮。

助治：常服枳术丸。

预后：能注意饮食者多良。

癥 瘕 门

一、癥

病因：癥者，真也。系血瘀痰食藉经络滞行而凝结成之。血瘀多结于少腹，食则多结于脘间，痰则多结于肋下。

证象：面黄肌瘦，饮食减少，神疲体倦，胸脘腹间有硬块，舌光，脉涩。

治疗：少腹有块：关元、间使各灸 30 壮；太冲灸 3 壮；太溪灸 5 壮；三阴交针入 3 分，留捻 2 分钟，灸 5 壮；膈俞灸 30 壮。脐上肋下有块：神阙灸 5 壮；下脘灸 3 壮；上脘灸 10 壮；章门灸 30 壮；脾俞、胃俞各灸 10 壮。肋下两旁有块：章门灸 30 壮；期门灸 5 壮；行间针入 3 分，留捻 2 分钟；肺俞灸 30 壮；昆仑、太溪各针入 3 分，留捻 2 分钟，复各灸 3 壮。俱于块之中央针入，刺进块之中心，留捻 2 分钟；块之上下左右四边，亦针入达中心，留捻 2 分钟；各于针孔上灸 3 壮。

助治：少腹下血症，服化癥回生丹；肋下左右痰块服控涎丹；脘腹食块服化滞丸（巴豆、三棱、莪术、青皮、黄连、半夏、木香、丁香、陈皮）。

预后：大便溏薄，四肢浮肿，饮食减少，不任攻或补者，不良。

备考：《医学纲目》："癥瘕积块，先于块上攻之；甚者，又于块首一针，块尾一针，立应。针讫，灸三里。"

二、瘕

病因：肝脾之气失和，肝气横逆，脾失输化，水饮痰液凝聚成瘕，随气之顺逆运滞而时形时散。

证象：发时，胸肋脐腹或胀，或痛，或嗳气，或呕吐，腹中有块攻冲，游移无定，脉沉细或弦郁，舌苔薄白。

治疗：气海灸数十乃至百壮；肝俞、脾俞各灸数十壮。

助治：半夏、厚朴、吴萸、当归、川芎、枳壳、陈皮、附子、桂枝、茯苓、甘草、槟榔，煎汤服。

预后：能和气怡悦，饮食调摄者佳。

备考：《得效方》："癥瘕，灸足踝后宛宛中，灸随年壮；又灸气海百壮，中脘二百壮。"

名医验案：杨继洲曾治熊可由，患痢兼吐血，并绕脐一块痛至死，脉象危极。众医云不可治矣。杨诊之，脉虽危绝，而胸尚暖。乃为针气海，更灸至五十壮而苏，其块即散，痛即止。后治痢及吐血得愈。

张子和治一童子，入门状如鞠躬而行。张曰："此痃气也。"令解衣揣之，二道如臂，其家求疗。先刺其左，如刺重纸，剥然有声，而令按摩之，立软。其右亦然。观者嗟异。或问之，曰："石关穴也"。

永康应童患腹疾，恒病偻行，久不伸。松阳周汉卿解裳视之，气冲起腹间者二，其大如臂。汉卿刺其一，魄然鸣；又刺其一，亦如之。稍按摩之，气血尽解，平趋如常。

淡安按：先父梦琴公凡治痞块，俱于块之正中一针，其首尾左右各一针，五针刺于内，以艾绒置针柄上燃之，使块内得热气而散。约灸四五壮，然后出针，覆以消痞狗皮膏，无不愈者。

五 积 门

一、心积

病因：心积名曰伏梁，心经气血不舒，凝聚使然也。

证象：脐上有块，形如屋梁，由脐至心下伏而不动，心烦心痛，困苦异常，脉沉弦，舌绛。

治疗：上脘针入5~10分，留捻1分钟，再灸十数壮；大陵针入3分，留捻2分钟；足三里针入5~7分，留捻2分钟；心俞灸3壮。

助治：伏梁丸内服。

预后：能心旷神怡，保其中和之气者可治。

备考：《甲乙经》："伏梁取上脘、三里。

二、肝积

病因：肝积名曰肥气，肝经气逆与瘀血积合而成。

证象：右肋下有块如覆杯，寒热如疟，或咳呛肋下胀痛。

治疗：章门灸数十壮；中脘灸数十壮；肝俞灸3壮；行间针3分，留捻2分钟，再灸2壮。

助治：肥气丸服之。

预后：多良。

三、脾积

病因：脾积名曰痞气，由于脾胃衰弱，气少运行，寒邪痰饮积聚不化所致。

证象：脘中胀痛，如覆大盘，面黄肌瘦，脉沉细。

治疗：痞根穴灸数十壮，多灸左边。凡属积聚，皆宜灸此。中脘灸十数壮；内庭、足三里、隐白、商丘各灸3~5壮；行间灸7壮。

助治：五积丸服之。

预后：良。

备考：见"医案选介·下脘胀痛"。

四、肺积

病因：肺积名曰息贲，由于肺气不利，痰浊不化而成。

证象：微寒微热，咳呛气促，右肋下腹大如杯，胸痛引背，脉细弦。

治疗：巨阙针入 2~3 分，留捻 2 分钟，再灸数十壮；期门针入 3~4 分，留捻 2 分钟，再灸十数壮；经渠灸 3 壮；肺俞灸 5 壮。

助治：息贲汤服之。

预后：良。

备考：《甲乙经》："息贲取巨阙、期门。"

五、肾积

病因：肾积名曰奔豚，由于肾气虚，寒邪结聚，或以房劳不节，复感寒凉，亦易作斯疾矣，然兹候亦疝气之由也。

证象：形如豚，时上时下，痛引满腹，肢寒，心悸，寒热不时，甚则痛攻心下。

治疗：中极灸 30 壮；章门灸 10 壮；肾俞、涌泉、三阴交各灸 5 壮。

助治：奔豚汤服之。

预后：良。

备考：《甲乙经》："奔豚取玉泉（按：即中极）、章门。"《得效方》："奔豚上气，心痛欲绝，急以温汤浸手足，数数易之，仍灸气海、关元、期门、章门各百壮，中极五十壮。"

三 消 门

一、上消

病因:《素问·气厥论》云:"心移热于肺,传为鬲消。"鬲消即上消,乃心肺之蕴热也。

证象:心胸烦热,大渴引饮,饮不解渴,小便消长,脉细数,舌绛赤。

治疗:水沟针入2分,留捻1分钟;承浆针入2分,留捻2分钟;神门针入3分,留捻2分钟;然谷针入3分,留捻2分钟;内关针入3分,留捻2分钟;三焦俞针入3~4分,留捻2分钟。

助治:天花粉9克,知母9克,麦冬9克,西洋参3克,五味子1.5克,粉葛根3克,煎汤服。

预后:佳良。

二、中消

病因:《灵枢·五邪》云:"邪在脾胃则病肌肉痛,阳气有余,阴气不足,则热中善饥。"病乃阳明阴虚火旺也。

证象:多食善饥,不养肌肤,小便多而味甜,关脉滑数,舌红苔黄。

治疗:中脘针入5分,留捻2分钟;三焦俞针入3分,留捻2分钟;胃俞针入3~4分,留捻2分钟;太渊针入2~3分,留捻2分钟;列缺针入2分,留捻2分钟。

助治:酒浸生大黄、玄明粉各9克,生甘草1.5克,煎汤服。

预后:多良。

三、下消

病因:下消名肾消,为肝肾阴虚,虚则火旺而津液为之消铄也。

证象：烦渴，小便多而浑浊，腿膝枯细，面色黧黑，脉细数，舌绛。

治疗：然谷针入3~4分，留捻2分钟；肾俞针入3分，留捻1分钟；腰俞针入2分，留捻1分钟；肺俞针入2~3分，留捻2分钟；中膂俞灸3壮。

助治：六味丸服之。

预后：多不良。

备考：《百症赋》："行间涌泉，去消渴之肾竭。"

窦材治一人，频饮水而渴不止。曰："君病是消渴也，乃脾肝气虚，非内热也。"其人曰："前服凉药六剂，热虽退而渴不止，觉胸胁气痞而喘。"窦曰："前症只伤脾肺，因凉药复损伤气海，故不能健运，而水停心下也。"急灸关元、气海各三百壮，服四神丹六十日，津液频生。方书皆作三焦猛热，下以凉药，杀人甚于刀剑，慎之！

黄疸门

一、阳黄

病因：脾胃湿热郁蒸，热甚于湿，发为阳黄。

证象：一身尽黄，色明如橘黄，烦渴头汗，消谷善饥，大便秘而白色，小便赤，脉滑数，舌苔黄厚。

治疗：中脘针入5~8分，留捻1~2分钟；足三里针入8分，留捻2分钟；公孙针入3分，留捻2分钟；委中针入5分，留捻2分钟；腕骨针入2分，留捻2分钟；至阳针入2~3分，留捻2分钟；胆俞针入3~4分，留捻2分钟。

助治：茵陈9克，生大黄9克，枳实9克，栀子9克，煎汤服。

预后：良。

备考：《玉龙歌》："至阳亦治黄疸病，先补后泻效分明。"又："黄疸亦须寻腕骨，金针必定夺中脘。"《针灸大成》："黄疸遍身，皮肤面目小便俱黄，先取公孙，次取脾俞、隐白、百劳、至阳、三里、腕骨。"《千金方》："黄疸灸第七椎七壮（按：即至阳穴）黄汗出。"

二、阴黄

病因：寒湿在里，蕴于脾胃，寒胜于湿，越于皮肤则为阴黄。

证象：身目皆黄，黄色晦暗，有如烟熏，形寒胸痞，腹满，四肢酸重，渴不欲饮，大便白色，舌淡而白，脉濡而细。

治疗：脾俞灸 10 壮；心俞灸 3 壮；气海灸 15 壮；合谷灸 3 壮；至阳灸 5 壮；中脘针入 1 寸，留捻 2 分钟，复灸 5 壮。

助治：茵陈 9 克，附子 1.5 克，干姜 7.5 克，桂枝 6 克，白芍 9 克，甘草 3 克，煎汤服。

预后：良。

淡安按：见"医案选介·阴黄"。

三、酒疸

病因：饥时饮酒，或醉后当风而卧，入水浸浴，酒湿之热，为风水所遏，不得宣发，蒸郁为黄。

证象：心下懊憹而热，不能食，时欲吐，胫肿溺黄，面发赤色，小便不利，心中热，足下热，脉弦实。

治疗：依照阳黄条。

助治：葛花解酲汤合茵陈蒿汤内服。

预后：良。

备考：《针灸大成》："酒疸先取公孙，次取胆俞、至阳、委中、腕骨以应之。"

四、女劳疸

病因：醉饱入房，或小腹蓄血，或脾中湿浊下趋，脾肾之色外现，因而发黄。

证象：额上黑，皮肤黄，微汗出，手足中热，薄暮发热，膀胱急，小便自利，大便黑，为女劳疸之的证。

治疗：公孙灸3壮，然谷灸5壮，关元灸30壮，肾俞灸5壮，至阳灸3壮，中极灸7壮。

助治：硝石矾石散服之。

预后：多良。

备考：《针灸大成》："女劳疸，身目俱黄，发热恶寒，小便不利，先取公孙，次取关元、肾俞、至阳、然谷。"

五、黑疸

依照女劳疸条治。

六、食疸

病因：由胃热大饥，过食停滞，致伤脾胃所致。

证象：食毕即头眩，心中怫郁，腹满不安，遍身发黄。

治疗：胃俞灸5壮；内庭针3分，留捻1分钟；至阳灸7壮；三里针1寸，留捻2分钟；腕骨针2分，留捻1分钟；阴谷针4分，留捻1分钟。

助治：茵陈9克，大黄、栀子各3克，煎服。

预后：良。

备考：窦材治一人，遍身皆黄，小便赤色而涩，灸食窦穴五十壮，服姜附汤、全真丹而愈。

汗 病 门

一、实汗

病因：体多痰湿，腠理不密，每因胃热蒸腾而成。

证象：汗出蒸蒸，拭干即有，舌红苔黄，脉则弦滑。

治疗：少商针入 1 分，留捻 1 分钟；列缺针入 2 分，留捻 2 分钟；曲池针入 5 分，留捻 2 分钟；涌泉针入 2~3 分，留捻 1 分钟；然谷针入 3~4 分，留捻 2 分钟；冲阳针入 3 分，留捻 1 分钟；大敦针入 1 分，留捻 1 分钟；昆仑针入 2~3 分，留捻 2 分钟。

助治：玉屏风散服之。

预后：良。

二、虚汗

病因：阳气内虚，阴中无阳，汗随气泄，盖阳虚阴盛而表不固，腠理疏而汗自出也。

证象：汗自出而恶寒，身冷，脉虚微，舌淡红。

治疗：合谷针入 4 分，留捻 1 分钟；复溜灸 3 壮；足三里灸 5 壮；阴郄灸 5 壮；曲泉、照海、鱼际各灸 3 壮。

助治：人参 3 克，黄芪 9 克，白术 9 克，甘草 1.5 克，五味子 1.5 克，牡蛎 9 克，煎汤服。

预后：多良。

备考：淡安按：十二圩港陈德隆曾谓余曰："昔年患春温病后，自汗不止，药石无灵。遇一摇圈铃行医者过，使治之。彼令我两手露背外，掌向上。彼用灯芯蘸油燃着，猝烫两手腕后寸许。我顿惊，急缩手，觉汗已止矣。自此遂愈。"举烫处示余，犹隐约辨出有一小白斑，适阴郄穴处也。

三、盗汗

病因：卫气虚脱，不能鼓其气于外以固肌表而约束津液，每当目瞑之时，卫气行于阴而腠理疏，故出汗，寤则气复散于表而汗止。

证象：合目入睡则汗泄，醒则汗收，气虚神疲，脉细，舌红而光。

治疗：阴郄针3~4分，留捻2分钟；肺俞灸3壮；脐上4寸旁开2寸，灸3壮；中极灸3壮。

助治：六味丸9克，麦冬9克，五味子1.5克，煎汤送服。日三服。

预后：兼咳嗽、颧红及发热者不良。

备考：《甲乙经》："虚损盗汗，取百劳、肺俞。汗不止，取曲差。盗汗取阴郄、五里、间使、中极、气海。"《医学纲目》："盗汗不止，取阴郄泻之。"

四、黄汗

病因：脾家湿热蕴蒸，由皮肤泻出。多因出汗时入浴，水从汗孔入，经蒸郁而为黄汗。

证象：身肿而冷，状如周痹，胸中窒，不能食，暮躁不得眠。汗出而渴，汗沾衣，色正黄，如柏汁，脉沉。

治疗：合谷针入4分，留捻2分钟；曲池针入5分，留捻2分钟；足三里针入5分，留捻2分钟；阴陵泉针入3分，留捻1分钟；脾俞针入3分，留捻1分钟；三焦俞针入3分，留捻2分钟；中脘针入5~6分，留捻2分钟；水沟针入2分，留捻1分钟。

助治：黄芪9克，桂枝3克，芍药6克，苦酒120克，和水煎服。

预后：良。

寤寐门

一、不眠症

病因：思虑过度而伤心阴，神不守舍乃为惊惕，畏恐，多思，终夜不寐。

证象：辗转不寐，心烦焦急，善惊恍惚。

治疗：太渊针入2~3分，留捻1分钟；公孙针入4~5分，留捻2分钟；隐白针入1分，留捻1分钟；肺俞针入3分，留捻1分钟；阴陵泉针入3~4分，留捻2分钟；三阴交针入3分，留捻2分钟。

助治：天王补心丹常服。

预后：良。

备考：《甲乙经》："惊悸不得眠，取阴交。"又："不得卧，取浮郄。"《针灸资生经》："人不得卧，亦有因心气使然，宜服俞山人镇心丹，此丹以酸枣仁微炒过，则令人得睡故也。"

二、多寐症

病因：大劳大病之后，脾阳虚惫，精神不振，湿热内恋，神志不清，昏迷好睡。亦有以饮食不节，脾阳不振，终日欲睡不清。

证象：四肢无力，呵欠频频，精神萎靡，反复昏睡，脉则虚缓。

治疗：肝俞灸3壮；膈俞灸5壮；百会灸3壮；二间、三间各灸1壮；太溪、照海各灸5壮；厉兑灸3壮。

助治：香砂六君子丸服之。

预后：良。

备考：《医学纲目》："沉困睡多，无名指第二节尖，屈指取之。"《百症赋》："倦言嗜卧，往通里大钟而明。"《针灸资生经》："今人嗜卧，与夫食罢，则脾困欲卧。纵不能针，岂可不灸，予与人灸中脘、膏肓，遂皆不困，故既言之。"

脚 气 门

一、湿脚气

病因：寒湿之气，袭入足胫、皮肉，或湿热下注两足而得之。

证象：两足渐肿，软弱无力，不便行走，心悸气促，甚至足跗至膝浮肿特大，破之流水，酸重难动，两脉濡数。

治疗：足三里灸10壮，三阴交灸10~15壮，绝骨灸10壮，阴市灸5壮，阳辅、阳陵泉各灸10壮。注意：足肿如按之热甚，则以上各穴改灸为针。

助治：米皮糠炒至焦香，用赤砂糖日调服之。

预后：良。

备考：《针灸资生经》："《千金》云：'脚气一病最宜针'。若针而不灸，灸而不针，非良医也。"又："若始觉脚气，速灸风市、三里各一二百壮，以泻风湿毒气。若觉闷热者，不得灸。以本有热，灸之则大助风生。"

淡安治湿脚气刺足三里、阳辅、三阴交三穴，令食米皮糠，无不愈者。余婿梅焕慈患湿脚气，已肿至两膝，因不信针灸，往求西医，注射服药，经治月余，毫无效果，不得已来针，为针上穴，服糠粉，半月痊愈。自斯笃信针灸，勤学不辍。

二、干脚气

病因：暑热伤足三阴，阴液为热所灼，则枯细痿弱而为干脚气。

证象：两脚酸弱无力，日渐瘦细，脉细数或弦细，舌红。

治疗：涌泉针入3分，留捻2分钟；至阴针入1分，留捻1分钟；太溪、昆仑各针入3~4分，留捻2分钟；阴陵泉、阳陵泉、三阴交、绝骨各针入3~4分，留捻1分钟。

助治：日服虎潜丸。

预后：佳良。

备考：《玉龙歌》："脚背疼起丘墟穴，斜针出血即时轻，解溪再与商丘识，补泻行针要辨明。行步艰难疾转加，太冲二穴效堪夸，更针三里中封穴，去病如同用手抓。"《针灸大成》："干脚气，膝头并内踝及五趾疼痛，先取照海，次取膝关、昆仑、绝骨、委中、阳陵泉、三阴交。"

名医验案：蔡元长知开封府，正据案治事，忽如有虫自足行至腰间，即坠笔晕绝，久之方苏。据属云："此病非余山人不能疗。"趣（同促）使召之。余曰："此真脚气也，法当灸风市。"为灸一壮，蔡霍然如常。明日病如初，再召余，曰："除病根非千艾不可。"从其言，灸五百壮，自此遂愈。

痿痹门

一、痿证

病因：因于湿，首如裹，湿热不攘，大筋软短，小筋弛长，软短为拘，弛长为痿。良以大热之邪，灼伤阴血，而皮毛筋骨为之痿弱无力。

证象：腿膝腰脚不利，不能伸屈，或软弱不能行，或冷麻失却知觉。

治疗：阳陵泉灸10~15壮，绝骨灸3壮，大杼灸5壮。参照手足各病门。

助治：虎潜丸常服。

预后：多良。

备考：淡安按：曾闻家伯父谈其师罗哲初先生，治一南京某氏子，全身痿疾，颈项四肢皆软瘫，为针大包一穴，与大剂黄芪、白术、甘草三味煎服而愈。录此以供治痿证之参考。

二、痹证

病因：《素问·痹论》云："风寒湿三气杂至，合而为痹也。其风气胜者为行痹，寒气胜者为痛痹，湿气胜者为着痹也。"

证象：筋骨疼痛或拘挛，或游行走痛无定处。

治疗：依照痿证治疗各穴，改灸为针，或针且灸之，参照手足胸背各部门。

助治：圣济大活络丸服之。

预后：多良。

备考：参照《内经》刺痹法。

名医治验：《夷坚志》："文安公守姑苏，以銮舆巡幸，虚府舍暂徙吴县。县治卑湿，旋感足痹，痛掣不堪，服药不效，乃用所闻，灼风市、肩髃、曲池三穴，终身不复作。又僧普清，苦此二十年，每发率两日，用此灸三七壮，即时痛止，其他验者益众。"

蒋仲芳治张莳宦，年十九，春来遍体筋骨疼痛，渐生小骨，久药不效，视其身累累如龙眼，盖筋非骨也。因湿邪淫筋缩结而然。遂针委中、大椎以治其后，内关、三里以治其前，内服当归、生地、白术、秦艽、桂枝、桑枝、炙草、羌活、米仁、牛膝、生姜，入酒三分，以助药力，数日骨渐小，一月尽愈。

疝 气 门

一、冲疝

病因：寒湿之邪，久郁于内，化而为热，客寒触之，遂成斯疾。

证象：气从少腹上冲心而痛，不得前后为冲疝。

治疗：太冲灸 5 壮，独阴灸 3 壮，内太冲灸 5 壮，关元灸 5 壮。

助治：天台乌药散，用铁锈水调服 1.5 克。

预后：多良。

备考：《得效方》："诸疝上冲，气欲绝，灸独阴神效。"

淡安按：见"医案选介·冲疝"。

二、癫疝

病因：太阳寒湿之邪下结膀胱，因而阴囊肿大。《素问·阴阳别论》云："三阳为病，发寒热……其传为癫疝。"

证象：阴囊肿大，脉急，或痛或麻木。

治疗：曲泉针入 3~5 分，留捻 2 分钟；中封针入 3 分，留捻 2 分钟，再灸 3 壮；太冲灸 3 壮；商丘针入 2 分，留捻 1 分钟，再灸 3 壮。

助治：桂苓丸用苍术、川朴、乌药、川柏煎汤送服。

预后：良。

淡安按：见"医案选介·癫疝"。

三、厥疝

病因：肝有郁热，寒邪外束，肝气乃不条达，因而横逆。

证象：少腹疼痛，上下左右攻冲无定，甚则四肢厥逆。

治疗：照海、太冲、独阴各灸 5 壮，石门灸 7 壮，曲骨旁 1 寸，灸 7 壮。

预后：良。

四、狐疝

病因：肝所生病为狐疝，由于寒客厥阴，沉结下焦所致。

证象：睾丸偏大，胯痛胀紧，卧则入腹，立则下坠。

治疗：大敦针入 1 分，留捻 1 分钟，再灸 3 壮；曲骨旁 1 寸，灸 3 壮。

助治：蜘蛛散服之。

预后：良。

备考：《医学纲目》："狐疝取太冲、商丘、大敦、蠡沟。"

五、瘕疝

病因：脾传之肾为瘕疝，由于脾经湿气注于冲任交会之所。

证象：腹有瘕痞，痛而且热，时下白浊，女子不月，男子囊肿。

治疗：阴陵泉针入 3~4 分，留捻 2 分钟；太溪针入 3 分，留捻 2 分钟；丘墟针入 3 分，留捻 1 分钟；照海针入 3 分，留捻 2 分钟；阴市针入 5 分，留捻 2 分钟。

助治：龙胆草 1.5 克，柴胡 1.5 克，车前子 9 克，鲜生地 9 克，栀子 6 克，丹皮 9 克，橘核 6 克，吴茱萸 1.5 克，丹参 9 克，茯苓 9 克，煎汤服。

预后：多良。

备考：《医学纲目》："妇人疝瘕痛，与狐疝同，取天井、肘尖、气海、中极。"

六、㿗疝

病因：厥阴之脉循阴器，肝不条达，则血凝气滞，结于阴囊而为㿗疝。

证象：睾丸偏胀，坚硬如石，痛引脐中。

治疗：通谷灸数十壮；束骨针入3分，留捻1分钟，再灸3壮；大肠俞针入3分，留捻1分钟，再灸5壮。

助治：橘核丸每日服之。

预后：多良。

备考：《医学纲目》："㿗疝偏坠，取大巨、地机、中极、中封、交信、涌泉。又水㿗偏坠，取三阴交"。《针灸资生经》："《千金》云：'气冲主㿉'，《明堂下经》云：'治㿗疝'，则是㿉即㿗疝也。"

七、㿉疝

病因：湿邪下注，不慎所欲，致邪袭膀胱。经云："肾脉滑甚为㿉疝。"又云："厥阴之阴盛，脉胀不通，为㿗㿉疝者是也。"

证象：少腹胀痛，小便闭塞，或有白淫。

治疗：关元针入8分，留捻2分钟；三阴交针3分；中封灸3壮；照海针3分，留捻2分钟；太冲针入3分，留捻1分钟。

助治：瞿麦9克，木通4.5克，黄芩3克，山栀4.5克，连翘3克，枳壳3克，甘草3克，川楝3克，归尾3克，桃仁3克，山楂3克，灯芯3寸，煎汤服。

预后：多良。

备考：《医学纲目》："诸疝大法，取大敦、行间、太冲、中封、蠡沟、关元、水道。"《得效方》："诸疝，取关元灸三七壮，大敦灸七壮。"

名医验案：《针灸资生经》："舍弟少戏举重，得偏坠之疾，有道人为当关元两旁相去各三寸青脉上灸七壮，即愈。王彦之患小肠气，灸之亦愈。"

《医说续编》："一男子病卒疝，暴痛不任，倒于街衢，人莫能动，呼张救之。张引经证之，邪气客于足厥阴之络，令人卒疝，故命阴丸痛也。急灸大敦二穴，其痛立止。夫大敦穴者，乃足厥阴之井穴也。"

又："郑亨老病疝，灸之得效。其法以净草一条，茅及麦杆尤妙，度病人两口角为一折，折断，如此三折，则摺成三角。以一角安脐中心，两角在脐之下，两旁尖尽处是穴。若患在右即灸左，在左即灸右，两边俱患，即两穴皆灸。艾炷如麦粒大，灸十四壮或二十一壮即安也。"

遗 精 门

一、梦遗

病因：心为君火，肾为相火，欲念妄动则君火摇于上，相火炽于下，水不能济而精随以泄。

证象：夜梦遗精，脉数，舌红。

治疗：心俞针入3分，留捻2分钟；白环俞针入3~4分，留捻2分钟；肾俞针入3~4分，留捻2分钟；中极灸3壮；关元灸5壮；三阴交灸5~7壮。

助治：三才封髓丹常服。

预后：能清心寡欲者良。

备考：《得效方》："梦泄精取三阴交、合谷，灸二七壮，神效。"《医学纲目》："遗精梦泄，心俞、白环俞、膏肓俞、中极、关元等穴，或针或灸。"《百症赋》："针三阴与气海，专司白浊及遗精。"《千金方》："梦泄精，灸中封五十壮。"

二、滑精

病因：色欲过度，心肾气虚，不能摄精，每因欲念一动，即不禁而滑出。

证象：每在睡中无梦自遗，或动念即遗。

治疗：精宫灸数十壮，肾俞灸5壮，关元灸5壮。

助治：金锁固精丸常服。

预后：佳良。

备考：《医学纲目》："虚劳失精，宜取大赫、中封。"

淋浊门

一、五淋

病因：淋分石淋、劳淋、血淋、气淋、热淋，都由肾水虚不能制火，以致小肠膀胱间郁热不化，遂使下焦阴阳乖错，清浊相干，膏血砂石悉从膀胱水道化出，淋沥不断，或闭塞其间，成各种淋。

证象：石淋，小便难，小便中夹有沙石冲出；劳淋，溺涩腹胀，小便淋沥困难，过劳即发；血淋，溺痛，带有血液；气淋，少腹满痛，溺有余沥；热淋，茎中痛热，小便赤涩。

治疗：气海针入5分，留捻2分钟；关元针入5分，留捻2分钟；大敦针入1分，留捻1分钟；行间灸10壮；太溪针入3~4分，留捻2分钟；三阴交针入4~5分，留捻1分钟；阴陵泉针入3~5分，留捻2分钟；阴谷针入3分，留捻2分钟。

助治：石淋：用黄蜀葵子煎汤服。劳淋：用肾气丸。血淋：用瞿麦、山栀、甘草煎服。气淋：瞿麦、冬葵子、冬瓜子、黄芩、木通、茅根、竹叶、滑石，煎汤服。热淋：用丹皮、生地、木通、甘草、竹叶，煎汤服。

预后：良。

备考：李东垣曰："石淋取关元、气冲、大敦。血淋取气海、关元。热淋取阴陵泉、关元、气冲。"《千金方》："石淋，脐下三十六种病，不得小便，灸关元三十壮；又灸气海三十壮，大敦三十壮。劳淋，灸足太阴百壮，穴在内踝上三寸。血淋，灸丹田随年壮，又灸复溜五十壮，一云随年壮。气淋，灸关元五十壮，又灸玉泉旁相去一寸半三十壮。"刘河间曰："淋，小便涩痛也。热客膀胱，郁结不能渗泄故也。"严氏曰："气淋者，小便涩，常有余沥。石淋者，茎中痛，尿不得卒出。膏淋者，尿以膏出。劳淋者，劳倦即发，痛引气冲。血淋者，热即发，甚则溺血。以上五淋，皆用盐炒热填满病人脐中，却用箸头大艾七壮或灸三阴交即愈。"

淡安按：见"医案选介·热淋"。

二、白浊

病因：白浊有赤浊、白浊、湿热浊之分，然都由入房太甚，或交媾不洁，败精瘀腐，酝酿而成。

证象：初起茎中热痛滞下，小便疼痛，火灼如割，赤白之浊如眵如脓，随溲冲出。小便时，茎口自流脓液，经过相当日数，茎中不灼痛，小便则频数，浊液自清。

治疗：三阴交、关元针之。

助治：生白果汁，开水冲服，每日以五六粒去壳取汁。

预后：良。

备考：《医学纲目》："白浊肾俞灸，又取章门、曲泉、关元、三阴交。"《江西通志》："新安富室，有男子淋溺不止，渐痿黄，诸医束手。孙卓三治之，亦弗效。偶隐几坐，以手戏弄水灌，后孔塞则前窍止，开则可通，遂悟。针脑户一穴，为灸炷三壮，立愈。"

癃 闭 门

一、小便癃

病因：多属于湿热瘀阻膀胱，或败精瘀血阻塞溺道，或由肺气不降，肾脏失强，皆足使小便闭塞。

证象：茎中疼痛，溲不得出，小腹里急，脘腹痞满，胸闷气短，脉或滑或细。

治疗：气海针入 3 分，留捻 1 分钟；关元针入 4 分，留捻 2 分钟；阴谷、阴陵泉各针入 3~4 分，留捻 2 分钟；三阴交针入 3~4 分，留捻 2 分钟；曲泉针入 3 分，留捻 1 分钟；中极针入 3 分，留捻 1 分钟，再灸 3 壮。

助治：通关丸服三钱。

预后：良。

备考：《甲乙经》："癃闭取阴跷（注：即照海穴）、大敦、委阳、大钟、行间。"《医学纲目》："小便淋闭，关元针八分，三阴交三分即透。阴谷、阴陵泉、气海、太溪、阴交。"

二、大便闭

病因：食积与邪热阻滞肠中，或血虚液枯，失其传送之源。

证象：大便闭结，腹胀或痛，神疲肢倦，或烦扰不安，脉滑或扎，舌苔厚燥，或舌尖光滑、根部糙裂。

治疗：承山针入 4 分，留捻 1 分钟；照海针入 2~3 分，留捻 2 分钟；支沟针入 3~4 分，留捻 1 分钟；太溪针入 4 分，留捻 1 分钟；太冲针入 2 分，留捻 2 分钟；太白针入 2 分，留捻 1 分钟；章门灸 5 壮；大肠俞灸 5 壮。

助治：润肠丸。生大黄9克，玄明粉9克，甘草3克，煎汤服。

预后：良。

备考：《医学纲目》："大便不通，取三间、承山、太白、大钟、三里、涌泉、昆仑、照海、章门、气海。大便闭涩，取照海针入五分，补二呼，泻六吸，立通。支沟针半寸，泻三吸。太白泻之。"

便 血 门

一、大便血

病因：《灵枢·百病始生》云："阴络伤则血内溢，血内溢则后血。"此症大都由血中蕴热，饮食不节而损伤血络所致。

证象：先便后血，名曰远血。或先血后便，名曰近血。面色黄淡，肢倦神疲，脉虚芤。

治疗：承山针入5分，留捻2分钟；复溜针入3~4分，留捻2分钟；太冲、太白各针入2~3分，留捻2分钟；大肠俞灸5壮；长强灸数十乃至百壮；膈俞灸10~15壮。

助治：远血，黄土汤；近血，脏连丸。

预后：良。

备考：《针灸资生经》："《陆氏续经验方》：下血不止，量脐心与脊骨平，于脊骨上灸七壮即止。如再发，即再灸七壮，永除根本。"

二、小便血

病因：因血室有热，血得热而妄行，或肝脾两虚，血室之血失于统摄所致。

证象：小便溲血，神疲肢倦，脉虚无力。

治疗：大陵针入3分，留捻2分钟，再灸3壮；关元针入5分，留捻1分钟，再灸5壮。

助治：归脾丸服之。

预后：良。

备考：《针灸大成》："小便淋血不止、阴器痛，先针照海，继取阴谷、涌泉、三阴交。"

痔 漏 门

痔漏

病因：久居湿热之地，好食辛热炙脍之品，阴虚火旺，大便干燥，便通时，每与肠壁摩擦，日久月延，遂发生红粒小瘰而成痔，因痔溃破而成瘘。

证象：肛门有肉珠突出，有如鸡冠，或如鼠奶，种种形状，疼痛难忍。大便时更痛苦不堪，鲜血淋沥，甚至不能坐立。

治疗：承山针入5分，留捻2分钟；昆仑针入3分，留捻1分钟；脊中针入3分，留捻1分钟，再灸3壮；飞扬针入3~4分，留捻3分钟；太冲针入3分，留捻1分钟；复溜针入3~4分，留捻1分钟；侠溪针入2分，留捻1分钟；气海针入3~4分，留捻1分钟；长强针入3~4分，留捻1分钟，再灸5~7壮；与脐上相对脊上灸十数壮，并再各开1寸，灸3~5壮。

助治：常服补中益气丸。

预后：良。

备考：《灵枢》："痔疾取足太阳（注：即承山穴），取督脉（注：长强穴）。"《甲乙经》："痔痛取承筋、飞扬、委中、承扶、攒竹、会阴、商丘。"《医学入门》："治诸痔及肠风，取脊十四椎下各开一寸，灸之。

头 部 门

一、头痛门

病因：头部多属三阳经络，头痛有正头痛与偏头痛之分，多属于风寒袭入，兼夹痰热。然亦有精华内痹，郁于空窍，以致清阳不运而作痛者。

证象：邪袭太阳，头痛在正中与项部；邪袭少阳，多患偏头痛；邪袭阳明，或阳明之热上攻，则痛在额部。惟因风者恶风，因寒者恶寒，因湿者头重，因火者齿痛，因瘀热者心烦，因伤食者胸满，因伤酒者气逆，因伤怒者血逆，更有内风扰巅，头痛如破，昏重不安，乃属内虚，是不可不辨也。

治疗：脑顶痛：上星针入2分，留捻1分钟，再灸2壮；风池针入2分，留捻2分钟；脑空灸3壮；百会针1分，留捻1分钟，再灸3壮；天柱针入2分，留捻2分钟，再灸3壮；少海针入3~4分，留捻2分钟。

正头痛：上星、神庭各针入2分，留捻1分钟，再灸1~2壮；前顶针入2分，留捻1分钟；百会针1分，留捻1分钟，再灸2壮；合谷、丰隆各针入4~5分，留捻2分钟；昆仑、侠溪各针入3~4分，留捻2分钟。

额角眉棱痛：攒竹针入4~5分，留捻2分钟；合谷针入5分，留捻2分钟；神庭针入1~2分，留捻1分钟；头维针入2分，留捻2分钟；解溪针入3~4分，留捻2分钟。

头项强痛：风池针入4~5分，留捻1分钟；哑门针入3分，留捻2分钟；肩井针入4分，留捻1分钟；少海针入4分，留捻1分钟；后溪针入4~5分，留捻2分钟；合谷针入 3~4 分，留捻 1 分钟；大椎、陶道各针入 2~3 分，留捻 2 分钟。

头项强急脊如折：风府针入 3 分，留捻 2 分钟；承浆针入 2~3 分，留捻 2 分钟。

偏头痛：头维针入 2 分，留捻 1 分钟；丝竹空、攒竹各针入 4 分，留捻 2 分钟；风池针入 4 分，留捻 2 分钟；前顶刺入 1 分；上星刺入 1 分；侠溪、液门各针入 3~4 分，留捻 2 分钟。

酒醉后头痛：印堂针入 2 分，留捻 1 分钟，刺出血；攒竹针入 4 分，留捻 1 分钟，刺出血；手三里、足三里各刺入 5~6 分，留捻 2 分钟；风门刺入 3 分，留捻 2 分钟；膻中针入 2 分，留捻 1 分钟；中脘针入 5~6 分，留捻 2 分钟。

助治：宜疏风泄肝，如消风散、川芎茶调散。如系因怒血逆，则宜降血潜肝，如凉膈散、逍遥散。如因肾虚不摄，则宜纳气补阴，用六味丸加味。

预后：六淫外侵之头痛多良。惟脑出血与脑肿瘤之头痛难治。

备考：《医学纲目》："偏正头痛，取丝竹空、风池、合谷、中脘、解溪、足三里。"又："正头痛，取百会、上星、神庭、太阳、合谷。"又："眉棱骨痛，取攒竹、合谷、神庭、头维、解溪。"又："痰厥头痛，取丰隆。"又："醉后头痛，取印堂、攒竹、足三里、风门、膻中。"

二、头风

病因：素有痰火，复当风取凉，邪从风府而入脑，郁而为热则痛。夫头痛与头风并非二症，在新久去留之分耳。其痛卒然而至，易于解散者为头痛；其痛作止不常，愈后偶触又发者，头风也。

证象：与头痛略同，惟更有因痰饮停于肠胃，口吐清涎，眩晕至三五日，不省人事，不进饮食，名醉头风。又有因劳役酒色，及多食脍炙动风发毒之物，以致痰结核块，或红或肿，而成雷头风者。

治疗：与头痛治疗同，以风池、脑空、头维、合谷诸穴为主。

醉头风：攒竹针入4分，留捻2分钟；印堂针入2分出血；三里针入8分，留捻2分钟；风府针入3分，留捻1分钟。

雷头风：外关针入3~5分，得气即泻；百会针入2分，留捻1分钟；中脘、太渊、风门各针入3分，留捻1分钟。

助治：宜泄肝疏风，用头风丸。然亦须审其为风热痰湿、气虚血虚也。醉头风则以疏肝化痰为主，用加味导痰汤；雷头风可用清震汤，以升麻二钱、苍术二钱、荷叶三钱，煎服。

备考：《玉龙歌》："偏正头风痛难医，丝竹金针亦可施，沿皮向后针率谷，一针两穴世间稀。偏正头风有两般，有无痰饮细推看，若然痰饮风池刺，倘无痰饮合谷安。"

窦材治一病人，头风发则眩晕呕吐，数日不食，为针风府穴向右耳入三寸，去来留十三呼，病人头内觉麻热。方令吸气出针，服附子半夏汤，永不复发。华佗针曹操头风，亦针此穴立愈。但此穴入针，人即昏倒，其法向右耳横下针，则不伤大筋而无晕，乃《千金》妙法也。

见"医案选介·前顶额痛"。

三、眩晕

病因：《素问·至真要大论》云："诸风掉眩，皆属于肝。"故眩晕之症，多属肝肾阴亏而虚阳上越，其因风邪侵袭，痰涎上干者，亦或有之。

证象：头重不举，目眩耳鸣，头旋心悸，震眩不定；亦或动即自汗，起则呕痰。

治疗：头眩晕而吐：内庭针入 3 分，留捻 1 分钟；丰隆针入 5 分，留捻 2 分钟；中脘针入 5~6 分，留捻 1 分钟；风池针入 3~4 分，留捻 1 分钟，再灸 3 壮；上星灸 3 壮；解溪针入 3 分，留捻 2 分钟；神庭灸 3 壮；百会灸 2 壮。

头眩晕：申脉针入 2 分，留捻 1 分钟，再灸 3 壮；风池灸 5 壮；上星、前顶各灸 3~5 壮；足三里针入 5~6 分，留捻 1 分钟，再灸 3~5 壮；后顶、脑空各灸 3~5 壮；百会灸 3~5 壮。

脑昏目赤：攒竹针入 4 分，留捻 2 分钟；丰隆针入 5~6 分，留捻 2 分钟；风府针入 3 分，留捻 1 分钟，再灸 3 壮。

助治：宜调补肝肾，常服六味地黄丸。

备考：《医学纲目》："眩晕取神庭、上星、囟会、前顶、后顶、脑空、风池、阳谷、大都、至阴、金门、申脉、足三里。又眩晕怕寒，春夏常着棉帽，暂去即发，取百会、上星、风池、丰隆。"

东垣治参政，年近七十，春间病颜面郁赤，若饮酒状，痰稠粘，时眩晕，如在风云中，又加目视不明。李诊两寸洪大，尺弦细无力，此上热下寒明矣。欲药之，为高年气弱不任寒凉，记先师所论治上焦譬犹鸟集高巅，射而取之。以三棱针于额前眉际，疾刺二十余，出紫黑血约二合许，顿觉头目清利，诸苦皆去，自后不发作。

四、头面肿

病因：手足六阳之经，虽皆上至头，而足阳明之脉循行面部者独多。故《古今医鉴》谓面病专属于胃，其或风热乘之，则令人面肿，如大头瘟、虾蟆瘟、颌颊肿等症，其病因多属于此。

证象：面颐颈项目胞皆肿大，如火热灼，气粗，面有光泽。脉洪滑者为实邪，濡而数者为夹湿，虚邪之脉细数或虚缓。舌色：实症则红而有苔或黄或白，虚则舌淡苔薄或光绛中芒。

治疗：头面浮肿火热，面赤，大头瘟，虾蟆瘟之类，急以三棱针贯刺头额部太阳之血络出血，及足膝弯与手肘弯之血络，多出恶血；少商、商阳、中冲、少冲、少泽皆刺出血；合谷针入4分，留捻1分钟；曲池针入5~6分，留捻2分钟；尺泽针入3~4分，留捻1分钟。

头额肿：阳谷针入2分，留捻1分钟；腕骨针入2分，留捻2分钟；商阳针入1分，留捻3分钟；丘墟针入3分，留捻2分钟；侠溪针入3分，留捻1分钟；手三里针入4分，留捻1分钟。

颊肿：颊车针入3分，留捻2分钟。

头痒而肿：迎香针入3分，留捻2分钟；合谷针入4~5分，留捻2分钟；侠溪针入3分，留捻2分钟。

头目浮肿有光：目窗针入2分，留捻2分钟；陷谷针入3分，留捻2分钟。

头面浮肿有水光，水分灸5壮；厉兑针入1分，留捻1分钟，再灸2壮；水沟针入2分，留捻1分钟。

助治：头面肿宜疏风，或泻火消毒。若气虚面肿而色不泽者，非温补不可也。

预后：多良。

目 疾 门

一、目赤

病因：目赤之因凡三：一曰风助火郁于上；二曰火盛；三曰燥邪伤肝。

证象：或色似胭脂，或赤丝乱脉，或赤脉贯睛，或血灌瞳神。

治疗：目赤不甚痛：目窗针入 1~2 分，留捻 1 分钟；大陵针入 3 分，留捻 1 分钟；合谷针入 4 分，留捻 1 分钟；液门针入 4 分，留捻 1 分钟；上星针入 2 分，留捻 1 分钟；攒竹针入 4 分，留捻 1 分钟；丝竹空针入 3 分，留捻 2 分钟。

目赤有翳：太渊针入 2 分，留捻 1 分钟；临泣针入 2 分，留捻 1 分钟；侠溪针入 3 分，留捻 2 分钟；攒竹针入 4 分，留捻 1 分钟出血；风池针入 4 分，留捻 2 分钟；合谷针入 4 分，留捻 1 分钟；睛明针入 2 分，留捻 1 分钟；中渚针入 4 分，留捻 1 分钟。

助治：宜疏风清热。

预后：良。

备考：《医学入门》："赤眼迎香出血奇，临泣太冲合谷拟。"

二、目肿胀

病因：不外内外二因。外因者，由暴风客邪，风热外袭；内因者，乃由水火之邪，传脾藏而为炎燥之疾。

证象：轻者肿胀如杯，重则形如虾状。外因者，多泪而珠痛稍缓；内因者，珠疼而睥方急硬。

治疗：目赤肿翳羞明隐涩：上星、目窗各针入 3 分，留捻半分钟；攒竹、丝竹空各针入 4~5 分，留捻 1 分钟，须出血；睛明针入 4 分，留捻 2 分钟；瞳子髎针入 3 分，留捻 2 分钟；合谷针入 4~5 分，留捻 2 分钟；太阳针入 3 分，留捻 2 分钟。其周围血络刺出血，再以草茎刺鼻孔中出血，有特效。

眼暴赤肿痛：神庭、上星、囟会、前顶、百会俱微刺出血；光明针入 3~4 分，留捻 2 分钟；地五会针入 3~4 分，留捻 2 分钟。

眼肿痛，睛如裂出：八关、十指尖各针刺出血。

助治：大黄丸食前服三十粒。

预后：外因者多良，内因者难治。

三、目痛

病因：目眦白，眼痛，昼甚属阳，由五贼外攘者多；目珠黑，眼痛，夜甚属阴，由七情内伤者多。

证象：有白眼痛，有赤眼痛。若雷头风、偏头痛，亦或使目睛疼痛，痛如针刺，滚滚泪下。

治疗：眼赤暴痛而不肿：合谷针入 5 分，留捻 2 分钟；手三里针入 4 分，留捻 1 分钟；太阳针入 3 分，留捻 1 分钟，刺出血；睛明刺入 3 分，留捻 1 分钟。

目痛不甚红：二间、三间、前谷、上星各针入 2 分，留捻 1 分钟；大陵、阳溪各针入 3 分，留捻 1 分钟。

目眦急痛：三间针入 2~3 分，留捻 2 分钟。

助治：夏枯散煎服。

预后：多良。

备考：《医学纲目》："眼痛取风池、通里、合谷、申脉、照海、大敦、窍阴、至阴。"《玉龙歌》："眼病忽然血贯睛，羞明更涩最难睁。须得太阳针出血，不用金刀疾自平。"

四、目痒

病因：或因风火，或由血虚。

证象：轻者痒犹可耐，剧者竟若虫行。

治疗：光明针入 4 分，留捻 1 分钟；地五会针入 3 分，留捻 1 分钟。

助治：无须。

预后：良。

五、目泪

病因：风冲于内，火发于外，风热相搏，由是泪出。

证象：迎风则流冷泪或热泪，或冷泪自流。

治疗：肝俞灸 7 壮，百会灸 3 壮，风池灸 5~7 壮，后溪灸 5 壮，大小骨空各灸 5~7 壮，头维灸 3 壮。

助治：炉甘石、乌贼骨等分，入龙脑少许为极细末点之。

预后：良。

备考：《百症赋》："泪出刺临泣头维之处。"《医学纲目》："迎风冷泪，眵多黑花，取大骨空、小骨空灸之，吹火灭，又取临泣、合谷。"

六、风弦烂眼

病因：上膈有积热，自饮食中挟怒气而成者多。

证象：眼弦因脓积而肿，于中生细小虫丝，遂年久不愈而多痒者是也。

治疗：大骨空灸 9 壮，小骨空灸 7 壮，眼眶以三棱针刺出血，尺泽、太阳刺出血。

助治：柴胡、羌活、防风、赤芍、桔梗、生地、荆芥各 3 克，炙草五分，煎服。体虚者加人参 3 克，当归 2 克。

预后：多良。

备考:《医学纲目》:"烂弦风眼,取大骨空灸九壮,以口吹灭火。小骨空灸七壮,亦吹火灭。又以三棱针刺眶外出血即愈。"

七、拳毛倒睫

病因:由目紧急皮缩,伏热内攻,阴气外行所致。

证象:上下睑内急外弛,故睫毛皆倒而刺里睛,既受刺则目赤生翳,羞明沙涩,畏风恶日,痛痒多眵。

治疗:丝竹空针入3分,留捻1分钟,再灸1壮。

助治:大黄、甘草各6克,郁李仁、荆芥穗各3克,空心煎服。

预后:良。

备考:《医学纲目》:"用手法攀出内睑向外,刺以三棱针出热血,以左爪甲迎住针锋立愈。"

八、胬肉攀睛

病因:或眼先赤烂多年,肝经为风热所冲而成,或用力劳作,致血旺心热而得。

证象:或痒或痛,自两眦头胬出筋膜,若心气不宁,忧虑不已,遂致胬肉侵睛。

治疗:睛明针入4分,留捻2分钟;太阳针入3分,留捻1分钟;期门针入3分,留捻1分钟。

助治:大黄、黄芩、防风、薄荷各3克,蜜少许,同煎服。

预后:多良。

备考:《医学纲目》:"胬肉攀睛,取睛明、风池、期门、太阳出血。"《百症赋》:"攀睛刺少泽肝俞之所。"

九、目昏花

病因:有因血液涩少,光华亏耗而昏者,有因目病失治，耗其目光而昏者；此外如六欲、七情、五味、四气、瞻视、哭泣，亦可致眼目昏花。

证象：或睛黄视眇，或干涩昏花，或萤星满目，或起坐生华。

治疗：头维针入2分，留捻1分钟；三里灸5壮；承泣针入3分，留捻1分钟；攒竹针入4分，留捻1分钟；目窗针入2分，留捻1分钟；百会刺出血；风府、风池各针入3分，留捻1分钟；肝俞、胃俞各灸5壮。

助治：宜补肝养血。

预后：多良。

备考：《医学纲目》："目昏暗，灸三里，针承泣，又取肝俞、瞳子髎。"《玉龙歌》："肝家血少眼昏花，宜补肝俞力更加。更把三里频补泻，还光盈血自无差。"

十、暴盲

病因：或因纵酒嗜辛，有所忿怒。或因色欲过度，悲伤太甚，亦有因积热而然者。

证象：忽然视物不见，必急睡片时，始能见人物，然竟不辨为何人何物，是其证也。

治疗：攒竹、神庭、上星刺出血；鼻中以草茎刺出血，草茎之尖端须拭净。

助治：养血调肝，亦有用独参汤而效者。

预后：无定。

十一、青盲

病因：或伤于七情，或损其精血，年高病后，亦或得之。

证象：瞳神如常，无或缺损，惟视物不见耳。

治疗：巨髎灸3壮，肝俞灸7壮，商阳刺出血，命门灸

3壮。

助治：生地、茯苓、川芎、蔓荆子、熟地、防风、山药、菊花、细辛等分为末，制丸如梧桐子大，每服二十丸，桑白皮汤送下，亦可用明目石斛夜光丸，淡盐汤下。宜多服，统治眼疾。

十二、雀目

病因：肝血不足。

证象：黄昏时不见物，但至晓复明。

治疗：肝俞灸7壮，手大指甲后内廉第一节横纹头赤白肉际灸3壮。

助治：蛤粉、黄蜡等分，熔蜡调蛤粉成剂，捏作饼子，每饼重9克，用猪肝一片，重60克，竹刀批开，裹药一饼，麻线扎紧，入砂锅内，以泔水煮熟，乘热熏目，至温，食肝并汁，以愈为度。

预后：年轻者良。

备考：《医学纲目》："雀目取之神庭、上星、百会、睛明，出血即愈。又取肝俞、血海。"

十三、翳膜

病因：属于实热，甚者多是肝气盛而发在表也；若因劳欲过度，或服凉药过多，致阳气衰少，亦可生白翳于大眦，不可不辨也。

证象：先感视物朦胧，继渐生膜如蝇翅，然惟翳象不一，有所谓圆翳、冰翳、滑翳、涩翳、散翳、横开翳、浮翳、沉翳、偃月翳、枣花翳、黄心翳、黑花翳等。

治疗：肝俞针入3分，留捻1分钟，再灸3壮；命门灸3壮；三里灸5壮；光明灸5~7壮；睛明针入4分，留捻1分钟；四白针入3分，留捻1分钟；太阳刺出血，先针入3

分，留捻1分钟；商阳、厉兑各刺出血。

助治：内服疏肝清热剂，外取明矾黍米大，纳睛中，泪出拭之，日久自消。

预后：多年老翳难治，新翳易疗。

备考：《景岳全书》："翳风灸七壮，可治赤白翳膜。"

名医验案：张子和治女童，目忽暴盲不见物，此相火也，太阳阳明血气俱盛。乃刺其鼻中、攒竹，与顶前五穴，大出血，目立明。

张子和自病目，或肿或翳，羞明隐涩，百余日不痊。张仲安云："宜刺上星、百会、攒竹、丝竹空诸穴出血，及以草茎纳两鼻中出血。"来日愈。

赵良仁云："丹溪先生曾用参膏治一老人目不明，昏暗如夜，如《灵枢》谓"气脱者目不明"是也。余亦曾治一士人，患头风连左目壅痛，从戴人法，于百会、上星出血，皆不效。遂在头偏左之足太阳所过第二行，与上星对平，按之痛甚处出血，立愈。由是言针之与药，必切中病所，药与证对，然后可愈。前人之方，不过立规矩耳。"

淡安按：近年治目疾，凡老年目昏花，视物不清晰，目无红丝，绝无异态，为针肝俞并灸之，多效。不必针他穴。

又按：目红肿痛者，在耳后紫络上刺出血颇效。其他刺太阳、攒竹、睛明三穴，亦可使红肿痛即愈。又按：目淡红久而不愈者，刺肝俞、光明用补法即愈。大小骨空之治迎风流泪亦有效，惟须灸治四五次可痊愈。

耳 疾 门

一、耳聋

病因：肾开窍于耳，少阳之脉络于耳。耳疾多属肝胆之火，或肾气之弱也。劳伤气血，风邪袭虚，遂致暴聋。精脱肾惫，肝气虚衰，遂致重听。

证象：两耳重听，其声嘈嘈，久则不闻声音。

治疗：耳暴聋：天牖针入3分，留捻2分钟；四渎针入8分，留捻2分钟。又以苍术长7分，一头切平，一头削尖，将尖头插耳中，于平头上灸7壮，重者14壮，觉内热而止。

耳聋实症：中渚针入3分，留捻1分钟；外关针入4分，留捻1分钟；禾髎针入2分，留捻2分钟；听会针入2分，留捻2分钟；听宫针入2~3分，留捻2分钟；合谷针入4分，留捻2分钟；商阳、中冲各针入1分，留捻半分钟；金门针入2分，留捻1分钟；临泣针入2分，留捻1分钟。

重听无所闻：耳门针入2分，留捻2分钟；听会针入2分，留捻2分钟；听宫针入2分，留捻2分钟；风池针入4~5分，留捻1分钟，再灸3壮；翳风针入3分，留捻1分钟；侠溪针入2~3分，留捻2分钟。

助治：因风邪乘虚者，宜辛凉疏散；因精脱肾惫者，宜滋阴补肾。惟此症须分新旧，新聋多热，宜散风热，开痰郁；旧聋多虚，宜滋补兼通窍之剂也。

预后：多良。

备考：《医学纲目》："耳聋取中渚、外关、禾髎、听会、听宫、合谷、商阳、中冲。又暴聋取天牖、四渎。"

淡安按：见"医案选介·耳聋"。

二、耳鸣

病因：肝胆之火，挟痰火而上逆也。亦有因肝肾虚者。

证象：耳鸣如蝉噪不休者，属实；若其鸣泊泊然，霎时散，而霎时复鸣者，属虚。以手按之而不鸣，或少减者，属虚；按之而愈鸣者属实。

治疗：耳内虚鸣：足三里针入 5 分，留捻 2 分钟，再灸 3~5 壮；合谷针入 4 分，留捻 2 分钟。

耳内实鸣：液门针入 3~4 分，留捻 1 分钟；耳门针入 3 分，留捻 1 分钟；足临泣针入 3 分，留捻 1 分钟；阳谷针入 3 分，留捻 2 分钟；后溪针入 3~4 分，留捻 1 分钟；阳溪针入 3 分，留捻 1 分钟；合谷针入 4 分，留捻 1 分钟；大陵针入 4 分，留捻 1 分钟；太溪针入 3 分，留捻 2 分钟；金门针入 2 分，留捻 2 分钟。

耳鸣不能听远：心俞灸 5 壮，逐日积灸至 30 壮。

助治：因痰火上逆者，宜降气平肝，如龙胆泻肝汤之类；因肝肾虚弱者，宜调肝补肾，如六味丸之类。

预后：多良。

备考：《医学纲目》："耳鸣取液门、耳门、中渚、上关、完骨、临泣、阳谷、前谷、后溪、阳池、偏历、合谷、大陵、太溪、命门。"

三、聤耳

病因：风热上郁，致耳中津液结凝。

证象：耳内生脓，时感耳窍闭塞。

治疗：耳红肿痛：听会针入 2 分，留捻 1 分钟；合谷针入 4 分，留捻 1 分钟；颊车针入 3 分，留捻 2 分钟。

聤耳生疮出脓：合谷针入 3~4 分，留捻 1 分钟；翳风针入 3 分，留捻 1 分钟；耳门针入 3 分，留捻 1 分钟。

助治：白矾、龙骨各 9 克，黄丹 6 克，干胭脂 3 克，麝香少许，上为末，先去脓水，次吹药入。

预后：良。

备考：吴孚先治张司马，素有火症，两耳肿痛，系少阳风热，劝延针灸科刺听会、两临泣而愈。

鼻 疾 门

一、鼻塞

病因：或因风冷伤肺，津液凝滞，或火郁清道，致鼻气不宣。

证象：香臭不知，呼吸不利。

治疗：迎香针入3分，留捻2分钟；上星针入2分，留捻2分钟；合谷针入4分，留捻2分钟；风府灸3壮；百劳灸5壮；前谷灸3壮。

预后：良。

备考：《医学纲目》："鼻塞不闻香臭，取迎香、上星、合谷。不愈，灸水沟、风府、百劳、前谷。"

二、鼻痔

病因：肺中有热痰，致肺气热极，日久凝浊而成。

证象：鼻生息肉发臭，窒塞作痛。

治疗：风池针入4分，留捻3分钟；风门针入5分，留捻3分钟；风府针入3分，留捻2分钟；水沟、禾髎针2~3分，留捻2~3分钟。

助治：辛夷30克，细辛、木通、木香、白芷、杏仁各7.5克，以羊髓猪脂30克和药于石器内，慢火熬成膏，取赤黄色放冷，入龙脑、麝香各1.5克，为丸，绵裹塞鼻中，数日愈。

预后：多良。

三、鼻渊

病因：风寒外束，内热则甚，而移热于脑之故也。

证象：下清涕或浊涕不止。

治疗：鼻流清涕：上星针入 1 分，留捻 1 分钟，再灸 1 壮；水沟针入 2 分，留捻 1 分钟；风府针入 3 分，留捻 1 分钟，再灸 3 壮；百会针入 1 分，留捻半分钟，再灸 3 壮；风池针入 4~5 分，留捻 2 分钟；大椎针入 3 分，留捻 1 分钟，再灸 3 壮。

鼻流秽浊涕：依照流清涕各穴治疗，但针不灸，加刺迎香、合谷。

助治：辛夷 15 克，炒苍耳子 7.5 克，白芷 60 克，薄荷 1.5 克，为细末，食后每服 6 克。

预后：良。

备考：《医学纲目》："鼻流清涕浊涕，灸上星二七壮；又取人中、风府。不愈，又取百会、风池、风门。大愈。又鼻流臭秽，取上星、曲差、合谷、人中、迎香。"《针灸资生经》："若鼻涕多，宜灸囟会、前顶。"

四、赤鼻

病因：脾胃湿热上熏肺金，更因风寒外束，血瘀凝结而成。

证象：鼻色赤如鸡冠，或如猪肝。

治疗：水沟、迎香、上星各针入 2 分，留捻 2 分钟；复点刺鼻之红部，出血不惜。

助治：日以白盐和津唾，擦鼻无间。

预后：多良。

牙 痛 门

牙痛

病因：齿为骨之余而属肾，其部位则隶于阳明。齿痛之因，除蛀齿虫痛外，多半为阳明之热，与风寒袭击所致，亦有属阴虚阳亢者。

证象：牙龈红肿疼痛，舌黄者，阳明之热也。痛而不肿不渴，舌无苔者，阴虚阳亢也。恶风寒而牙痛者，风热也。齿有蛀孔者，龋齿痛也。

治疗：齿肿痛：太溪灸3壮；合谷针入4分，留捻3分钟；颊车针入3分，留捻2分钟；内庭针入3分，留捻2分钟。

上牙痛：太溪灸3壮；太渊针入2分，留捻1分钟；水沟针入2分，留捻1分钟。

下牙痛：合谷针入5分，留捻3分钟；列缺针入2分，留捻1分钟；承浆针入2~3分，留捻2分钟；颊车针入3分，留捻2分钟。

龋齿痛：合谷针入5分，留捻2分钟。

牙疳疮：承浆灸7壮。

预后：良。

淡安按：余治任何齿痛，但刺合谷一穴悉愈。间有不愈者，再针内庭无不愈。惟龋齿痛无效，然亦可暂时止痛。

口 舌 门

一、唇病

病因：唇属脾，风则𥆧动，寒则掀缩，热则干裂，血虚则无色，气郁则疮肿。唇有病可随症以治脾。

证象：唇肿或咽干，或如有虫行，或口噤不能开合。

治疗：唇肿：内关针入3分，留捻2分钟；神门针入3分，留捻2分钟；合谷针入4分，留捻2分钟；足三里针入5~6分，留捻2分钟；内庭针入3分，留捻1分钟。

唇动如虫行：水沟针入 2 分，留捻 2 分钟。

唇干咽不下：二间针入 2 分，留捻 1 分钟。少商刺出血。

唇噤不能开合：合谷针入 3~4 分，留捻 2 分钟；承浆灸三壮。

助治：可用黄柏饮片贴唇上。

预后：良。

备考：《得效方》："茧唇不能开合，灸虎口，男左女右；又灸承浆三壮。"

二、口病

病因：脾开窍于口。口干、口渴多属脾胃有热。若口噤不开，是属虚邪乘隙而袭足阳明经也。

证象：口渴、干燥，或干而有黏液，或口噤不开。

治疗：口干燥：尺泽针入 4 分，留捻 1 分钟；曲泽针入 3 分，留捻 1 分钟；大陵针入 3 分，留捻 2 分钟；二间针入 2 分，留捻半分钟；少商、商阳各刺出血；复溜针入 3 分，留捻半分钟。

口中干而有黏液：脾俞针入 4 分，留捻 1 分钟；太溪针入 3 分，留捻 2 分钟。

口渴：水沟针入 2 分，留捻半分钟，再灸 2 壮；颊车针入 3 分，留捻 1 分钟，再灸 3 壮；地仓灸 3 壮；太冲针入 4 分，留捻 2 分钟。

口噤不开：颊车灸 5 壮；合谷针入 4 分，留捻 2 分钟，再灸 3 壮；水沟针入 2 分，留捻 1 分钟。

助治：口渴当清阳明之热，生地、玄参、知母、石膏、黄芩、人参、甘草之类。口噤当解阳明之邪，凉膈散或涤痰汤。

预后：多良。

三、舌病

病因：心开窍于舌。心火盛则舌干或裂，舌疼痛有疮、重舌、木舌、蛇舌，亦莫非心火之炽也。若厥阴气缩，则舌卷舌急。伤寒热毒，则舌纵不收。

证象：舌干无津；舌破出血，舌疮糜烂；舌强难言；重舌则下舌肿，焮如菌状；木舌则舌肿满而语謇；舌卷舌急，舌纵不收。

治疗：舌干：廉泉刺出血。

舌疮：承浆针入2分，留3分钟；水沟针入2分，留捻2分钟；合谷针入4分，留捻2分钟；金津、玉液各刺出血；委中针入4~5分，留捻2分钟；后溪针入3~4分，留捻2分钟。

舌强：哑门针入3分，留捻2分钟；少商刺出血。鱼际针入3分，留捻1分钟；中冲刺出血；阴谷针入3分，留捻1分钟；然谷针入3分，留捻2分钟。

重舌：十宣各刺入1分出血；金津、玉液各刺出血。合谷透劳宫，泻3分钟；水沟刺入2分，留捻2分钟；海泉刺出血。

舌风舞（蛇舌）：手三里针入4分，留捻4分钟。

舌出血：内关针入3分，留捻2分钟；太冲针入2分，留捻2分钟；三阴交针入3分，留捻2分钟。

舌肿难言：廉泉针入3分，留捻2分钟；金津、玉液各刺出血；天突针入3分，留捻1分钟；风府针入2~3分，留捻2分钟；然谷针入3分，留捻2分钟；并于舌尖、舌旁各刺出血。

舌卷：液门针入4分，留捻2分钟；二间针入2分，留捻 2 分钟。

舌纵不收：阴谷针入 4 分，留捻 2 分钟；风府针入 3 分，留捻 2 分钟。

舌急不能伸出：哑门针入 3 分，留捻 1 分钟。

助治：外以青黛散掺之，内服泻黄散、黄连汤等，以泻其火。

预后：多良。

备考：《医学纲目》："舌肿难言，取廉泉、金津、玉液，各以三棱针出血。又取天突、少商、然谷、风府。"又："舌卷取液门、二间。"《万病回春》："凡舌肿胀甚，先刺舌上或舌旁出血，惟舌下廉泉穴禁针。"

咽 喉 门

喉风、乳蛾

病因：咽喉之病，前人分为七十二症，综其要，不外虚实二种，虚者系虚火上炎，实者都由痰火及风热抑遏而已。

证象：喉风，咽喉红肿刺痛，痰多不能咽物，甚则咽喉肿塞，汤水不能进一匙。乳蛾则生于蒂丁（小舌头）之旁，形如乳头，红肿疼痛，妨碍饮食，或一侧，或两侧，有肿硬者，有碎腐者。发生猝暴者，多属实火；缓慢者，多为虚火。实者之初起，每有形寒发热，脉则浮滑；虚则无形寒发热及头痛现象。

治疗：喉闭：少商刺出血；合谷针入 4 分，留捻 2 分钟；尺泽针入 4 分，留捻 2 分钟；风府针入 3 分，留捻 2 分钟；关冲、窍阴，各刺出血；照海针入 3 分，留捻 2 分钟。

喉痹：颊车针入 3 分，留捻 1 分钟；少商针入 1 分，留捻 1 分钟；经渠针入 3 分，留捻 1 分钟；合谷针入 4 分，留捻 1 分钟；尺泽针入 4 分，留捻 2 分钟；神门针入 3 分，留捻 1 分钟；大陵针入 3 分，留捻 2 分钟；足三里针入 5~6 分，留捻 2 分钟；丰隆针入 4 分，留捻 1 分钟；涌泉、关冲、少冲、隐白各刺之。

喉中如梗：间使针入 3~4 分，留捻 2 分钟；三间针入 2 分，留捻 1 分钟。

咽肿：中渚针入 3 分，留捻 1 分钟；太溪针入 3 分，留捻 2 分钟；少商刺出血。

喉痛：风府针入 3 分，留捻 2 分钟；液门针入 3~4 分，留捻 2 分钟；鱼际针入 3 分，留捻 1 分钟。

单乳蛾：金津、玉液各刺一针；少商针入 1 分，留捻 1 分钟。

双乳蛾：少商针入 1 分，留捻 1 分钟；合谷针入 4 分，留捻 2 分钟；廉泉针入 3 分，留捻 2 分钟。

助治：表实者，宜荆防败毒散；里实者，雄黄解毒丸或清咽利膈汤；阴虚者，用养阴清肺汤等。按证施治。

预后：早治者，可痊十之八九。

备考：《丹溪心法》："喉闭，少商、合谷、尺泽皆针之。"《医学纲目》："喉痹，因恶血不散故也。砭出恶血，最为上策。"又，"喉痹刺手少阴，即神门穴。"又云："喉痹取丰隆、涌泉、关冲、少商、隐白、少冲。"李东垣曰："喉闭，刺少商井及关冲、窍阴。"又云："喉痹乳蛾，取少商、照海。"《得效方》："咽喉肿痹，针风府，主咽喉诸病，及毒气归心等项恶症，无不效。又针少商，咽喉肿痛皆治之。又针合谷、上星，治颊肿缠喉风症等。"

名医验案：楼全善治一男子喉痹，于太溪穴刺出黑血半盏而愈。由是言之，喉痹以恶血不散故也。

薛立斋治于县尹喉痹肿痛寒热，此少阴心火为病，其证最恶，惟刺患处出血为止。因彼畏针，先以凉膈散服之，药从鼻出，急乃愿刺，则牙关已紧不可刺。遂刺少商二穴，以手勒去黑血，口开，乃刺喉间，治以前药，及金锁匙吹之，顿退。又以人参败毒散加芩、连、玄参、牛蒡，四剂而愈。

手 足 门

手足疼痛酸麻

病因：手足肘膝酸麻疼痛，不能屈伸行动等，都由风寒袭入经络，或血液干枯，不荣四肢，或跌仆损伤，挫闪所致。

证象：脾主四末，四末即四肢也。肾主关节。手足湿疮肿痛，皆属脾胃。痛痒疮疡，皆属心火。寒多则筋挛骨痛，热多则筋缓骨销。手足之病，多取脾胃肾三经而治之。他如手阳明之脉病，肩前臑痛，大指次指痛不用；手太阳之脉病，肩似拔，臑似折；手少阳之脉病，肩臑肘臂外皆痛，小指次指不用；手厥阴之脉病，手心热。肘臂挛急腋肿；手太阴之脉病，臑臂内前廉痛，厥掌中热；手少阴之脉病，臑臂内后廉痛，厥掌中热痛。各随其经而针灸之。

治疗：手酸痛：曲池针入5~6分，留捻半分钟，再灸3壮；合谷针入5分，留捻2分钟；肩髃针入4分，留捻1分钟，再灸3壮。

指挛痛：少商针入1分，留捻1分钟。

臂肿痛连腕疼：液门针入4分，留捻1分钟；中渚针入3分，留捻2分钟；阳谷针入3分，留捻2分钟。

臂顽麻：少海针入3分，留捻2分钟，再灸3壮；手三里针入3~4分，留捻1分钟，再灸3壮；天井、外关、经渠、支沟、阳溪、腕骨上廉各灸3~5壮。

肘拘挛痛：太渊针入3分，留捻1分钟；曲池、尺泽各针入4~5分，留捻2分钟。

手筋急难伸：尺泽针入4分，留捻1分钟，再灸3壮。

手战动摇：曲泽针入3~4分，留捻2分钟，再灸3壮；少海针入3分，留捻1分钟；阴市针入3分，留捻2分钟。

手腕无力：腕骨针入3分，留捻2分钟，再灸3壮；列缺灸3壮。

臂连背痛：手三里针入4~5分，留捻2分钟。

手连肩痛：合谷针入4分，留捻2分钟；太冲针入3分，留捻1分钟。

肩端红肿：肩髃针入4分，留捻2分钟。

手掌手背生疮：劳宫针入3分，留捻1分钟，再灸3~5壮。

臂内廉痛：太渊针入2~3分，留捻1~2分钟。

臂寒冷：尺泽针入3分，留捻1分钟，再灸5壮；神门针入2分，留捻半分钟，再灸3壮。

肘挛：尺泽针入5~6分，留捻2分钟；肩髃针入4分，留捻1分钟，再灸3壮；小海针入4~5分，留捻2分钟；间使针入5分，留捻1分钟；大陵针入3分，留捻1分钟；后溪针入3分，留捻2分钟。

肘臂手指强直不能屈：曲池针入1寸，留捻3分钟；手三里针入5分，留捻2分钟；外关针入5分，留捻2分钟；中渚针入4分，留捻1分钟。以上4穴，针后各灸3~5壮。

手臂冷痛：肩井灸3壮，曲池灸7壮，下廉灸5壮。

手指拘挛筋紧：曲池针入6分，留捻1分钟，再灸3壮；阳谷针入3分，留捻2分钟，再灸3壮；合谷针入5分，留捻 2 分钟，再灸 3 壮。

手臂红肿：曲池针入 1 寸，留捻 3 分钟；通里针入 3 分，留捻 2 分钟；中渚针入 4 分，留捻 1 分钟；合谷针入 4 分，留捻 1 分钟；手三里针入 4 分，留捻 2 分钟；液门针入 4 分，留捻 2 分钟。

五指皆疼：外关针入 5 分，留捻 3 分钟。

腰连脚疼：环跳针入 1 寸 2 分，留捻 3 分钟；行间针入 3 分，留捻 1 分钟；风市针入 4~5 分，留捻 2 分钟；委中针入 1 寸，留捻 1 分钟；昆仑针入 3~4 分，留捻 1 分钟；申脉针入 2 分，留捻 1 分钟。

腰连腿疼：针上穴外，加腕骨针入 3 分，留捻 2 分钟；足三里针入 6~7 分，留捻 1 分钟。

脚膝痛：足三里针入 6~7 分，留捻 2 分钟；绝骨针入 3 分，留捻 2 分钟；阳陵泉、阴陵泉各针入 3~4 分，留捻 2 分钟，再各灸 3 壮。三阴交针入 3 分，留捻 1 分钟，再灸 3 壮；申脉针入 3 分，留捻 2 分钟。

脚膝麻木：照上穴针灸外，再针太冲 3 分，留捻 2 分钟。

膝痛：阳陵泉针入 4 分，留捻 1 分钟，再灸 3~5 壮。

脚连膝痛：环跳针入 1 寸，留捻 2 分钟；阳陵泉针入 4 分，留捻 1 分钟。

膝红肿：膝眼针入 4 分，留捻 2 分钟；膝关针入 5 分，留捻 1 分钟；行间针入 3 分，留捻 1 分钟。

腿膝无力：风市、阴市各灸 5~7 壮；绝骨针入 3 分，留捻 1 分钟，再灸 3 壮；条口灸 5 壮。

腿疼：后溪针入 4 分，留捻 3 分钟；环跳针入 1 寸 5 分，留捻 2 分钟。

118

腿股红肿：环跳针入2寸，留捻2分钟；居髎针入3分，留捻1分钟；委中刺血络。

脚膝肿：至阴针入1分，再灸3壮；承山针入5分，留捻2分钟；昆仑针入3分，留捻2分钟；委中针入1寸，留捻2分钟。

脚跟痛：内庭针入3分，留捻1分钟；仆参针入2分，留捻1分钟。

脚气酸痛：肩井针入4~5分，留捻1分钟；足三里针入1寸，留捻半分钟，再灸5壮；阳陵泉针入5分，留捻1分钟，再灸5壮。

足酸麻：太溪针入3分，留捻1分钟，再灸3壮。

脚气肿：足三里，灸5~7壮；三阴交灸5壮；绝骨针入3分，留捻1分钟，再灸3壮。

草鞋风：昆仑针入3分，留捻2分钟；申脉、太溪针入3分，留捻1分钟。

鹤膝风：阳陵泉、阴陵泉各针入3~4分，留捻2分钟。

足不能步：绝骨针入3分，留捻2分钟；足三里针入6~7分，留捻2分钟，再灸3壮；中封针入3分，留捻2分钟；曲泉针入3分，留捻1分钟；阳辅针入3分，留捻1分钟；三阴交针入3分，留捻1分钟，再灸5壮。

脚转筋（脚腨挛急）：金门针入2~3分，留捻1分钟；丘墟针入3分，留捻1分钟；然谷针入3分，留捻1分钟；承山针入5分，留捻1分钟，再灸5~7壮。

腿冷如冰：阴市针入5分，留捻1分钟，再灸7壮。

股膝内痛：委中针入1寸，留捻2分钟；足三里针入8分，留捻2分钟；三阴交针入5分，留捻1分钟，再灸5壮。

足寒热：足三里、委中各针入 1 寸，留捻 1 分钟；阳陵泉针入 6 分，留捻 1 分钟；复溜针入 3 分，留捻 2 分钟；然谷、行间、中封各针入 3~4 分，留捻 1 分钟；大都、隐白各针入 1 分，留捻半分钟。

足寒如冰：肾俞灸 7 壮。

脚心疼：昆仑针入 3 分，灸 2 壮；涌泉灸 5 壮。

诸节皆痛：阳辅针入 3 分，灸 7 壮。

足挛：肾俞灸 5 壮；阳陵泉针入 5 分，留捻 1 分钟，再灸 5 壮；阳辅针入 3 分，留捻 1 分钟，再灸 5 壮。

助治：四肢之病，属诸寒湿痰者十之七，药剂多用温通；属肾虚者十之一，药剂主用厚味以补之。其他则属诸挫闪，伤经络之气，无须助治。

预后：良。

备考：李东垣曰："肩不可动，臂不可举，取肩髃、巨骨、清冷渊、关冲。"

《医学纲目》："五指拘挛取三间、前谷。五指间痛，取阳池、外关、合谷。两手挛急偏枯，取大陵。肘挛筋急，取尺泽。臂膊麻痹，取肩髃、手三里、外关、肩井、曲池、手上廉、合谷。肘痛手不可屈伸，取天井、尺泽。肘臂脱痛，取前谷、液门、中渚。腕痛，取阳溪、曲池、腕骨。腿膝挛痛或枯黑，取风市、阳陵泉、曲泉、昆仑。腿胫痛急，取风市、中渎、阳关、悬钟。腰脚痛，取委中、昆仑、水沟、阴市。膝痛足厥，取环跳、悬钟、居髎、委中。髀痛胫疫，取阳陵泉、绝骨、中封、临泣、足三里、阳辅。"《针灸资生经》："有贵人手中指挛，继而无名指亦挛，医为灸肩髃、曲池、支沟而愈。支沟在腕后三寸。或灸风疾，多有不灸支沟，只灸合谷云。"

名医验案：杨继洲治滕柯山母，患手臂不举，背恶寒而体倦困，虽盛暑喜穿棉袄，诸医俱作虚冷治之。为诊其脉沉滑，此痰在经络也。针肺俞、曲池、手三里穴，是日即觉身轻，举手便利，寒亦不畏矣。后投除湿化痰之剂而愈。

又治吕小山患结核在臂，大如柿，不红而痛。医云是肿毒，杨谓是痰，结核在皮里膜外，非药可愈。针曲池行六阴数，更灸二七壮以通其经气，不数日即平安矣。

又治李渐安夫人患产后血厥，两足忽肿大如股，甚危急。徐、何二公召杨视之，脉芤而歇至。此必得之产后恶露未尽，兼风邪所乘，阴阳邪正相激，是以厥逆不知人事，下体肿痛。病势虽危，针足三阴经可以无虞。果如其言，针行饭顷而苏，肿痛立消失。

又李义和患两腿痛十余载，请药不能奏效，延杨治之。诊其脉浮滑，风湿入于筋骨，岂药力能愈，须针可痊。即取风市、阴市等穴针之，病不复发。

又户部王疏翁，患痰火炽盛，手臂难伸。杨见其形体强壮，多是湿痰流注经络之中，针肩髃疏通手太阳经与手阳明经之湿痰，复灸肺俞穴以理其本，则痰气可清，而手臂能举矣。

又工部许鸿宇患两腿风，日夜痛不止，卧病月余。命杨治之，而名医诸公坚执不从。许公疑而言曰："两腿及足无处不痛，出一二针所能愈？"杨曰："治病必求其本。得其本穴会归之处，痛可立止。痛止即可步履，旬日之内必可进部。"许公从之，为针环跳、绝骨，随针而愈。不过旬日而进部矣。

胸　腹　门

胸胁痛、腹疼、腹胀

病因：胸胁为肝胆经之所部，腹为太阴经所部。肝胆二经之气不条达，则胸胁胀随之。太阴之气瘀滞，或寒痰交阻，则腹痛腹胀随之矣。

证象与治疗：中脘胀满：足三里针入8分，留捻2分钟；中脘针入1寸，留捻2分钟，再灸5壮。

心胸痞闷：阴陵泉、承山各针入4分，留捻2分钟。

胸中苦闷：建里针入6~7分，留捻2分钟；内关针入4~5分，留捻2分钟；肩井针入4分，留捻2分钟。

胸满噎塞：中府针入3分，留捻2分钟；意舍针入3~4分，留捻2分钟。

胸胁支满：章门针入4分，留捻2分钟；腕骨针入3分，留捻1分钟；支沟针入5分，留捻2分钟；申脉针入3分，留捻2分钟。

气胀攻心：内庭针入3分，留捻2分钟；临泣针入3分，留捻2分钟。

胁肋痛：气户针入3分，留捻2分钟；华盖针入2分，留捻2分钟；阳陵泉针入5分，留捻2分钟；支沟针入3分，留捻1分钟。

两乳刺痛：太渊针入3分，留捻2分钟。

心下酸凄：听宫针入2分，留捻2分钟；脾俞针入3~4分，留捻2分钟。

胸痹：太渊针入3分，留捻2分钟。

胸痛：肩井、天井各针入3分，留捻2分钟；支沟针入4分，留捻2分钟；间使针入4分，留捻2分钟；足三里针入8分，留捻2分钟；丘墟针入3分，留捻2分钟。

腹胀：阴陵泉针入3分，留捻2分钟；中极灸数十壮。

腹痛：太溪针入3分，留捻2分钟；气海灸3壮；天枢灸7壮至数十壮；大肠俞灸3壮；中脘针入1寸，留捻2分钟，再灸5壮。其他参照噎膈、膨胀、五积、泻痢等门。

助治：酌用疏肝行气之药。

预后：良。

备考：《内经》："两胁痛，取窍阴、大敦、行间。"《灵枢经》："脐腹痛取阴陵泉、太冲、足三里、支沟、中脘、关元、天枢、公孙、三阴交、阴谷。"又："脐腹切痛取公孙。"《得效方》："脐腹痛甚，灸独阴神效。"《医学纲目》："胁痛取悬钟、窍阴、外关、三里、支沟、章门、中封、阳陵泉、行间、期门、阴陵泉。胁并胸痛不可忍，取期门、章门、行间、丘墟、涌泉、支沟、胆俞。胸胁胀痛，取公孙、三里、太冲、三阴交。脐中痛，溏泄，灸神阙效。腹痛，取内关、支沟、照海、巨阙、足三里。"

腰 背 门

背痛、背强、腰酸痛

病因：背为太阳经之部分，其强其痛，都为太阳经气着寒或气滞。腰则肾主之，腰部酸痛，苟非跌仆挫闪所致，则皆当以肾虚治之。

证象与治疗：肩背疼：手三里针入5分，留捻2分钟；肩髃针入5分，留捻2分钟。

背连胛痛：昆仑针入4分，留捻2分钟；绝骨针入4分，留捻2分钟；肩中针入4~5分，留捻3分钟。

背疼：膏肓俞针入3分，留捻1分钟，再灸5~7壮。

背强：哑门针入 3 分，留捻 1 分钟；水沟针入 2 分，留捻 1 分钟。

背内牵痛不得屈伸：合谷针入 4 分，留捻 2 分钟；复溜针入 4 分，留捻 2 分钟；昆仑针入 3 分，留捻 2 分钟。

背部拘急不舒：经渠针入 3 分，留捻 1 分钟，再灸 3 壮。

背膂强痛：委中针入 1 寸，留捻 3 分钟；水沟针入 2 分，留捻 3 分钟。

腰痛：环跳针入 1 寸 5 分，留捻 2 分钟；委中针入 1 寸，留捻 3 分钟。

肾弱腰痛：肾俞灸 5~15 壮。

腰痛不能立：大都针入 2 分，灸 3 壮；肾俞针入 5 分，留捻 2 分钟，灸 5 壮；委中针入 1 寸，留捻 2 分钟；复溜针入 3 分，留捻 1 分钟。

腰连脚痛：环跳针入 1 寸 5 分，留捻 2 分钟；风市针入 5 分，留捻 1 分钟；行间针入 2 分，留捻 2 分钟。

腰酸疼耳鸣：肾俞灸 30 壮。

助治：无须，或服补肾之剂。

预后：良。

备考：《丹溪心法》："腰屈不能伸，针委中出血立愈。"《得效方》："腰背痛，以针决膝腰勾划中青赤络脉出血便瘥。"《医学纲目》："腰痛，灸肾俞三七壮即瘥。肾虚腰疼，取肾俞、人中、委中、肩井。挫闪腰疼，取尺泽勿灸，委中、人中、阳陵泉、束骨、昆仑、下髎、气海。腰强痛，命门、昆仑、志室、行间、复溜。"

名医验案：窦材治一老人，腰脚痛不能步行，令灸关元三百壮，更服金液丹，强健如前（按：此法惟沉寒痼冷者宜之）。

淡安按：见"医案选介·腰痛伛偻"。

妇 人 门

一、经水先期

病因：血热内壅，血液运行超过常度，而经先期至矣。亦有因气虚不能摄血，而非因血热者。更有因忧郁恼怒过度，血液之循环乖张，遂致血不能涵养，而肝气横逆，经水先期而至者。临症时须细加考查。

证象：未及经期而经先至，腹不甚痛，身热而色紫，脉洪数，此属实症。亦有腹痛，身不热，面色鲜红者，此属虚症。

治疗：血热：气海针入5分，留捻2分钟；三阴交针入5分，留捻2分钟；行间针入3分，留捻1分钟；关元针入5分，留捻2分钟。

肝气横逆：除照血热各穴针治外，加针曲泉针入3分，留捻1分钟；期门针入3分，留捻1分钟；肝俞针入5分，留捻2分钟。

血虚：气海、中极、三阴交各灸5壮。

助治：先期经来量多：地骨皮15克，丹皮、白术、熟地各9克，青蒿、茯苓、黄柏各3克，煎汤服。先期经来量少：玄参、生地各30克，白芍、麦冬各15克，阿胶、地骨皮各9克，煎汤服。

预后：良。

二、经水后期

病因：方书谓经水后期，属血室虚寒，或生冷凝滞。盖血室虚寒或误服生冷，其血因寒邪而凝滞，于是血液循环之能力减退，遂使经行后期矣。间亦有血热内炽之人，因高度热量之熏灼，遂致血络燥结，血行瘀滞，而致经水后期者。

证象：经水后期而来，少腹绵绵作痛，颜色淡红不鲜，脉大无力或涩细，恶寒喜暖，此虚也。然亦有色紫或成块者，脉细数，此血液干枯也。

治疗：虚寒者：关元、气海、血海、地机、归来各灸3~5壮。血热内炽者：依照经水先期血热条针治。

助治：后期量多：熟地30克，白芍（酒炒）30克，川芎（酒洗）15克，白术15克，柴胡、肉桂各1.5克，续断3克，五味子0.9克，煎服。后期量少：上方加当归12克，阿胶、人参各6克，煎服。

预后：多良。

三、经闭

病因：经闭之原因甚多，本条不过举其大略。实性之经闭，多由瘀血停积，新血不得下行，以致经闭而少腹硬痛。或由气化郁结，血滞不行，经闭而满腹胀痛。如胸闷噎恶，皆气郁之证也。虚性之经闭，多由血液贫乏或虚弱，以致经闭而呈头眩、心悸、气短、肢冷等气血虚弱之现象。或脾胃虚弱，消化不良等，以致经闭之病而现食少、便溏、面黄等症。然亦有生理异常，终身无月经者。

症状：经闭有虚性实性两种。虚性之症状为头眩、心悸、面色㿠白、脉细，初则经行减少，继则经闭不行，神疲气短，食少便溏，面黄无华，经期屡乱，渐至经闭。实性之症状为少腹硬痛，肌肤甲错，脉象沉细，腹满胀痛。

治疗：实性经闭：膈俞针入3分，留捻1分钟；血海针入3分，留捻2分钟；气海针入5分，留捻2分钟；中极针入3分，留捻2分钟；行间针入3分，留捻1分钟；曲泉针入 3 分，留捻 1 分钟；足三里针入 5 分，留捻 2 分钟。

虚性经闭：三阴交、膈俞、肝俞、关元、脾俞、胃俞各灸 5 壮。

助治：益母草、红糖各 30 克，煎服。

预后：非器质性者多良。

备考：《针灸资生经》："中极主经闭不通。"《百症赋》："月潮违限，天枢水泉须详。"

四、痛经

病因：凡经前、经来而腹痛者，多属血瘀气滞，经尽痛止。经后而腹痛者，多属气血虚弱，原因颇为复杂。如属于血瘀气滞者，则有因胞宫阴寒自盛，遂致少腹绵绵作痛，或经期感受风寒，或内伤生冷，或经期行房，或过食酸咸，皆足使血瘀气滞，引起痛经。经后腹痛，则由荣血衰少，供不应求所致。

证象：经前、经来少腹作痛者，大多拒按，或经水成块，脉多沉实。经后而少腹作痛者，则痛而喜按，脉多虚细而弱。

治疗：血瘀气滞：地机针入 5 分，留捻 1 分钟；血海针入 5 分，留捻 2 分钟；气海针入 5 分，留捻 2 分钟；中极针入 5 分，留捻 1 分钟；足三里针入 8 分，留捻 2 分钟；合谷针入 5 分，留捻 1 分钟；交信针入 3 分，留捻 1 分钟。

气血虚弱：关元、气海各灸 5~7 壮；三阴交、肝俞、膈俞各灸 3~5 壮。

助治：泽兰 12 克，桃仁 9 克，红花 3 克，生香附 12 克，延胡索 9 克，煎服。

预后：良。

备考：淡安按：室女初次经来即痛，以后每行必痛，经期尚准者，不须针灸。发育之后，自行痊愈。

五、经漏

病因：多由体质孱弱，气虚不能摄血，冲任不固，以致月事淋沥不断，色淡而不鲜。或因经期内行房，致伤胞宫而成，则多少腹疼痛。此外如寒热邪气客于胞中，或忧思郁结气滞不宣，皆足致此。

证象：经来不断，淋沥无时，所下不多，或时行时止，或少腹绵绵作痛，神疲肢倦，饮食减少，脉沉细或数。

治疗：关元、气海、百会、肾俞、命门等各灸7壮。

助治：当归一份、熟地半份，浸酒，每日三次服之；或当归、益母草煎服。

预后：多良。

六、血崩

病因：张石顽曰："崩之为患，或脾胃虚损，不能摄血；或肝经有火，迫血妄行；或怒动肝火，血热沸腾；或脾经瘀结，血不归经。凡此皆足造成血崩。悲哀过度，亦是主因。"

证象：突然下血不止，病人顿呈贫血状态，全身皮肤苍白，口唇爪甲尤甚，心虚、肢麻、眩晕、耳鸣，甚则不省人事。脉芤或沉或浮。

治疗：三阴交、隐白、大敦各灸十数壮；百会灸5壮；关元、中极各30~50壮。

助治：云南参三七细末，每次3~6克，每日2次。

预后：多良。

备考：《针灸资生经》："大敦治血崩不止。"

七、带下

病因：邪热客于胞宫而为带下，夹血者为赤带，属热；少腹隐隐作痛，阴道灼热，所下之物或夹秽臭。属寒者不痛，不秽臭，所下之物白色为多。亦有因思虑过度、手淫、房事不节而成者。

证象：带下过多，似水似脓，色白者名白带，色赤者名赤带。或子宫疼痛，尿意频仍，或秽臭不堪。失于调治，则黏液愈多。

治疗：归来针5分，留捻1分钟；中极针入5分，留捻2分钟；三阴交针入5分，留捻2分钟，再灸5壮；血海针入5分，留捻2分钟；肾俞、关元各灸5~7壮。

助治：向日葵茎心15克，大枣数枚，红糖适量，煎服。

预后：多良，有合并症者不定。

伤寒论新注附针灸疗法

针灸之法，能疏通经脉，宣导气血，从而达到治疗之目的。伤寒各症，皆可用针或灸代替药剂治疗，其收效往往能随手见功，较药剂为迅速而无偏弊。但亦有不及药剂之处，如滋补剂、泻下剂等，则略逊一筹。总之，治病如救火，以取速效为贵。今将仲景《伤寒论》中有汤剂治疗者，补入针灸治疗，俾学者之采用，以助药剂之不及。

《伤寒论》中，方有桂枝汤、麻黄汤等；而针灸之法，则不能以某穴代桂枝汤，或某穴代麻黄汤。针灸取穴，均以症状为定则。

编者按：历代医家注释《伤寒论》者达一百余家，但逐条加针灸处方者，以承淡安先生为第一人，增补针灸处方192条，采用腧穴108个，单独使用或辅助药物治疗，扩大了伤寒病的治疗方法，这样既简单又有效，诚填诸家之未注，补仲景之未备。

辨太阳病脉证并治（上）

太阳中风，阳浮而阴弱，阳浮者热自发，阴弱者汗自出，啬啬恶寒，渐渐恶风，翕翕发热，鼻鸣干呕者，桂枝汤主之。（12）①

治法：针风府、风池、头维、外关、合谷，均用泻法。

说明：取风府治项强恶风，风池治头痛恶心，头维治头痛，外关治鼻鸣、干呕、发热、恶风，合谷治鼻鸣、发热、头痛。诸穴同用，汗出热解。

太阳病，项背强几几，反汗出恶风者，桂枝加葛根汤主之。（14）

治法：针风池、身柱、风门、外关、合谷、申脉，均用泻法。

说明：取风池以治项强、头痛、恶风；身柱治项背强、发热；风门治背强几几；取外关、合谷、申脉，则疏通其部经络之凝滞。祛风、解热、止汗、去头痛，诸穴合用，又有解肌发表，升津液之作用。

太阳病三日，已发汗，若吐、若下、若温针，仍不解者，此为坏病，桂枝不中与之也。观其脉证，知犯何逆，随证治之。（16）

随证治逆治法：太阳中风，即禁大汗。误汗之变证，不外发生液干，体温降低等症，大致如下。

---

① 注：为了读者便于阅读与临床使用，原文条目据1963年庐山《伤寒论》审编教材时所制定并一致通过的《伤寒论》全国统一条目号码，特此附注。后同。

汗漏不止，小便少，四肢急：灸神阙、气海、阴郄。

身疼痛，脉沉迟者：针合谷、外关、复溜、后溪，均用泻法。

汗出过多，心下悸欲得按者：灸巨阙、水分。

脐下悸欲作奔豚者：灸水分、关元、肾俞。

小便不利，微热消渴者：针合谷、外关、中极、足三里、阴陵泉，均用泻法。

心下悸，头眩，身瞤动振振欲擗地者：灸神阙、关元。

汗出恶寒者：灸神阙。

太阳病，万不可下，误下则里气更虚，或表邪内陷，变证大致如下。

脉促胸满者：针合谷、外关、内关，均用补法。

心下满微痛，小便不利者：风府、大椎、内关、经渠、合谷、阴陵泉、足三里，均用补法。

下利不止，脉促，喘而汗出者：合谷、足三里、内庭、天枢、大肠俞、小肠俞、中膂俞，均用补法。

心下逆满，气上冲胸，起则头眩，身振振摇者：灸中脘、水分、足三里。

心烦，腹满，卧起不安者：针间使、劳宫、足三里、公孙、涌泉，均用补法。

太阳病，亦不应用吐法，吐要伤胃，引起胃部及食道充血。误吐之变证，大致如下。

腹中饥而不欲食者：针中脘、内庭，均用泻法。

不喜糜粥，欲食冷物，朝食暮吐者：灸膻中、中脘。

心烦，不欲近衣者：针间使、劳宫，均用泻法。

太阳病，固宜汗解，不宜用火攻使之汗解，古之温针为火针，可以劫汗，发热者则忌之。其变证大致如下。

胸满烦惊，小便不利，谵语，一身尽重不可转侧者：针大包、大椎、间使、阴陵泉，均用泻法。

火热与邪热相熏灼而发黄者：针至阳、腕骨、涌泉，均用泻法。

火热而致阳盛阳亢，衄血咯血者：针合谷、内庭，均用泻法。

阴虚小便难者：针中极、肾俞、复溜，均用补法。

腹满而喘，身热而渴者：针支沟、承山、曲池、合谷、足三里、内庭，均用泻法。

口干咽燥者：针少商出血，并针鱼际、液门、天鼎、廉泉，均用泻法。

胃亢热而哕者：针内关、足三里、中脘，均用泻法。

惊狂卧起不安者：针间使、大陵、涌泉，均用泻法。

针处被寒，发奔豚者：灸水分、关元、肾俞。

喘家作，桂枝汤加厚朴、杏子仁。（19）

治法：针风府、风池、头维、合谷、外关、列缺、足三里、天突、丰隆，均用泻法。

说明：取风府、风池、外关，以解表、祛风邪头痛；合谷止头痛；列缺、天突利肺降气，丰隆以祛痰。

太阳病，发汗，遂漏不止，其人恶风，小便难，四肢微急，难以屈伸者，桂枝加附子汤主之。（21）

治法：灸神阙、关元、阴郄。

说明：灸神阙、关元，温经扶阳固表；壮数以麦粒大二三十壮为足。灸阴郄三壮，有止汗兼摄阴液之功。其有头痛者，则取风池、风府、头维、合谷等一二穴，针之即愈。

太阳病，下之后，脉促胸满者，桂枝去芍药汤主之；若微恶寒者，桂枝去芍药加附子汤主之。（22）

治法：有桂枝汤之证者：针风府、风池、合谷、外关，均用泻法。

有胸满之证者：加针内关、上脘，均用泻法。

有恶寒之证者：加灸大椎、神阙。

说明：取风府、风池、合谷、外关，加内关、上脘，以复心阳而调营卫；取大椎、神阙则温经扶阳。

太阳病，得之八九日，如疟状，发热恶寒，热多寒少，其人不呕，清便欲自可，一日二三度发。脉微缓者，为欲愈也；脉微而恶寒者，此阴阳俱虚，不可更发汗、更下、更吐也；面色反有热色者，未欲解也，以其不能得小汗出，身必痒，宜桂枝麻黄各半汤。（23）

治法：针大椎、间使、合谷、经渠、至阴、屋翳、曲池、列缺，均用泻法。

说明：以大椎、间使治寒疾如疟；合谷、经渠治汗不透彻；列缺治头痛发热；至阴、屋翳、曲池治汗不出之身痒。随症取穴，不必皆针。

太阳病，初服桂枝汤，反烦不解者，先刺风池、风府，却与桂枝汤则愈。（24）

治法：针风池、风府、头维、外关、合谷，均用泻法。

说明：先刺风池、风府，以疏通经络，泄太阳风邪，后再刺头维、外关、合谷，以解肌表，即可痊愈。

服桂枝汤，大汗出，脉洪大者，与桂枝汤，如前法。若形似疟，一日再发者，汗出必解，宜桂枝二麻黄一汤。（25）

治法：第一节：针大椎、曲池、合谷、经渠、外关、内庭，均用泻法。

第二节：针大椎、间使、合谷、外关，均用泻法。

说明：取大椎、曲池、内庭、合谷、外关、经渠，解热散外邪；大椎、合谷、间使，则治如疟。

服桂枝汤，大汗出后，大烦渴不解，脉洪大者，白虎加人参汤主之。（26）

治法：针大椎、陶道、曲池、尺泽、外关、间使、合谷、液门、足三里、上巨虚、阳陵泉、丰隆、委中、悬钟、内庭、通谷，均用泻法。

说明：以上诸穴，能清热除烦，清肺润燥，解渴养阴。

太阳病，发热恶寒，热多寒少，脉微弱者，此无阳也，不可发汗，宜桂枝二越婢一汤主之。（27）

治法：针合谷、经渠、曲池、间使、足三里、内庭，均用泻法。

说明：以间使除烦，足三里、内庭、曲池退热，经渠、合谷发汗。表里双解。

服桂枝汤，或下之，仍头项强痛，翕翕发热，无汗，心下满微痛，小便不利者，桂枝去桂加茯苓白术汤主之。（28）

治法：大椎、风府、列缺、合谷、经渠、内关、上脘、阴陵泉、足三里，均用泻法。

说明：取大椎、风府、列缺，治头项强痛；合谷、经渠治翕翕发热无汗；内关、上脘治心下满痛；阴陵泉、足三里治小便不利，里水得利，表亦可解。

伤寒脉浮，自汗出，小便数，心烦，微恶寒，脚挛急，反与桂枝汤以攻其表，此误也。得之便厥，咽中干，烦躁吐逆者，作甘草干姜汤与之，以复其阳。若厥愈足温者，更作芍药甘草汤与之，其脚得伸。若胃气不和，谵语者，少与调胃承气汤。若重发汗，复加烧针者，四逆汤主之。（29）

治法：厥逆：灸神阙、气海。

咽中干：针照海、复溜、廉泉，均用补法。

烦躁：针复溜、间使、上脘，均用补法。

吐逆：针上脘、足三里，均用平补平泻。

谵语：针上脘、丰隆、神门，均用泻法。

脚挛急：针承山、昆仑，均用平补平泻。

辨太阳病脉证并治（中）

太阳病，项背强几几，无汗，恶风，葛根汤主之。（31）

治法：合谷、经渠、风池、大椎、风门、身柱，均用泻法。

说明：取合谷、经渠以解表，余四穴治项背强几几与身痛恶风等症。

太阳与阳明合病者，必自下利，葛根汤主之。（32）

治法：中脘、天枢、风府、合谷、经渠、外关，均用泻法。

说明：取天枢、中脘止自利；风府止头痛项强等；合谷、经渠、外关利于发汗退热。

太阳与阳明合病，不下利，但呕者，葛根加半夏汤主之。（33）

治法：同上，中脘亦能降逆止呕。

太阳病，桂枝证，医反下之，利遂不止，脉促者，表未解也；喘而汗出者，葛根黄芩黄连汤主之。（34）

针法：针合谷、足三里、内庭、天枢（浅刺）、大肠俞、小肠俞、中膂俞，均用泻法。

说明：取上穴能助清解里热、止利。里热清，则喘汗除矣。如腹痛下利且热盛者，天枢不可针，尤禁重刺。

太阳病，头痛发热，身疼腰痛，骨节疼痛，恶风，无汗而喘者，麻黄汤主之。（35）

针法：针合谷、经渠，均用泻法，再针风府、风池，均平补平泻。

说明：取合谷、经渠以发汗。头痛身疼则随症取穴，如头痛取风府、风池；上肢痛取肩髃、曲池；下肢痛取阳陵泉、足三里；腰背痛取后溪、委中等穴可也。

太阳与阳明合病，喘而胸满者，不可下，宜麻黄汤。（36）

针法：与上条同。因有胸满，加针内关，用泻法。

太阳病，十日以去，脉浮细而嗜卧者，外已解也。设胸满胁痛者，与小柴胡汤。脉但浮者，与麻黄汤。（37）

治法：如病已解，可不针。胸满胁痛：针内关、期门、阳陵泉，均用泻法。仍在太阳，照前二条取穴。

太阳中风，脉浮紧，发热恶寒，身疼痛，不汗出而烦躁者，大青龙汤主之。若脉微弱，汗出恶风者，不可服之。服之则厥逆，筋惕肉瞤，此为逆也。（38）

治法：照（35）条针治，另加下穴以治内热烦躁：针曲池、足三里、间使，均用泻法。

说明：以上针法，乃解表清里之法。

伤寒表不解，心下有水气，干呕，发热而咳，或渴，或利，或噎，或小便不利，少腹满，或喘者，小青龙汤主之。（40）

治法：针列缺、太渊、天突、中脘、足三里、丰隆，均用泻法。

说明：取列缺解热散邪，太渊治咳喘，天突、中脘、足三里、丰隆止咳止呕，内除水饮。如见下利，加针天枢；见小便不利，加针阴陵泉；腹满，加针气海；噎气，加针内关；口渴者极少，若有，则针太渊、中脘二穴。

伤寒，心下有水气，咳而微喘，发热不渴。服汤已，渴者，此寒去欲解也。小青龙汤主之。（41）

针法：同上条。

太阳病，外证未解，脉浮弱者，当以汗解，宜桂枝汤。（42）

针法：照（12）、（14）条针治。

太阳病，下之微喘者，表未解故也。桂枝加厚朴杏子汤主之。（43）

针法：针外关、合谷、风府、风池、太渊、列缺、足三里，均用泻法。

说明：取外关、合谷、风府、风池以解表，太渊、列缺、足三里以下气，并治微喘。

太阳病，脉浮紧，无汗，发热，身疼痛，八九日不解，表证仍在，此当发其汗。服药已微除，其人发烦目瞑，剧者必衄，衄乃解。所以然者，阳气重故也。麻黄汤主之。（46）

治法：可照（35）条。如见发烦衄血者，单针合谷即立止。

二阳并病，太阳初得病时，发其汗，汗先出不彻，因转属阳明，续自微汗出，不恶寒。若太阳病证不罢者，不可下，下之为逆，如此可小发汗。设面色缘缘正赤者，阳气怫郁在表，当解之、熏之。若发汗不彻，不足言，阳气怫郁不得越，当汗不汗，其人躁烦，不知痛处，乍在腹中，乍在四肢，按之不可得，其人短气但坐，以汗出不彻故也，更发汗则愈。何以知汗出不彻？以脉涩故知也。（48）

治法：可依照（35）条及（38）条针治之。

脉浮数者，法当汗出而愈。若下之，身重心悸者，不可发汗，当自汗出乃解。所以然者，尺中脉微，此里虚。须表

里实，津液自和，便自汗出愈。（49）

治法：有表证者，可照前法按证治疗。不若药剂之影响全体，毋须待其自汗而解。

脉浮紧者，法当身疼痛，宜以汗解之。假令尺中迟者，不可发汗。何以知其然？以营气不足，血少故也。（50）

治法：治尺脉迟而身痛，针风门、肩髃、曲池，均用泻法；再灸气海、神阙。

说明：针风门、肩髃、曲池，治身疼痛。灸气海、神阙，以抗外邪。

病常自汗出者，此为营气和；营气和者，外不谐，以卫气不共营气谐和故尔；以营行脉中，卫行脉外。复发其汗，营卫和则愈，宜桂枝汤。（53）

治法：针复溜，用补法；大椎，平补平泻；灸阴郄。

病人脏无他病，时发热，自汗出而不愈者，此卫气不和也。先其时发汗则愈，宜桂枝汤。（54）

治法：针阴郄、后溪、复溜、大椎，均平补平泻。

说明：四穴退热止汗，卫气自和。

伤寒脉浮紧，不发汗，因致衄者，麻黄汤主之。（55）

治法：照（47）条。

伤寒不大便六七日，头痛有热者，与承气汤。其小便清者，知不在里，仍在表也，当须发汗。若头痛者必衄，宜桂枝汤。（56）

治法：不大便六七日，头痛有热：针内关、承山、内庭均用泻法。当须发汗：照（12）条针之。

伤寒发汗巳解，半日许复烦，脉浮数者，可更发汗，宜桂枝汤。（57）

治法：照（24）条针之。

下之后，复发汗，必振寒，脉微细。所以然者，以内外俱虚故也。（60）

治法：灸至阳、脾俞、神阙。

说明：三穴多灸，以利和养。

下之后，复发汗，昼日烦躁不得眠，夜而安静，不呕不渴，无表证，脉沉微，身无大热者，干姜附子汤主之。（61）

治法：灸神阙、关元。

说明：多灸二穴以壮心阳。

发汗后，身疼痛，脉沉迟者，桂枝加芍药生姜各一两人参三两新加汤主之。（62）

治法：针合谷、外关、肩髃，用泻法；复溜、后溪，用补法。

说明：以泻合谷、外关、肩髃治身痛。补复溜、后溪以生津液。

发汗后，不可更行桂枝汤。汗出而喘，无大热者，可与麻黄杏仁甘草石膏汤。（63）

治法：针肩髃、曲池、内庭、合谷、尺泽、太渊、足三里，均用泻法。

说明：前四穴以清里热，尺泽、太渊平喘，足三里降冲逆。

发汗过多，其人叉手自冒心，心下悸欲得按者，桂枝甘草汤主之。（64）

治法：灸水分。

说明：只此一穴，炷如米粒大，灸二十至三十壮，即可复心阳，化水气。

发汗后，其人脐下悸者，欲作奔豚，茯苓桂枝甘草大枣汤主之。（65）

治法：灸水分、关元、肾俞。

说明：取水分、关元、肾俞，强心气、利水止悸。

发汗后，腹胀满者，厚朴生姜半夏甘草人参汤主之。（66）

治法：针内关、公孙、足三里，均用补法。

说明：针足三里、内关、公孙，健脾胃以除胀满。

伤寒，若吐，若下后，心下逆满，气上冲胸，起则头眩，脉沉紧。发汗则动经，身为振振摇者，茯苓桂枝白术甘草汤主之。（67）

治法：上半节：针天突、中脘、水分、气海、足三里、三阴交，均用泻法。

下半节：灸至阳、命门、肾俞、神阙、关元。

说明：上半节降冲逆，止胸脘满闷，补脾除湿。下半节温阳制水。

发汗病不解，反恶寒者，虚故也。芍药甘草附子汤主之。（68）

针法：灸神阙、气海、关元。

说明：本证是阳虚阴亦不足，取上三穴温经扶阳益阴。

发汗，若下之，病仍不解，烦躁者，茯苓四逆汤主之。（69）

治法：同上条。

说明：针上条之三穴，能扶阳救阴，烦躁自愈。

发汗后，恶寒者，虚故也。不恶寒，但热者，实也。当和胃气，与调胃承气汤。（70）

治法：实者，针曲池、合谷、足三里、内庭，均用泻法。虚者如（68）条。

说明：实者取上四穴能微和胃气，减轻内热。

太阳病，发汗后，大汗出，胃中干，烦躁不得眠，欲得饮水者，少少与饮之，令胃气和则愈。若脉浮，小便不利，微热，消渴者，五苓散主之。（71）

治法：针合谷、外关、中极、足三里、阴陵泉，均用泻法。

伤寒，汗出而渴者，五苓散主之；不渴者，茯苓甘草汤主之。（73）

治法：灸中脘、水分。

说明：灸中脘温胃，灸水分散水。

中风，发热六七日，不解而烦，有表里证，渴欲饮水，水入则吐者，名曰水逆。五苓散主之。（74）

针法：针中脘、气海、阴陵泉、内关、合谷、外关，均用泻法。

说明：取中脘以利上下枢机，且可止呕吐。气海、阴陵泉引水下达，内关解胸脘里证，合谷、外关以解表邪。

未持脉时，病人叉手自冒心。师因教试令咳，而不咳者，此必两耳聋无闻也。所以然者，以重发汗，虚故如此。（75）

治法：针肝俞、肾俞、命门，均用补法；余如（64）条。

说明：此三穴为补肝肾之法，能助其复聪。

发汗后，饮水多必喘，以水灌之亦喘。（76）

治法：针中脘、太渊、尺泽、经渠、合谷、足三里、天突、膻中，均用泻法。

说明：以平喘为目的，择用三四穴针之。

发汗后，水药不得入口为逆。若更发汗，必吐下不止。（77）

治法：灸中脘、神阙、气海，再针足三里，用泻法。

说明：吐，照（74）条取穴。吐下不止，照此方针灸。

发汗吐下后，虚烦不得眠，若剧者，必反复颠倒，心中懊憹，栀子豉汤主之。若少气者，栀子甘草豉汤主之；若呕者，栀子生姜豉汤主之。（78）

治法：虚烦不得眠者：针间使、厉兑，均用泻法。

心中懊憹，反复颠倒者：针间使、巨阙、劳宫、涌泉，均用泻法。

兼少气者：加针大渊，用泻法。

兼呕者：加针内关、足三里，均用泻法。

发汗，若下之，而烦热、胸中窒者，栀子豉汤主之。（79）

治法：照上条心中懊憹取穴。

伤寒五六日，大下之后，身热不去，心中结痛者，未欲解也。栀子豉汤主之。（80）

治法：针曲池、合谷、足三里、间使、内关、膻中、巨阙，均用泻法。

伤寒下后，心烦腹满，卧起不安者，栀子厚朴汤主之。（81）

治法：针间使、劳宫、涌泉、足三里、公孙，均用泻法。

说明：上三穴清心肾，泄烦热。下二穴则调抚脾胃，宽中治满。

伤寒，医以丸药大下之，身热不去，微烦者，栀子干姜汤主之。（82）

治法：针曲池、合谷、间使，用泻法；再灸天枢、建里、气海。

太阳病，发汗，汗出不解，其人仍发热，心下悸，头眩，身瞤动，振振欲擗地者，真武汤主之。（84）

治法：灸神阙、关元。

说明：二穴多灸，温阳化水，诸证自愈。

伤寒，医下之，续得下利清谷不止，身疼痛者，急当救里；后身疼痛，清便自调者，急当救表。救里宜四逆汤，救表宜桂枝汤。（93）

治法：灸天枢、气海、足三里，再针大杼、曲池、合谷、外关，均用泻法。

说明：天枢、气海、足三里用灸治，即温其里之法。大杼等四穴即解表之法。

病发热，头痛，脉反沉，若不差，身体疼痛，当救其里，宜四逆汤。（94）

治法：针风池、风府、合谷、经渠，均用泻法，再灸关元。

说明：风池、风府止头痛；合谷、经渠取汗退热；灸关元，则强壮心肾元气。

太阳病，先下之而不愈，因复发汗，以此表里俱虚，其人因致冒，冒家汗出自愈。所以然者，汗出表和故也；里未和，然后复下之。（95）

治法：针上星、太阳、风池，均平补平泻；针合谷、外关、经渠，均用泻法。

说明：上三穴以止冒，下三穴取发汗以解表。

伤寒五六日中风，往来寒热，胸胁苦满，嘿嘿不欲饮食，心烦喜呕，或胸中烦而不呕，或渴，或腹中痛，或胁下痞硬，或心下悸，小便不利，或不渴、身有微热，或咳者，小柴胡汤主之。（98）

治法：针期门、大椎、间使、足临泣，均用泻法。

说明：期门为治少阳病主要之穴；大椎、间使则治寒热往来；足临泣以导胁肋之水气下行，减轻胸肋之痞满也。其他心烦取间使、内关开胸解火郁；呕取上脘、足三里以降胃逆；胸中烦而不呕取内关、劳宫开胸涤烦；口渴取廉泉、复溜升津液；腹痛取天枢、气海疏腹膜之气；心悸取巨阙开胸降水逆；身有微热取外关、曲池、合谷清外热；咳取尺泽、太渊宣肺气而助其肃降。

得病六七日，脉迟浮弱，恶风寒，手足温，医二三下之，不能食而胁下满痛，面目及身黄，颈项强，小便难者，与柴胡汤；后必下重，本渴而饮水呕者，柴胡汤不中与也，食谷者哕。（100）

治法：灸至阳、脾俞、大杼、中极、阴陵泉、中脘、章门、膻中、巨阙、上脘、足三里。其中中极、阴陵泉为温针灸。

说明：灸至阳、脾俞，治身黄也；大杼治颈项强也；中极、阴陵泉通小便也；中脘、章门治不食与胁下满痛也；膻中以下诸穴，则治食谷欲哕欲呕也。

伤寒四五日，身热恶风，颈项强，胁下满，手足温而渴者，小柴胡汤主之。（101）

治法：针大椎、曲池、足三里、风门、大杼、翳风、中渚、章门、期门、阳陵泉、间使、复溜，均用泻法。

说明：以大椎、曲池、足三里治身热，风门治恶风，大杼、翳风、中渚治颈项强，章门、期门、阳陵泉治胁下满，间使、复溜止渴。

伤寒，阳脉涩，阴脉弦，法当腹中急痛，先与小建中汤；不差者，与小柴胡汤。（102）

144

治法：温针灸天枢、气海，再灸足三里。

说明：上三穴或用温针，或用灸，皆可，为治虚寒腹痛之特效法。

伤寒二三日，心中悸而烦者，小建中汤主之。（105）

治法：针合谷、外关、间使，均用泻法。

说明：间使治烦，合谷、外关解热，热解则悸烦皆安。

太阳病，过经十余日，反二三下之，后四五日，柴胡证仍在者，先与小柴胡汤。呕不止，心下急，郁郁微烦者，为未解也，与大柴胡汤下之则愈。（106）

治法：针中脘、足三里、承山、支沟、间使，均用泻法。

说明：取中脘、足三里，解烦急与呕，与承山、支沟相合，可以通便。间使则有止烦、止呕、退热之效用。

伤寒十三日不解，胸胁满而呕，日晡所发潮热，已而微利。此本柴胡证。下之以不得利，今反利者，知医以丸药下之，此非其治也。潮热者，实也。先宜服小柴胡汤以解外，后以柴胡加芒硝汤主之。（107）

治法：针期门、足临泣、内关、间使、支沟、承山、内庭，均用泻法。

说明：前三穴取其治胸胁满而呕，后四穴取其治日晡潮热。

伤寒十三日，过经，谵语者，以有热也，当以汤下之。若小便利者，大便当硬，而反下利，脉调和者，知医以丸药下之，非其治也。若自下利者，脉当微厥，今反和者，此为内实也。调胃承气汤主之。（108）

治法：同上条。

太阳病不解，热结膀胱，其人如狂，血自下，下者愈。

其外不解者，尚未可攻，当先解其外。外解已，但少腹急结者，乃可攻之，宜桃核承气汤。（109）

治法：针合谷、外关、中膂俞、次髎、血海、阴陵泉、三阴交，均用泻法；再委中放血。

说明：合谷、外关解外证；中膂俞、次髎、血海、三阴交、阴陵泉去其瘀滞；委中放血，下其瘀热。

伤寒八九日，下之，胸满烦惊，小便不利，谵语，一身尽重，不可转侧者，柴胡加龙骨牡蛎汤主之。（110）

治法：针内关、间使、阴陵泉、足三里、中极、内庭、大椎、大包，均用泻法。

说明：以内关、间使治胸满谵语，阴陵泉、足三里、中极通小便，内庭清胃热，大椎、大包治一身尽重。

太阳病中风，以火劫发汗。邪风被火热，血气流溢，失其常度。两阳相熏灼，其身发黄。阳盛则欲衄，阴虚小便难。阴阳俱虚竭，身体则枯燥，但头汗出，剂颈而还，腹满，微喘，口干，咽烂，或不大便。久则谵语，甚者至哕，手足躁扰，捻衣摸床。小便利者，其人可治。（114）

治法：身黄：针至阳、脾俞、腕骨、公孙、阴陵泉，均用泻法。

衄血：针合谷、曲池、厉兑、至阴，均用泻法。

小便难：针复溜、间使，均用泻法。

身体枯燥：针肩髃、上巨虚、三里、复溜、后溪、太溪，均用泻法。

口干咽烂：针少商出血，再针鱼际、天鼎、廉泉，均用泻法。

头汗：针支沟、承山、内庭，均用泻法。

哕：针内关、膻中、上脘，均用泻法。

手足躁扰：针十二经之井穴出血，再重刺十二经之合穴。

伤寒脉浮，医以火迫劫之，亡阳，必惊狂，卧起不安者，桂枝去芍药加蜀漆牡蛎龙骨救逆汤主之。（115）

治法：合谷、外关、大陵、间使、丰隆、内庭、足临泣，均用泻法。

说明：前二穴取其退表证余邪，后五穴取其镇惊狂、降痰浊、和胃气。

烧针令其汗，针处被寒，核起而赤者，必发奔豚。气从少腹上冲心者，灸其核上各一壮，与桂枝加桂汤，更加桂二两也。（121）

治法：针章门、中极、三阴交，均用泻法。

火逆下之，因烧针烦躁者，桂枝甘草龙骨牡蛎汤主之。（122）

治法：针巨阙、建里、三阴交，均用泻法。

说明：取巨阙、建里、三阴交，助心阳、止烦躁。

太阳病，当恶寒，发热，今自汗出，反不恶寒发热，关上脉细数者，以医吐之过也。一二日吐之者，腹中饥，口不能食，三四日吐之者，不喜糜粥，欲食冷食，朝食暮吐，以医吐之所致也，此为小逆。（124）

针法：针中脘、足三里可立愈。

太阳病吐之，但太阳病当恶寒，今反不恶寒，不欲近衣，此为吐之内烦也。（125）

治法：针间使、足三里、内庭可立愈。

病人脉数，数为热，当消谷引食，而反吐者，此以发汗，令阳气微，膈气虚，脉乃数也。数为客热，不能消谷，以胃中虚冷，故吐也。（126）

治法：针间使、中脘、足三里，均用补法。

太阳病六七日，表证仍在，脉微而沉，反不结胸，其人发狂者，以热在下焦，少腹当硬满，小便自利者，下血乃愈。所以然者，以太阳随经，瘀热在里故也，抵当汤主之。（128）

治法：针中极、血海、三阴交、太冲、间使，均用泻法。

说明：取上五穴可收抵当汤同样之效果。

辨太阳病脉证并治（下）

结胸者，项亦强、如柔痉状，下之则和，宜大陷胸丸。（135）

治法：针身柱、大椎、风池、肺俞、膈俞、太渊、中府、膻中、彧中、上脘、丰隆，均用泻法。

说明：以上数穴，须每间二日针一次；间七日以巴豆、黄连研粉，填脐中，灸七壮，以病去为度。

太阳病，脉浮而动数，浮则为风，数则为热，动则为痛，数则为虚。头痛发热，微盗汗出，而反恶寒者，表未解也。医反下之，动数变迟，膈内拒痛，胃中空虚，客气动膈，短气躁烦，心中懊憹，阳气内陷，心下因硬，则为结胸，大陷胸汤主之。若不结胸，但头汗出，余处无汗，剂颈而还，小便不利，身必发黄。（138）

治法：成结胸：针身柱、肺俞、中府、期门、太渊、曲池、通里、间使、大陵，均平补平泻。

成黄疸：针至阳、脾俞、腕骨、公孙、足三里、曲池，均平补平泻。

伤寒十余日，热结在里，复往来寒热者，与大柴胡汤。

但结胸，无大热者，此为水结在胸胁也。但头微汗出者，大陷胸汤主之。（140）

治法：大柴胡证：针期门、大椎、间使、阳陵泉、足临泣、承山、支沟，均用泻法。

结胸证，照（138）条结胸针法。

小结胸病，正在心下，按之则痛，脉浮滑者，小陷胸汤主之。（142）

治法：针间使、中脘、足三里、上巨虚、陷谷，均用泻法。

说明：五穴用泻法，时间宜稍长，中脘入针不必深。

病在阳，应以汗解之，反以冷水潠之，若灌之，其热被劫不得去，弥更益烦，肉上粟起，意欲饮水，反不渴者，服文蛤散。若不差者，与五苓散。（145）

治法：针外关、合谷、经渠，均用泻法。

寒实结胸，无热证者，与三物小陷胸汤，白散亦可服。（146）

治法：巴豆十四个，黄连七寸取皮用。捣细，津唾成膏，填入脐中，以艾火灸其上，腹中有声，其病去矣。不拘壮数，病去为度。

妇人中风，七八日续得寒热，发作有时，经水适断者，此为热入血室。其血必结，故使如疟状，发作有时，小柴胡汤主之。（149）

治法：针期门、大椎、间使，均平补平泻。

伤寒六七日，发热，微恶寒，支节烦疼，微呕，心下支结，外证未去者，柴胡桂枝汤主之。（151）

治法：针大杼、肩髃、曲池、外关、阳陵泉、间使、足三里，均用泻法。

伤寒五六日，已发汗而复下之，胸胁满微结，小便不利，渴而不呕，但头汗出，往来寒热，心烦者，此为未解也。柴胡桂枝干姜汤主之。（152）

治法：针大椎、间使、中脘、章门、中极、阳陵泉、阴陵泉，均用泻法。

说明：以大椎、间使治往来寒热，中脘、章门治胸胁满结，中极疏通膀胱，阴阳陵引水气下行由小便而解也。

伤寒五六日，头汗出，微恶寒，手足冷，心下满，口不欲食，大便硬，脉细者，此为阳微结。必有表，复有里也。脉沉，亦在里也。汗出为阳微。假令纯阴结，不得复有外证，悉入在里，此为半在里半在外也。脉虽沉紧，不得为少阴病。所以然者，阴不得有汗，今头汗出，故知非少阴也，可与小柴胡汤。设不了了者，得屎而解。（153）

治法：针中脘、章门、支沟、承山，均用泻法。

说明：取中脘以疏通上下之气，胃气自和，诸证即解；章门疏通里气（针期门亦可）；支沟、承山解满结，通大便。

伤寒五六日，呕而发热者，柴胡汤证具，而以他药下之，柴胡证仍在者，复与柴胡汤。此虽已下之，不为逆，必蒸蒸而振，却发热汗出而解。若心下满而硬痛者，此为结胸也，大陷胸汤主之；但满而不痛者，此为痞，柴胡不中与之，宜半夏泻心汤。（154）

治法：针中脘、内关、公孙、太渊、足三里，均用泻法。

太阳中风，下利，呕逆，表解者，乃可攻之。其人漐漐汗出，发作有时，头痛，心下痞硬满，引胁下痛，干呕，短气，汗出不恶寒者，此表解里未和也。十枣汤主之。（157）

治法：取大椎、陶道、灵台、至阳、肝俞、期门、阴陵泉、阳陵泉、三阴交，皆先针后灸。

太阳病，医发汗，遂发热恶寒，因复下之，心下痞。表里俱虚，阴阳气并竭，无阳则阴独，复加烧针，因胸烦，面色青黄，肤𥆧者，难治。今色微黄，手足温者，易愈。（158）

治法：汗下成虚痞者，灸膈俞、膻中、中脘、气海，各灸五壮至七壮，炷如麦粒大。

已成阴黄者，灸至阳、脾俞、公孙，各灸七壮。

阳黄，针至阳、脾俞、腕骨、足三里、公孙，均不灸。

心下痞，按之濡，其脉关上浮者，大黄黄连泻心汤主之。（159）

治法：针中脘、内关、足三里，均用泻法。

心下痞，而复恶寒，汗出者，附子泻心汤主之。（160）

治法：针中脘、内关、足三里，均用泻法，再灸大椎。

伤寒汗出解之后，胃中不和，心下痞硬，干噫食臭，胁下有水气，腹中雷鸣，下利者，生姜泻心汤主之。（162）

治法：针中脘、建里、天枢、足三里，均用泻法。

伤寒中风，医反下之，其人下利，日数十行，谷不化，腹中雷鸣，心下痞硬而满，干呕，心烦不得安。医见心下痞，谓病不尽，复下之，其痞益甚。此非结热，但以胃中虚，客气上逆，故使硬也。甘草泻心汤主之。（163）

治法：如上条再加针气海穴。

伤寒服汤药，下利不止，心下痞硬，服泻心汤已，复以他药下之，利不止，医以理中与之，利益甚。理中者，理中焦，此利在下焦，赤石脂禹余粮汤主之。复不止者，当利其小便。（164）

治法：针天枢、气海、长强，均用泻法。

伤寒发汗,若吐,若下,解后,心下痞硬,噫气不除者,旋覆代赭汤主之。(166)

治法:灸膻中、中脘、足三里。

说明:取三穴以温胃降逆,除其噫气,则胃自和也。

太阳病,外证未除而数下之,遂协热而利,利下不止,心下痞硬,表里不解者,桂枝人参汤主之。(168)

治法:针合谷、外关、中脘、天枢、气海,均用泻法,再灸足三里,用补法。

伤寒大下后,复发汗,心下痞,恶寒者,表未解也。不可攻痞,当先解表,表解乃可攻痞。解表宜桂枝汤,攻痞宜大黄黄连泻心汤。(169)

治法:针外关、合谷、内关、足三里,均用泻法。

说明:外关、合谷治头痛、发热,内关、足三里开胸理气以治痞满。表证里证皆可一次治之,不必如汤剂先后之分。但各穴之下针次序,则不可先后紊乱,盖有定焉。

伤寒若吐,若下后,七八日不解,热结在里。表里俱热,时时恶风,大渴,舌上干燥而烦,欲饮水数升者,白虎加人参汤主之。(173)

治法:同(26)条。

伤寒无大热,口燥渴,心烦,背微恶寒者,白虎加人参汤主之。(174)

治法:同(26)条。

太阳与少阳合病,自下利者,与黄芩汤。若呕者,黄芩加半夏生姜汤主之。(177)

治法:针大肠俞、中膂俞、天枢、气海、大椎、合谷、足三里,均用泻法。

说明:天枢、气海宜浅针,余穴宜重刺而久捻,往往一次痊愈。

伤寒，胸中有热，胃中有邪气，腹中痛，欲呕吐者，黄连汤主之。（178）

治法：针大椎、中脘、天枢、足三里，均用泻法。

伤寒八九日，风湿相搏，身体疼烦，不能自转侧，不呕不渴，脉浮虚而涩者，桂枝附子汤主之。若其人大便硬，小便自利者，去桂加白术汤主之。（179）

治法：前节针大杼、肩髃、曲池、气海俞、风市、阳陵泉、阳辅，平补平泻。后节加针天枢、关元，平补平泻。

风湿相搏，骨节疼烦，掣痛不得屈伸，近之则痛剧，汗出短气，小便不利，恶风不欲去衣，或身微肿者，甘草附子汤主之。（180）

治法：如上条。

伤寒脉结代，心动悸，炙甘草汤主之。（182）

治法：针通里、心俞，均用补法。

说明：补上二穴，充心血，振心阳，止动悸。

辨阳明病脉证并治

阳明病，不吐不下，心烦者，可与调胃承气汤。（212）

治法：针间使、合谷、足三里、内庭，均用泻法。

阳明病，脉迟，虽汗出不恶寒者，其身必重，短气，腹满而喘，有潮热者，此外欲解，可攻里也。手足濈然汗出者，此大便已硬也。大承气汤主之。若汗多，微发热恶寒者，外未解也。其热不潮，未可与承气汤。若腹大满不通者，可与小承气汤，微和胃气，勿令至大泄下。（213）

治法：针大肠俞、小肠俞、足三里、支沟、承山、太冲，均用泻法。

说明：上穴合用，可通大便，但不及药之速效耳。

阳明病，其人多汗，以津液外出，胃中燥，大便必硬，硬则谵语，小承气汤主之。若一服谵语止，更莫再服。（218）

治法：针间使、曲池、承山、支沟、内庭，均用泻法。

阳明病，谵语，有潮热，反不能食者，胃中必有燥屎五六枚也。若能食者，但硬耳。宜大承气汤下之。（220）

治法：如（218）条

三阳合病，腹满身重，难以转侧，口不仁，面垢，谵语，遗尿。发汗则谵语。下之则额上出汗，手足厥冷。若自汗出者，白虎汤主之。（224）

治法：针肩髃、曲池、外关、间使、大杼、中脘、足三里、丰隆、内庭，均用泻法。

二阳并病，太阳证罢，但发潮热，手足漐漐汗出，大便难而谵语者，下之则愈，宜大承气汤。（225）

治法：如（218）条。

阳明病，脉浮而紧，咽燥口苦，腹满而喘，发热汗出，不恶寒，反恶热，身重。若发汗则躁，心愦愦，反谵语。若加温针，必怵惕，烦躁不得眠。若下之，则胃中空虚，客气动膈，心中懊侬，舌上苔者，宜栀子豉汤主之。若渴欲饮水，口干舌燥者，白虎加人参汤主之。若脉浮，发热，渴欲饮水，小便不利者，猪苓汤主之。（226）

治法：同（78）条，（26）条，（71）条。

脉浮而迟，表热里寒，下利清谷者，四逆汤主之。（228）

若胃中虚冷，不能食者，饮水则哕。（229）

治法：下利清谷：灸神阙、天枢、足三里。哕：灸膻中、巨阙，针劳宫，平补平泻。

阳明病，下之，其外有热，手足温，不结胸，心中懊恼，饥不能食，但头汗出者，栀子豉汤主之。（231）

治法：针间使、太渊、陷谷、太溪，均用泻法。

阳明病，发潮热，大便溏，小便自可，胸胁满不去者，小柴胡汤主之。（232）

治法：针间使、章门、足临泣、阳陵泉，均用泻法。

阳明病，胁下硬满，不大便而呕，舌上白苔者，可与小柴胡汤。上焦得通，津液得下，胃气因和，身濈然汗出而解。（233）

治法：针章门、上脘、内关、承山，均用泻法。

阳明中风，脉弦浮大而短气，腹都满，胁下及心痛，久按之气不通，鼻干，不得汗，嗜卧，一身及面目悉黄，小便难，有潮热，时时哕，耳前后肿，刺之小差，外不解，病过十日，脉续浮者，与小柴胡汤。脉但浮，无余证者，与麻黄汤。若不尿，腹满加哕者，不治。（234）

治法：短气腹满：针足三里、承山、内庭，均用泻法。胁下及心痛：针大陵、章门、阳陵泉，均用泻法。鼻干不得汗：针合谷、经渠，均用泻法。身黄：灸至阳、膈俞，再针腕骨、公孙，均用泻法。小便难：针中极、阴陵泉，均用泻法。潮热：针大椎、间使、支沟、承山，均用补法。时时哕：针内关、巨阙，均用泻法。耳前后肿：针液门、小海，均用泻法。

阳明病，自汗出，若发汗，小便自利者，此为津液内竭，虽硬不可攻之，当须自欲大便，宜蜜煎导而通之。若土瓜根及大猪胆汁，皆可为导。（235）

治法：针大肠俞、小肠俞、支沟、承山，均用泻法。

说明：上穴通便，此法有效。虚甚者不效。

阳明病，脉迟，汗出多，微恶寒者，表未解也，可发汗，宜桂枝汤。（236）

治法：针风门、合谷、复溜，均用泻法。

阳明病，脉浮，无汗而喘者，发汗则愈，宜麻黄汤。（237）

治法：针合谷、经渠、足三里，均用泻法。

阳明病，发热汗出者，此为热越，不能发黄也。但头汗出，身无汗，剂颈而还，小便不利，渴引水浆者，此为瘀热在里，身必发黄，茵陈蒿汤主之。（238）

治法：针大椎、身柱、至阳、脾俞、腕骨、公孙，均用泻法。

阳明证，其人善忘者，必有蓄血。所以然者，本有久瘀血，故令善忘，屎虽硬，大便反易，其色必黑者，宜抵当汤下之。（239）

治法：针间使、大陵、后溪、血海、三阴交、太冲，均用泻法。

阳明病，下之，心中懊憹而烦，胃中有燥屎者，可攻。腹微满，初头硬，后必溏，不可攻之。若有燥屎者，宜大承气汤。（240）

治法：针间使、支沟、足三里、承山、内庭，均用泻法。

病人烦热，汗出则解，又如疟状，日晡所发热者，属阳明也。脉实者，宜下之；脉浮虚者，宜发汗。下之与大承气汤；发汗宜桂枝汤。（242）

治法：发汗：针外关、合谷、足三里、上巨虚，均用泻法。宜下：针支沟、足三里、承山、内庭，均用泻法。

大下后，六七日不大便，烦不解，腹满痛者，此有燥屎也。所以然者，又有宿食故也，宜大承气汤。（243）

治法：针支沟、承山、足三里、内庭、曲池、间使，均用泻法。

病人小便不利，大便乍难乍易，时有微热，喘冒不能卧者，有燥屎也，宜大承气汤。（244）

治法：如上条。

食谷欲呕，属阳明也，吴茱萸汤主之。得汤反剧者，属上焦也。（245）

治法：针上脘、内关、足三里，均用泻法。

说明：不分寒热，三穴皆可止其呕。

太阳病，寸缓，关浮，尺弱，其人发热汗出，复恶寒，不呕，但心下痞者，此以医下之也。如其不下者，病人不恶寒而渴者，此转属阳明也。小便数者，大便必硬，不更衣十日，无所苦也。渴欲饮水，少少与之，但以法救之，渴者，宜五苓散。（246）

治法：第一节：针合谷、内关、外关、风门、巨阙、足三里，均用泻法。第二、三节：针大椎、曲池、内关、巨阙、足三里、内庭，均用泻法。第四节：针合谷、外关、中脘、中极、阴陵泉、足三里，均用泻法。

趺阳脉浮而涩，浮则胃气强，涩则小便数，浮涩相搏，大便则硬，其脾为约，麻子仁丸主之。（249）

治法：针脾俞、三焦俞、大肠俞、次髎、足三里、承山、三阴交，均用泻法。

太阳病三日，发汗不解，蒸蒸发热者，属胃也，调胃承气汤主之。（250）

治法：针曲池、支沟、足三里、承山、内庭，均用

157

泻法。

伤寒吐后，腹胀满者，与调胃承气汤。（251）

治法：针天枢、气海、足三里、承山，均用泻法。

太阳病，若吐，若下，若发汗后，微烦，小便数，大便因硬者，与小承气汤，和之愈。（252）

治法：针支沟、足三里、承山、内庭，均用泻法。

得病二三日，脉弱，无太阳、柴胡证，烦躁，心下硬，至四五日，虽能食，以小承气汤，少少与，微和之，令小安。至六日，与承气汤一升。若不大便六七日，小便少者，虽不能食，但初头硬，后必溏，未定成硬，攻之必溏。须小便利，屎定硬，乃可攻之。宜大承气汤。（253）

治法：如上条。

伤寒六七日，目中不了了，睛不和，无表里证，大便难，身微热者，此为实也。急下之，宜大承气汤。（254）

治法：针十宣、委中放血，再针足三里、承山、内庭，均用泻法。

阳明病，发热、汗多者，急下之，宜大承气汤。（255）

治法：针支沟、承山、足三里、内庭、复溜、三阴交，均用泻法。

说明：凡用大承气汤者，用针通便，效果不如药剂，当以药为主，针作辅助乃可。如上条之目不了了，刺十宣、委中放血，可泄邪热，较药则迅速多矣。

发汗不解，腹满痛者，急下之，宜大承气汤。（256）

治法：除委中放血外，应即与汤剂攻下。

腹满不减，减不足言，当下之，宜大承气汤。（257）

治法：同（255）条。

阳明少阳合病，必下利。其脉不负者，为顺也。负者，

失也；互相克贼，名为负也。脉滑而数者，有宿食也，当下之，宜大承气汤。（258）

治法：照上条。

病人无表里证，发热七八日，虽脉浮数者，可下之。假令已下，脉数不解，合热则消谷善饥，至六七日，不大便者，有瘀血，宜抵当汤。若脉数不解，而下不止，必协热而便脓血也。（259）

治法：不下利者，可按照（128）条。

下利脓血者：针命门、小肠俞、中膂俞、合谷、关元、足三里、阴陵泉、三阴交，均用泻法。

伤寒七八日，身黄如橘子色，小便不利，腹微满者，茵陈蒿汤主之。（261）

治法：针至阳、膈俞、曲池、腕骨、足三里、阴陵泉、公孙，均用泻法。

伤寒，身黄发热，栀子柏皮汤主之。（262）

治法：针至阳、膈俞、脾俞、腕骨、三阴交、公孙，均用泻法。

伤寒，瘀热在里，身必黄，麻黄连轺赤小豆汤主之。（263）

治法：针至阳、阳纲、合谷、外关、腕骨，均用泻法。

说明：以外关、合谷驱瘀热，至阳、阳纲、脾俞、腕骨祛黄。若身热甚者，再加大椎、曲池。

辨少阳病脉证并治

本太阳病不解，转入少阳者，胁下硬满，干呕不能食，往来寒热，尚未吐下，脉沉紧者，与小柴胡汤。（267）

治法：如（98）条。

辨太阴病脉证并治

太阴病，脉浮者，可发汗，宜桂枝汤。（276）

治法：针大椎、风门、肩髃、曲池、外关、合谷、经渠、风市、阳陵泉、昆仑、内庭、行间，均用泻法。

说明：轻症只取大椎、外关、合谷、昆仑四穴。以上诸穴调和荣卫，使邪从汗解。

本太阳病，医反下之，因尔腹满时痛者，属太阴也，桂枝加芍药汤主之。大实痛者，桂枝加大黄汤主之。（279）

治法：上节：针合谷、外关、天枢、气海、足三里，均用泻法。下节：针支沟、承山，均用泻法。

辨少阴病脉证并治

少阴病，始得之，反发热，脉沉者，麻黄细辛附子汤主之。（301）

治法：针关元、合谷、经渠，均用泻法。

少阴病，得之二三日，麻黄附子甘草汤微发汗，以二三日无里证，故微发其汗也。（302）

治法：如上条。

少阴病，得之二三日以上，心中烦，不得卧，黄连阿胶汤主之。（303）

治法：针间使、太溪、涌泉，均用泻法。

说明：此三穴滋阴降火。

少阴病，身体痛，手足寒，骨节痛，脉沉者，附子汤主之。（305）

治法：针肩髃、曲池、外关、阳陵泉、阳辅、昆仑，均用泻法。

少阴病，下利，便脓血者，桃花汤主之。（306）

治法：针命门、三焦俞、中膂俞、长强，均用泻法，另可灸命门。

说明：灸命门特效，为余屡验之秘方。

少阴病，二三日至四五日，腹痛，小便不利，下利不止，便脓血者，桃花汤主之。（307）

治法：如上条。

少阴病，吐利，手足厥冷，烦躁欲死者，吴茱萸汤主之。（309）

治法：针膻中、上脘、气海、足三里，均用泻法。

少阴病，下利，咽痛，胸满，心烦，猪肤汤主之。（310）

治法：针鱼际、液门、涌泉，均用泻法。

少阴病二三日，咽痛者，可与甘草汤。不差者，与桔梗汤。（311）

治法：如上条。

少阴病，咽中伤，生疮，不能语言，声不出者，苦酒汤主之。（312）

治法：重证：针少商出血，再针鱼际、液门、天鼎，均用泻法。轻证：针鱼际、液门、照海，均用泻法。

少阴病，咽中痛，半夏散及汤主之。（313）

治法：针少商、合谷、商阳、天鼎，均用泻法。

少阴病，下利，白通汤主之。（314）

治法：针天枢、气海、足三里，均用泻法；再灸神阙。

少阴病，下利，脉微者，与白通汤。利不止，厥逆无脉，干呕，烦者，白通加猪胆汁汤主之。服汤，脉暴出者死，微续者生。（315）

治法：如上条。

少阴病，二三日不已，至四五日，腹痛，小便不利，四肢沉重疼痛，自下利者，此为有水气。其人或咳，或小便利，或下利，或呕者，真武汤主之。（316）

治法：水气：以灸气海、脾俞为主。膀胱病：灸中枢、阴陵泉。大肠病：灸天枢、足三里。胃病：灸中脘、足三里。肺病：灸太渊、足三里。

说明：以上随症加减，不失上列主穴即可。即专灸主穴，亦有良效。

少阴病，下利清谷，里寒外热，手足厥逆，脉微欲绝，身反不恶寒，其人面色赤。或腹痛，或干呕，或咽痛，或利止，脉不出者，通脉四逆汤主之。（317）

治法：灸涌泉。

少阴病，四逆，其人或咳，或悸，或小便不利，或腹中痛，或泄利下重者，四逆散主之。（318）

治法：四逆：针十指尖刺出血；或针外关、阳辅、解溪。咳者：加针太渊、尺泽、中脘。悸者：加针上脘、气海、足三里。小便不利：加针中极、足三里、阴陵泉。腹中痛者：加针天枢、气海、足三里。泄利下重者：加针合谷、三焦俞、天枢、足三里、三阴交。

少阴病，下利六七日，咳而呕，渴，心烦不得眠者，猪苓汤主之。（319）

治法：针间使、天枢、中极、阴陵泉、三阴交，均用泻法。

少阴病，饮食入口则吐，心中温温欲吐，复不能吐。始得之，手足寒，脉弦迟者，此胸中饮实，不可下也，当吐之。若膈上有寒，干呕者，不可吐也，当温之，宜四逆汤。（324）

治法：针膻中、巨阙、中脘、足三里，均用泻法。

辨厥阴病脉证并治

伤寒，脉微而厥，至七八日，肤冷，其人躁，无暂安时者，此为藏厥，非蛔厥也。蛔厥者，其人当吐蛔。今病者静，而复时烦者，此为藏寒。蛔上入其膈，故烦，须臾复止，得食而呕，又烦者，蛔闻食臭出，其人常自吐蛔也。蛔厥者，乌梅丸主之，又主久利。（338）

治法：针肝俞、期门，均用泻法；灸中脘、气海、间使；又针足三里、中封，平补平泻。

说明：以肝俞、期门防止发生瘀血，中脘、足三里降胃气，气海疏通下焦气血，间使、中封则疏通肢末之气血。于虫则无法处置，须借药物。针书中有地仓一穴，云可杀虫，其实效只及于有蛔而流涎之症，可止涎而不能杀蛔。

伤寒脉滑而厥者，里有热也，白虎汤主之。（350）

治法：针曲池、合谷、液门、足三里、行间、足临泣，均用泻法。

手足厥寒，脉细欲绝者，当归四逆汤主之。（351）

治法：针风池、上星、肩髃、曲池、合谷、外关、阳陵泉诸穴，均轻刺激。

说明：本节未言症状，依方推测，当有头痛、肢痛或肢肿。

若其人内有久寒者，宜当归四逆加吴茱萸生姜汤主之。（351）

治法：本节照上节加灸中脘、足三里。

大出汗，热不去，内拘急，四肢疼，又下利厥逆而恶寒者，四逆汤主之。（352）

治法：灸神阙、天枢、关元。

说明：灸此三穴，上两节病症皆可救治也。

大汗，若大下利病厥冷者，四逆汤主之。（353）

治法：照上条。

病人手足厥冷，脉乍紧者，邪结在胸中，心下满而烦，饥不能食者，病在胸中，当须吐之，宜用瓜蒂散。（354）

治法：针中脘、合谷、足三里，均用泻法。

伤寒，厥而心下悸，宜先治水，当服茯苓甘草汤，却治其厥。不尔，水渍入胃，必作利也。（355）

治法：灸巨阙、水分、阴陵泉。

伤寒六七日，大下后，寸脉沉而迟，手足厥逆，下部脉不至，咽喉不利，唾脓血，泄利不止者，为难治，麻黄升麻汤主之。（356）

治法：针外关、合谷、经渠、少商、商阳、天鼎、中脘，均用泻法；再灸天枢；又针足三里，平补平泻。

说明：以前三穴治表寒，二商、天鼎治喉症，后三穴治泄泻。

伤寒本自寒下，医复吐下之，寒格，更逆吐下，若食入口即吐，干姜黄连黄芩人参汤主之。（358）

治法：针间使、巨阙、中脘，均用泻法，灸天枢、气海、足三里。

下利清谷，里寒外热，汗出而厥者，通脉四逆汤主之。（369）

治法：灸神阙不计壮数，以脉见有神，四肢温和为止。

热利下重者，白头翁汤治之。（370）

治法：针曲池、合谷、大肠俞、中膂俞、白环俞、足三里，均用泻法。

下利谵语者，有燥屎也。宜小承气汤。（373）

治法：针曲池、间使、支沟、大肠俞、小肠俞、三焦俞、足三里、承山、内庭，均用泻法。

下利后更烦，按之心下濡者，为虚烦也，宜栀子豉汤。（374）

治法：同（78）条。

呕而脉弱，小便复利，身有微热，见厥者难治，四逆汤主之。（376）

治法：灸中脘、神阙、足三里。

干呕，吐涎沫，头痛者，吴茱萸汤主之。（377）

治法：针上星、百会，均平补平泻；再灸中脘、足三里。

说明：上二穴止头痛，下二穴散寒止呕，温胃降逆。

呕而发热者，小柴胡汤主之。（378）

治法：针间使、合谷、中脘，均平补平泻；再针期门，用泻法；又针足三里、足临泣，均平补平泻。

临床灸法

总　　论

灸法之起源

灸法之起源，渺不可考。在文字上之可稽者，厥惟《内经》。《内经·异法方宜论》曰："北方者，天地所闭藏之域也。其地高陵居，风寒凛冽。其民穴居野处而酪食，脏寒生满病，其治宜灸焫"。灸焫，即灸法。按《内经》之文，灸法之发源，当自北方始。究其发明之时期，则不可得矣。推想当在针法之前，发明取火之后，与砭石之应用或在同时。盖石器时代，民皆穴居野处，风雨侵凌，病多筋挛痹痛，治宜灸焫。以其得温则舒，得热则和也。其发明砭石针焫之法，殆皆出于自然。人有天然自卫自治之本能；如身体酸麻疼痛，自然以手按压，或取石片以拍击，或就火热以熏灼，或置燃烧物于皮肤，为种种尝试，以冀求病痛之免除。每于体验试治中获得疗效经验，于是传播应用，经数千年之积累，乃知何种病苦，宜砭石杵击。何种疾患，宜火热熏灼。砭石灸焫何处为宜。辗转相传，于是成为砭石之法、灸焫之方。及有文字，乃记之为文，载之于简，传之数千百年而至于今，成为重要之疗法。

灸法之定义

何谓灸法？灸法系以特制之艾绒及艾绒制品，在人体表皮一定之部位，即经穴点上燃烧或熏灸，发生艾香与温热之刺激，通过经络以温通气血，调整生活机能，增进身体抗力，而收治病之疗效，及预防疾病之一种医术也。

施灸之原料

灸必用艾，古人言其性温而降，能通经络治百病也。艾蒿遍地皆有，引火最易，且气味芬芳，闻之可清心醒脑。芬芳易燃，用作艾炷，久试效优，为灸治之要品。

艾属菊科植物，为多年生草，我国各地皆有。春日生苗，高二三尺，叶形似菊，表面深绿色，背面灰白色，有绒毛，叶与茎中有多数之细胞孔，具有油腺，发特有之香气。夏秋之候，于梢上开淡褐色花，为筒状花冠，微有气息，但不入药用。入药及用作施灸原料者，乃为艾叶。每年旧历五月中采之。

艾绒之制法

艾虽遍地皆有，而以蕲县产者最良。以其得土之宜，叶厚而绒毛多，性质浓厚，功力最大，称为蕲艾。于五月中采集艾叶晒干，于石臼中反复筛捣，去其粗杂尘屑，存其灰白色之纤维如绒者用之，称为艾绒，为施灸之无上妙品。

艾绒愈陈愈佳，因艾叶中含有一种挥发性油，新制艾绒，油质尚存，灸时火力强而易燃，患者灼痛较甚。苟久经日晒，油质挥发已净，质更柔软，灸时则火力柔和，痛感较轻，反觉快适，精神为之振奋。

艾灸之作用

日本东京针灸学院院长坂本贡氏曰："在人体上予以温热之刺激，其最适宜之燃料，莫如艾绒。施灸时，艾绒燃烧之瞬息间，温热透入深部，感觉上似有物直刺之状，且发生畅适之感觉。若易以其他物质施灸，则只有灼痛感。发明用艾灸治，诚古人之卓见也。"

明·李梴《医学入门》中谓："凡药之不及，针之不到，必须灸之。"灸法之作用为活跃脏腑机能，促进新陈代谢，对人体各系统之功能，有明显之调整作用。不仅可以治病，亦可防病保健。健康人长期施灸，更可使体质增强，精力充沛，产生免疫及防御能力，达到健康长寿之目的。

晋隋陈延之《小品方》谓："夫针须师乃行，其灸凡人便施。"说明灸法不但效广，而且易于掌握，自灸灸人，均极便利。

艾炷之大小

艾炷之大小，各从其所灸之部位而定。头部肢末宜小，胸部腹背部宜大。小者如雀粪，如麦粒。大者如蚕豆，如枣核。《明堂下经》云："凡灸炷欲下广三分，若不三分则火气不达，病不能愈"，是艾炷之大者也。《明堂上经》则曰："艾炷以小箸头作之，如其病脉粗细，状如细线，但令当脉灸之，雀粪大者，亦能愈矣。"是艾炷之小者也。皆古灸法也。

有清末叶，灸法不讲久矣，几乎失传。余于甲戌之秋，赴日考察针灸。彼邦灸炷之大者如米，小者如粞，如饭粒大者甚少见矣。大如枣核者间亦有之，但须病家许可方得应用。

余以为灸炷大小，不仅依据部位而有不同，大人小儿、壮躯羸弱，亦当有别。大人壮者，炷如绿豆，小则如鼠粪。幼或弱者，如麦粒，如雀粪足矣。灸炷过大，不免焦肤伤筋，效益虽有，害亦随之。灸之不能盛传，虽因火灼苦痛为人所畏避，更以炷大则利害皆有，不为人乐受，亦主因也。

艾炷之壮数

燃烧艾炷一枚，谓之一壮。凡灸，少则3壮，多则至数

百壮，如《千金方》有灸至300壮者，扁鹊灸法有300~500
壮至1000壮者，未免用火太过。吾人施灸，固宜遵循古人
遗规，然气候有变迁，人体有偏胜，体格有大小强弱，疾
病有轻重久新，既不相同，壮数宜殊。若泥一说不予变
通，则有太过或不及矣。不及不足以去病，太过则体有所不
胜也。

灸刺激之强弱与温度

灸术原属温热性刺激疗法。病有轻重，体有强弱，则治
疗时所予之刺激，当分别强弱以适应之。此艾炷之所以分大
小与壮数之多寡也。大体上可分为强、中、弱三种刺激。

强刺激：艾炷如绿豆大，自12壮至15壮。捻硬。

中刺激：艾炷如鼠粪大，自7壮至10壮。捻硬。

弱刺激：艾炷如麦粒大，自3壮至5壮，宜松软而不宜
硬紧。

因艾炷之大小与软硬，其燃烧之热度亦有高低，日本坚
田、原田两氏在东京大学医学部，就动物尸体及患者行艾灸
之温度试验，以各种大小之艾炷测计，结果为：

在空气中以寒暑表之水银柱。裹以鸡蛋大之艾绒燃烧
之，发生640℃之高热。再送以风，助以燃烧，则达至于
670℃。又以电温计测算之，燃以枣核大之艾炷，热度在350
度上下，绿豆大者为130℃，米粒大者为100℃，麦粒大者
为60℃。

在身体上施灸，其温度较低，以血液不绝流行夺去其
热也。

各　论

灸法之种类

以艾绒直接置于皮肤上燃烧以达治病或防病之目的，是谓直接灸，后人以其灼肤伤肌，疼痛难忍，乃逐渐改变其法，下衬姜蒜附子盐泥，或卷成艾绒条熏灸，或用温灸器隔衣温灸，以冀减少痛楚。兹将常用者分述于下：

艾炷灸法：以艾绒作炷，直接燃灼皮肤，一炷为一壮，为我国最古之灸法。

隔姜灸法：以姜切片，约三分厚，针刺数孔，置于应灸之穴上，上置艾绒燃之。觉痛则稍提起，待痛稍减仍放置之。或夹姜片往复移动，视皮肤上汗湿红润，按之灼热，即可止灸。如不顾火热之轻重，任其燃灸，亦能发生水泡。处置水泡之方法，以微针在水泡边刺入贯透之，压去其水液，以脱脂棉拭干，用消治龙油膏敷于纱布上盖之，每日更换。

隔蒜灸法：与隔姜灸相同，惟觉灼痛时不能移动。隔姜灸通用于慢性疼痛及麻痹等疾患。隔蒜灸则适用于痈疡初起之症。《医学入门》谓："隔蒜灸法，治痈疽肿大痛，或不痛而麻木。先以湿纸覆其上，候先干处为疮头，以独头大蒜，切片三分厚，按疮头上，艾炷灸之。每五炷换蒜片。如疮大有十余头作一处灸者，以蒜捣烂摊患处，铺艾灸之。若痛灸至不痛，不痛灸至痛。若疮色白不发红，不作脓，不问日期，最宜多灸"云。

豉饼灸法：治疽疮不起。以豆豉和椒、姜、盐、葱，捣烂作成饼，厚三分，置疮上以艾灸灸之，觉太热稍提起复置于上，灸至内部觉热，外肌红润为止。如脓已成者不可灸。

附子灸法：治诸疮瘘。以附子研粉，微加白及粉，以水和之成饼，约厚三分，覆瘘孔上以艾灸之，使热气入内。干则复易一饼，至内部觉热为止。

温针灸法：亦名热针，苏南病家喜用此法，言其收效较大也。操作时，针体露出皮肤外一分至分半，乃以薄纸版剪一寸方，中内钻一小孔，从针柄套下按于皮肤上，以艾绒捻成枣核大，包于针柄上，针柄之下端留出分许，与皮肤面约距二三分，于是燃着，觉皮肤灼痛太甚时即出之。第二次之艾炷可略小，以燃至内部觉热为止。如经五六炷内部仍不觉热者，亦只可停止，俟下次再灸。否则针体已热，以患者知觉敏感减低而不觉热，如再续灸则组织中之胶液，胶着针上而不易抽出也。

温灸器灸法：以金属制一小圆筒，内中再制一盛绒之小筒，四周布以通气孔，内装艾绒烧之。筒外装一木柄，持器隔衣温灸。

药条灸法：古时有雷火针及太乙神针灸法，系以艾绒铺纸上，绒内和好药末，卷成烛形于穴位上熏灸。先父乃盈公从事针灸数十年，以雷火针、太乙神针之功效虽卓，而药方偏于香燥，已不适于现代病人之体格，因力谋改良，求其平稳无弊，屡试屡改达五十余次而成今日念盈药条所用之药方。性和效广，使用简便，有雷火、太乙之功效，而无其流弊。为纪念先父利人之功，故名为念盈药条。

上述数种为我国常用者，其余从略。

余临床灸治，经病员同意后，喜用小艾炷直接灸，因此种灸法，对瘤疾有卓效。如病员畏痛不愿直接灸者，则专用念盈药条灸治。

灸法之现象

直接灸法于皮肤上必见火伤状态，是谓灸术现象。火伤状态，因灸法轻重之不同，其发现状态亦有不同。轻度者，局部发现赤晕，且感热痛，停灸后赤晕渐消失，数小时后，留一黄色瘢痕。如稍强之灸，则表皮浮起成一水泡，经数日结痂而愈。强度者，皮下肌肉呈坏死状态，表皮起大水泡，化脓溃疡，经若干时日，新肌生长表面结痂而愈。但留一黑斑痕，一二年后黑色渐退，仅留灸痕。

隔姜灸施灸不慎，亦有发生水泡之可能。

念盈药条、温针、温灸器等灸后，无此现象。

灸法之应用

不论何种灸法，当应用于临床时，医者必先作一番诊察，如患者性别、年龄、体质，疾病症状轻重，及有无受灸经验等。然后定应灸穴位、灸炷大小、施灸壮数或时间，予以适度之刺激。不使太过或不及。若太过失度，不特效果不奏，甚至使疾病恶化。不及则疗效不佳。兹为便于初学计，定其适度之标准如下：

小儿与衰弱者：炷如雀粪。10岁左右之小儿，5壮至10壮为度。大人灸炷如米，以5壮至10壮为度。灸穴以5至7穴为适当。否则灸穴或灸炷过多，反令发生疲劳。

男女之分别：男子灸炷之壮数可以稍多，因男子之胜力较女子为大故也。

肥瘦之不同：肥人脂肪较多，传热不易，壮炷宜较瘦者为多。

感觉敏钝之不同：敏感者，炷宜稍小，燃近皮肤，即去之，重换一壮，反复更换，不使着肉。灸小儿亦需如此。感觉迟钝者炷可稍大。

初次施灸：宜小炷少穴，壮数亦宜少。俟有施灸经验时，逐次增加。

病症之状况：凡属亢进性疾患如疼痛、痉挛、搐搦等，炷宜稍大，壮数宜多。虚弱证候，机能减退、麻痹不仁、痿弛无力，宜小炷少壮。

体力劳动者较脑力劳动者，炷宜大壮，数宜多。

营养不良者，炷宜小，壮数适中。大炷绝对禁忌。

上8条，仅供参考。灸炷大小，施灸壮数，还须视病之种类，与患者之体质斟酌使用。

灸法之健体作用

谚曰："若要安，三里常不干"。是言常灸足三里穴，可免除一切疾病也。《千金方》云："宦游吴蜀，体上常须三两处灸之，勿令疮暂瘥，则瘴疠瘟疟毒不能着。"是灸之能防毒疠也。预防疾病，亦是健体作用。灸能增加血球，活泼机能，旺盛营养，除灸愈疾病外，复能以之防病也。读日本帝国文库名家漫笔载，灸足三里，寿长百余岁，则艾灸又能益寿延年矣。记中有灸足三里之法则，可供吾人之参考，因录其全文如下：

"三河之百姓名满平者，庆长壬寅七年生，至宽政丙辰八年，年百九十四岁。享保年间，因某某之庆贺，徵往江府，令其献白发，赐御米若干石。今兹丙辰，又复逢如享保之故事，惟前后之日期则已忘。吏人问满平，汝家有何术得如此长生？曰：无他技，惟从先祖所传之足三里灸。其灸法，每月由朔日至八日不辍。年中月别，从不间断，其数不同如后：

男：朔日九壮，二日十壮，三日十一壮，四日十一壮，五日十壮，六日九壮，七日九壮，八日八壮。

女：朔日八壮，二日九壮，三日十一壮，四日十一壮，五日九壮，六日九壮，七日八壮，八日八壮。"

此事虚实虽不能证明，然世之人重长寿为无可疑之事。每日常灸足三里，定有相当之成效。盖既能防病，则百病不生而寿必长也。

施灸之目的

灸术应用于临床时，必从疾病之症候而定应灸之部位。《内经》有"病在上取之下，病在下取之上，病在中旁取之"之说，深合今日所谓之诱导法、反射法。《医学入门》谓："吴人多行灸法，当病痛之处取穴，名曰阿是穴而灸之，即得快"。此所谓患部灸是也。兹将患部灸、诱导灸、反射灸之目的分述于后。

患部灸：患部灸者，即在病苦之局部直接施灸，使其部之血管扩张，血流畅行，促进渗出物之吸收，以使浮肿、痉挛、疼痛等病之治愈。

诱导灸：诱导灸者，对于患部充血或瘀血而起之炎症疼痛等疾患，从其有关之远隔部位施灸，以通其经脉、调其血行，而达治疗目的之一种方法也。

反射灸：反射灸者，其病变属于内脏诸器官在深层时，须按经取穴，利用生理反射机能为间接之刺激以达治疗目的之法也。

施灸之方法

先以墨点穴，然后施灸。坐点则坐灸，立点则立灸，取穴既正，万不能移动姿势。于是于墨点上以水微润之，即以艾炷粘上，以线香燃之，俟其燃毕，不去艾灰，即以物（例如钳柄之类）压在灸炷上，一面压之使熄，一面压其火力直透皮下而深入。待其灼热之感已解，再置一艾炷续灸之。

施灸之前后

19世纪之前，显微镜未发明，细菌未发现，不甚注意消毒。近年科学猛进，乃知凡百病症，几无一不为病原菌感染而成。消毒之学，清洁之法，方为世人所注意。针灸属于创伤疗法，苟不严密消毒，难免细菌乘机而入。故当施灸前后，应有所准备。

施灸用具之准备：坐则须椅，卧则须床，点穴之笔，施灸之艾或药条、艾卷、姜、蒜等，引火之香，均须备齐。

消毒之准备：从简言之，脱脂棉、75% 酒精棉球，为必具之品。医者手指应先自消毒，然后为之点穴施灸。灸毕之后，以棉花拭去其灰烬，复将 75% 酒精棉球于灸点上及其周围拭之，可防止细菌从创伤处侵入也。

施灸时之注意

施灸之际，患者之姿势既正，而医者为施术上之便利，亦须采取适当之位置。且施灸直接着于肌肉，故医者之态度，亦宜庄重谨严，乃为最要。施灸之时，初灸 2~3 壮，艾炷宜小。当火将着肉时，按压其周围以减少其灼热痛感。后以右手食指轻抚其周围即可。

施灸室应注意两点，一为光线充足，与室外有障隔，非有所秘密不可宣泄也，因我国重视礼貌，以袒裼裸裎为可羞。为病者设想计不能不如是也。二为室内之温度，夏秋之间，气候温暖，裸裎受灸，原无感受风寒之弊。如在春冬解衣不慎，感冒随之。如为长时间之解衣施灸，则一病未除，一病又起。故宜有暖气或炉火设备，以调节室内之温度。决不可草率为之也。

灸后处置法

因灸而起之水泡，如为米粒大或麻实大者，苟注意不予擦破，则不易化脓，自然干燥而愈。苟水泡如蚕豆大者，当以微针消毒后沿皮贯透之，使水液外流，然后以硼酸软膏敷于纱布上盖之。若水泡之大者，内部呈糜腐状，当剪去其泡皮而后敷药。每日更换，至愈为止。

如因火伤过度，发生化脓溃烂时，先去其泡皮，以黄碘软膏盖之，待脓腐已净呈露粉红色之肉芽时，换敷硼酸软膏以竟其功。

灸痕化脓之防止法

避免大炷，凡宜以强刺激为目的者，可将灸炷捻紧，注意不使灸痕扩大，则火伤之范围小而水泡亦小，分泌物亦少，痂皮易于干燥结盖。

灸后注意消毒，发生痒感时不要抓擦，如因不慎而抓破时，必须重行消毒包扎，以免化脓。

在灸后水泡上继续施灸时，先以微针刺破放去水液，痂皮上涂以墨汁，然后再灸。如痂皮不慎擦去，亦可涂上墨汁再灸。不但不再化脓，且结痂甚速。然此指小炷灸者而言，若大炷灸成之灸疮，则不宜再灸矣。

灸与摄生

古人对施灸异常慎重，于施灸之前三日，止房事、避劳役、节饮食、戒忧愁忿怒。灸后戒立刻饮茶进食，宜静卧片刻，远人事，忌色欲，平心静气，尤忌大怒大劳、大饥大饱、受热冒寒，饮食务宜清淡而禁厚味生冷，皆所以养气和胃也。实则饮食无制、房事不节，为致病之因，固不仅因灸而宜如是也。吾人虽不能如古人之所戒，惟节饮食、慎房事，则宜注意及之。

施灸之禁忌

古法施灸，关于月日每多禁忌。《千金方》言之最详，因尚不能以科学解释，故略而不述。其他关于风雨雷电、大雾大雪、奇寒盛暑，亦在禁忌之列。此由于气候骤变，气压猝起变化，不适于病体而禁针灸，理有可通，吾人可以参酌采择。惟对于病症上应否禁忌，甚少涉及。今采日人研究所得，以补古人之不及，兹举其大者如后：

肠窒扶斯（伤寒）、赤痢、痧疹、鼠疫、天花、白喉、脑脊髓膜炎（惊风刚痉之类）、猩红热（喉痧）、丹毒、恶性肿瘤（疔疽癌肿之类）、急性阑尾炎（缩脚小肠痈）、心脏瓣膜炎（心痛寒热）、急性肺炎（肺风痰喘）、急性腹膜炎（脐腹绞痛寒热）、传染性皮肤症（疥疮之类）、肺结核之末期。

上述各症俱不宜灸，临床当慎重从事。至于部位上之不合施灸者，古法有禁灸之穴如下：哑门、风府、天柱、承光、临泣、头维、攒竹、睛明、素髎、禾髎、迎香、颧髎、下关、人迎、天牖、天府、周荣、渊腋、乳中、鸠尾、腹哀、肩贞、中冲、少商、鱼际、经渠、阳关、脊中、漏谷、条口、犊鼻、阴市、伏兔、髀关、申脉、委中、殷门、心俞、承泣、承扶、瘈脉、耳门、石门、脑户、丝竹空、地五会、白环俞。

以上诸穴虽未说明灸之必发生何种危害，然从生理解剖上推测，确有可取之处，不能目为全非。因颜面有关美观，自应禁止大炷，而眼球与近眼部位，亦应禁止施灸。其他如心脏部、睾丸、妇阴、妊娠后之腹部、血管神经之浅在部，亦应列入禁灸之列。而酒醉之后及身心极度衰惫时，皆绝对禁灸者也。学者应注意焉。

灸　　法

呼吸系统疾患

1. 气管炎（燥咳之类）

原因：由于感冒或麻疹所引起，或其他急性传染病之续发。

症状：本病之主症为胸腔内作痒，频频咳嗽。有时微有热度。小儿最易感染。

疗法：以旺盛全身之血行得汗止咳为目的。

灸穴：大杼、肺俞、天突、三阴交。以上各穴，每日用念盈药条熏灸。

调护：摒除油腻食物，多饮热水，覆被出些微汗。

预后：良。

治验：福建邵武社员范慈善：患者王如金，男，50岁住邵武南门外，1954年春来诊。患咳嗽月余，系感冒引起，经用念盈药条灸肺俞、气海、足三里，两次稍愈。第三次灸肺俞、风门，痊愈。

2. 急性支气管炎（重伤风、风温咳嗽）

原因：由于感冒、鼻炎或喉头炎之波及所致。其他如吸入刺激性之气味、灰尘，麻疹、伤寒、流行性感冒等亦可引起。

症状：本病之主症为恶寒、发热、头痛、咳嗽频频，咳时震动胸腔作痛。初则咯痰少而黏稠，经过三数日咳出黄脓痰后，症状减轻，逐渐自愈。亦有全身倦怠、不思饮食、呼吸频数等症状。亦有体温上升转成肺炎者。

疗法：以消炎发汗为目的。

灸穴：头痛、恶寒、发热、咳嗽者，念盈药条灸大椎、风门、肺俞。喉痒咳甚者加灸天突、三阴交。日灸一次，重者须先针后灸，或助以药物。

调护：摒除油腻饮食。

预后：良。

3.慢性支气管炎（老咳、痰饮咳嗽）

原因：本病有由急性移行而致者，有由烟酒过度而致者，亦有因心脏病引起之肺瘀血而致者。总之，支气管久受某种刺激为本病之原因。

症状：本病之主症为咳嗽，每在清晨或晚间为甚，白天较稀。咳时初则不畅，痰难咳出。经过若干次之咳逆，排出多量之黏稠泡沫痰，始感轻快而咳停。稍重者，喉头有笛声，呼吸感有困难。重者，往往在咳嗽时不能平卧，必须起坐。本病发生于寒令为多，或于气候骤变，季节更换时发作。在病名上，以咯痰少而稠黏者名干性，有多量粘痰排出者名单纯性，有稀薄透明之浆液痰者名浆液性，咯出之痰有腐臭气者名腐败性。

疗法：本病名称有四，而疗法则一。治疗以加强肺气，旺盛血行，增加营养吸收，以达止咳化痰之目的。

灸穴：身柱、肺俞、灵台、天突、膻中、脾俞、中脘、足三里、丰隆。每日各灸米粒大艾炷5~7壮。病家畏痛者，可用念盈药条熏灸。能灸治2~3个月以上，平日再注意摄生，可以持续数年不发，且少发生感冒等症。

调护：胸背部必须经常保暖，屏除冷饮、烟酒，避免刺激性之饮食。

治验：1930年，余治一望亭殷埂上钱氏之痰饮咳嗽，病起于产后着寒，咳嗽经年不愈，咯痰稀白，咳甚于夜，终宵不得安枕。为灸肺俞、天突、中脘、气海、足三里、丰隆，四次而愈。

又，中国针灸社治疗股：患者张老太63岁，住苏州市调丰巷38号。症状：咳嗽，不能卧，已四年余，咳而痰少，夜间与天明则甚，自觉中脘部有气上冲。治疗：1952年12月9日，念盈药条灸肺俞、身柱、足三里、中脘。12月10日，同上灸治，12月12日，气平能卧，同昨灸治。嘱伊回家自灸，痊愈。

又，湖北天门社员张蓝逸：患者罗必贵，男，32岁，患咳数月，夜间较重，生为灸肺俞，5次而愈。

又，中国针灸社治疗股：1950年9月2日，患者谢王氏51岁，住苏州养育巷255号。患咳已十余年，逐渐加剧，近来天将明时，咳嗽剧烈，不能平卧，咳出稀黏痰后，稍始轻快。念盈药条灸天突、膻中、肺俞、督俞，每穴熏灸4~5分钟，熏灸天突时，用一纸板挡烟，以防刺激鼻部。连灸3天，咳呛减轻，哮声稀少。又灸3天，喉中已无哮声，改为灸肺俞、灵台、足三里。连灸2星期，痊愈。

4. 支气管扩张（痰嗽、湿痰）

原因：本病多为慢性支气管炎、胸膜炎、肺炎、肺萎缩等病之续发，老年患者为多。

症状：本病之主症为痰多易咯。每于清晨起床时，先略有痰嗽，继即咯出多量之痰，间有夹杂臭气者。其痰若放置盂中，少顷分为二层，有臭气者则分为三层。上层为泡沫，中层为黄绿色浆液，下层则为颗粒状之脓块，而无呼吸困难、胸痛、发热等症状。

疗法：以健肺祛痰，旺盛血行，与加强营养之吸收为目的。必须久灸乃效。

灸穴：肺俞、督俞、脾俞、丰隆、中脘、气海、足三里，每日用小艾炷各灸 3~5 壮。或用念盈药条灸治。

调护：参阅上条。并须注意休息，思想开朗，增进营养，不能劳力。

预后：作长久之灸治有良效。

5. 支气管喘息（喘促、气喘、哮喘）

原因：本病之真因迄无定论，综合诸说可分别为四：一为遗传；二为由于呼吸中枢之病变，发生副交感神经紧张，使小支气管发生收缩而致者；三为由于支气管之黏膜急性肿胀，刺激副交感神经而起；四为神经性，每由吸入某种香气而触发，或由其他疾患之反射而引起。总之，皆由于副交感神经之紧张而发生。

症状：本病之主症为多数于夜间突然发作，白天发生者较少。发作时呼吸异常困难，肺体膨胀，胸部紧迫，喉头喘鸣，发出笛声及鼾声。颜面苍白或带青色，甚至手足冰冷，全身冷汗，脉搏频数，间有咳时咯出多量之白痰者。发作持续之时间不一，有 1~2 小时者，有持续数日者，有日发者，有一月数发，或数月一发者，极不一致。患者以 10~20 岁左右之人为多。

疗法：以平衡与旺盛血行为目的。发作时宜针治。发作停止一周之后，宜连续灸治 2~3 个月，有持久不发之良效。

灸穴：肺俞、督俞、身柱、灵台、气海、足三里，每日用小艾炷各灸 3~7 壮，或用念盈药条熏灸。

调护：避免多劳，背胸部保暖，饮食清淡，屏除刺激性饮食。

预后：作长时期之灸治有良效。

治验：杭州社员陆丽滨：余多病，自幼即患哮，每岁必发。发时痰声辘辘，多而胸闷，夜间不得平卧。平时则脚软无力，脉弦面黄，精神疲倦。窃思哮咳发时，病灶虽在肺，而致病之源实在肾，补肾健肺，或可治愈。遂于去冬灸肾俞50壮，肺俞10壮，脾俞10壮，并灸气海、关元、中脘、足三里为助治。初灸时心微烦躁，口渴唇红，知系火力太盛，乃服知母、生地、玄参以清火。连灸3次，灸后精神渐佳，面有光泽，食量大增。十余年之痼疾，每年春季必发者，自去冬（1932）灸后，今春竟不复发。饮水思源，深感承师之赐。

又，上海社员陆期明报告：患者蔡虎根，男，28岁，近郊农民，1950年3月31日来延出诊。至时哮喘发作，伏几不能眠者二日，额汗出。其母谓此为十余年来最重之一次。于是为灸肺俞，渐灸渐平，乃嘱其母每日为之灸治，后不复发。

又，福州社员廖吉人报告：患者刘恶娣，女，52岁，福州人，住义洲北兴桥河5号。患喘症近20年，每到下半夜为甚，以至不能平卧。去某医院治疗，用组织疗法，能保持半月之久。每隔半月即须前去治疗，若迟去一天，喘即大发，几乎要死，弄得面青肌瘦，精神疲乏，不能工作。隔姜灸天突5壮，肺俞5壮，膏肓俞7壮，肾俞7壮，足三里5壮。连灸8日，面色转红，已能安睡，诸症尽退矣。

6. 肺气肿（肺胀）

原因：常因支气管炎、喘息、咳嗽、百日咳、歌唱过度，使肺部之弹性减退，肺泡内之空气充满，出纳迟缓，肺胞愈形膨大而造成肺气肿。老年患者为多。

症状：呼吸困难，稍稍动作更感呼吸紧迫。胸部、肋间、心窝、锁骨上窝皆平坦无凹陷形，有如酒樽，为本病之特征。全身皮肤苍白，咳嗽频频，咯出黏稠之泡沫痰。

疗法：促进肺组织之新陈代谢，以图呼吸机能之恢复为目的。须持久治疗。

灸穴：肺俞、魄户、督俞、膏肓、肾俞、阳关。每日用小艾炷各灸 5~7 壮，持续 3 个月。

调护：禁止劳动过度与长谈、演讲、歌唱等。戒除烟酒与刺激性食物。胸背部保暖，避免寒冷刺激。

预后：生命上不至危险，完全根治则难。

7. 肺结核（痨瘵、传尸、肺痿）

原因：本病之最大原因为平素不注意摄生，或因环境不卫生，与精神过劳、运动不足、营养欠佳，于是感染结核菌而无力抵抗，被其蔓延扩展所致。患者大都以 15~30 岁之间为多。

症状：本病之主要证候虽为咳嗽、咯痰、咯血、潮热、盗汗，但其初起并不全都如是。以其病起缓慢，往往不易觉察。随人之体力强弱、生活状况，而进展有缓速。初发现之自觉症状为时感倦怠，精神不继，或饮食少味，消化障碍，渐现咳嗽或咯少量痰液，间有轻度胸痛，体重渐次减轻，皮肤渐现苍白，一般称为肺结核第一期症状。由此演进而为咯痰增多，痰如脓状，不时咯血，或多或少。夜间时有盗汗，体力益衰，肌肉日瘦，每届午后发热，可能升至 39℃~40℃。此类病况一般称为肺结核第二期症状。病势演进更甚，除具有上列症状之外，大量排出脓痰，瘦骨棱纤，极度贫血，呼吸困难，声音嘶哑，濒于死期矣。一般称为肺结核第三期症状。

肺结核之体温，当初起时无显著之上升，仅有轻微热度，微有口渴，早晨不过 37℃常温，傍晚则有 38℃左右。

如此久久持续，称为轻消耗热。如持续39℃左右，即称为消耗热。更进而成为稽留性之高热时，已成严重证候。

肺结核之咳嗽咯痰，初则干咳，或有喉痒，甚少痰液。渐进则痰液渐增，咳亦加剧，如痰中带有干酪脓样之球状痰，则肺部已有空洞。如痰中混有血液，则名血痰。有时含有大量之血，则称咯血。大多由空洞内之血管因咳而破裂所致。

肺结核病初期，甚少盗汗。及渐渐发热，身体渐趋衰弱，则渐有盗汗。病愈深重则盗汗愈多。此时男子时有遗精，女子则月经渐少以至闭止。病愈重，脉愈快，病至三期，每在110至以上。

疗法：本病虽顽强难治，但如能照此医治，亦不难达到治愈之期望。首先必须改善生活，变换环境，解除精神上之负担。尤以后者为最重要。纵然营养好、居处好，而精神若常限于忧郁恐惧之中，虽经种种治疗，亦难见效。

针灸治疗确有良好效果，以其能通过经络调整机体，加强营养之吸收，增加杀菌抗病力而达到治愈之目的。

针治肺结核病收效较艾灸迅速，可使症状很快减轻，但不能持久。针刺对于肺脏因结核所成的创伤，恢复力远不如艾灸。故余对脉搏在100至以上，潮热、盗汗、体疲、痰多者，先用针治，或针后加灸。俟针后各种症状减轻，体力精神好转，脉搏降至90至以下时，则纯赖灸治以收功。

灸穴：肺病初期或经针药治疗，各种主症已见减轻，脉搏90至以下时，每天用念盈药条熏灸，或用小艾炷各灸3壮：肺俞、身柱、督俞、关元、足三里；盗汗加阴郄。

症状较重在针药治疗时，每天用念盈药条灸下列各穴作为辅治，可以加速疗效：中府、巨阙、气户、肺俞、身柱、足三里、孔最。

调护：肺病之摄生重于治疗，发觉已有肺病，摄养适当，亦能趋于康复。务以解除忧虑烦恼为第一，次则减轻工作，饮食务要清淡，蔬食胜于肉食。古人清心寡欲之诫，真是摄养肺病第一要诀。病至二期，必须助以药物，以补针灸疗治之不及。趋于康复时，必须以灸治收其功。

预后：早治多良。

治验：广东文昌社员钟吕广报告：患者龙逢宝，文昌县人，男，35岁，1933年8月17日来诊。因用心过度，发生咳血虚痨，已二年余。现在胸中常有积痛，时吐痰血，不眠，多汗，厌食，肌瘦，潮热。曾经中西医治疗服药，不见收效。当即灸膏肓6壮，肺俞6壮。次日痰血见少，连灸一月，精神恢复，各症均见痊可，于11月2日起登星州日报鸣谢2星期。

8.腺病（瘰疬）

原因：病原为结核菌之侵袭。居处卑湿，营养不良，运动不足为其诱因。

症状：本病以颈部之淋巴腺肿胀为显著，或兼有头部湿疹，皮肤苔藓痒疹，中耳炎、眼睑炎、流鼻涕等。面色苍白，有时面部如浮肿状，有时瘦削细长，体质均为薄弱。如任其发展，则发生脊髓痨、股关节炎等。

疗法：以旺盛全身机能，促进营养吸收为目的。

灸穴：身柱、膈俞、脾俞、天枢、关元、足三里。每日用念盈药条灸治，持续数月。

调护：作适度之户外运动，改善饮食。

预后：多良。

治验：江苏淮安社员吴守铭报告：一妇左项生瘰疬，求生治之，为灸天鼎、天突、大椎、风池，每穴灸 3 壮，隔姜灸，连灸 3 日，病消无形。似此神效，药石无此迅捷，真不可思议也。

无锡社员贺兆海 1934 年报告：生妻 8 年未育，去年正月生一女，坠地即绝，遂致中心抑郁，体日衰弱，项生瘰疬。生初学针灸，为之温针百劳及核上，无效，反添生三核。遂实行灸法，两百劳各灸 7 壮，核上灸 21 壮，一次而渐消，连灸月余，已无迹矣。乃知此穴治瘰疬有特效，但宜灸不宜针耳。

9. 胸膜炎（胸痛、悬饮）

原因：本病发自感冒，热性传染病，或附近脏器之炎症而致。尤以肺疾患之移动而致者为多，有肾脏病、风湿病者亦易罹此症。

症状：本病因炎症产生物之不同而分干性与湿性二类。前者因患部仅有炎性充血，胸膜面只附着有纤维素性沉着物，因名为干性胸膜炎。后者以液体渗出物增多，虽有浆液性、出血性、化脓性、腐败性之别，统名之为湿性胸膜炎。

干性胸膜炎之主症为胸腔患侧疼痛，以指按压则痛更甚，不能向患侧一面侧卧。初发时有恶寒发热之前驱症状，体温可升至 39 度，伴有头痛、咳嗽、倦怠。

湿性胸膜炎之主症为呼吸困难、胸胁疼痛，患侧胸廓显著扩张，每向患侧一面侧卧以冀减少疼痛。体温为中等性之弛张热，下午较高。

疗法：以消炎解痛、吸收渗出物为目的。如属化脓性、出血性、腐败性者，非针灸适应症。

灸穴：身柱、承满、梁门，各灸小炷 7 壮。

调护：绝对静养，多进蔬果与豆乳等食品。如膜间液体多时，应由专医用穿刺术吸出之。

预后：干性与浆液性大都良好，其他 3 种不良。

循环系统疾患

1. 神经性心悸亢进（心悸）

原因：本病之主因为少壮时不注意摄生，房欲过度、失血、萎黄病、胃肠疾患、动脉硬化、妇人子宫疾患反射等等均能引起。

症状：本病在心之本体上无器质的变化，仅有机能上之亢进。其主症为突然因某一事之引起而心跳动异常，脉搏亦速，有时伴有胸内苦闷，经 3~4 分钟自然平息，亦有持续 1~2 小时兼作眩晕者。心悸停止后，一切复常。

疗法：以调节心脏之机能为目的。

灸穴：风池、大杼、心俞、气海、足三里、神门。每日念盈药条熏灸，持续 2~3 个月。

调护：多休养，注意摄生，作轻运动，先治愈原因病。

预后：良。

2. 动脉硬化症

原因：本病为动脉管壁硬化，有属于老年人之生理的自然变化；有属于慢性肾脏炎、肾萎缩、脂肪心、痛风等及好酒美膳、少运动而致者。

症状：本病之主症为血压过高。自觉症状为常感头痛或头晕，大便秘结，四肢末端指趾麻痹；作轻度运动，立即呼吸急促、心悸亢进，脉搏有力而徐缓。因动脉硬化，易发生脑溢血、狭心症、肾萎缩诸症。

疗法：以调整全身血行，降低血压为目的。

灸穴：风池、天柱、肩井、手三里、神门、风市、阳关、足三里。于午前空腹时各灸小炷 7 壮，连灸 7 日。

调护：摒除烟酒，多食海藻、海带，涤除烦恼，不作剧烈运动。

预后：以其易发脑溢血，多危险性。

3. 贫血（血虚）

原因：除由于外伤或痔出血、分娩、子宫疾患等原因外，亦有由于出血过多、消化不良、营养不足、过劳、肠寄生虫、癌肿等而形成者。

症状：皮肤与黏膜苍白色，呼吸气短，头眩耳鸣，恶心，易感疲倦，心悸亢进，脉细数。如属急性贫血，则全身苍白，冷汗，脉频数细微，恶心呕吐，四肢厥冷，猝倒。

疗法：以促进营养之吸收为目的。

灸穴：膈俞、脾俞、三焦俞、大肠俞、关元、足三里，急性者加百会。每日各灸小炷 5 壮，或用念盈药条灸治。

调护：作户外运动，进富于营养之食物，略饮葡萄酒。

预后：慢性者，无直接生命危险。急性者，虽多可愈，但亦有因出血过多而死亡者。

4. 萎黄病（萎黄、黄胖病）

原因：本病多发于青春期之女性，为贫血性疾患之一种。其诱因为大出血、恶液质、肠寄生虫、性欲不遂等。

症状：本病之主症为皮肤苍白中带黄色，尤以口唇及结膜黯淡无血色。自觉耳鸣、眼花、头痛、眩晕、易发恶心呕吐，常发脑贫血症状；脉搏及呼吸较常人为速，喜食异物，月经不整或不潮。

疗法：以旺盛血行，增强体力为目的。

灸穴：百会、天柱、身柱、至阳、脾俞、三焦俞、关元、足三里、三阴交。间日用小艾炷各灸 3~7 壮，持续 2~3

个月。

调护：多食营养品，配合药物以去其原因病。

预后：痊愈者多。

消化系统疾患

1. 齿痛（牙痛、龋齿）

原因：除龋齿所致疼痛外，多为阳明之热与风寒袭击所致，或属少阴虚阳上亢。

症状：牙龈红肿疼痛，舌黄者，阳明之热也。痛而不肿不渴，舌无苔者，阴虚阳亢也。恶风寒而牙痛者，风热也。齿有蛀孔者，虫痛也。

疗法：消炎镇痛。

灸穴：完骨、风池、合谷、肺俞。痛时各灸小炷 7 壮。

调护：避免刺激性食物，脓漏蛀齿由牙医治疗。痛时含漱药水，平常宜注意口腔清洁。

预后：良。

2. 慢性胃炎（嘈杂）

原因：有因急性胃炎后摄养不善，有因过食刺激性之食物如辛辣烟酒等所致。其他心、肝、肺脏疾病，胃内充血、消化性溃疡、胃癌、贫血、萎黄病、龋齿、子宫病等皆能引起。

症状：食欲不振，胃部胀满。有时疼痛吞酸、嘈杂恶心、心窝部压重。有时头痛眩晕、心悸亢进、胃有振水音，为本病之主症。病症往往持久不愈，因而胃机能吸收迟钝，发生营养障碍，以致颜面苍白、肌肤枯瘦、贫血、行动气促，呈极度衰弱现象。

疗法：以促进胃液分泌，加强消化机能，旺盛新陈代谢为目的。必须作长久之灸治。

灸穴：肝俞、脾俞、中脘、足三里。每日各灸 5 小壮，或用念盈药条灸治。

调护：注意饮食摄养，兼治原因病。

预后：视原因之不同而不一致。

3. 初期胃癌（膈食、反胃）

原因：原因不详，患者多在 40 岁以上，男性较多。曾有胃疾患如慢性胃炎、消化性溃疡等，或平素喜浓茶、厚味、烟酒等，皆其素因。

症状：本病发生徐缓，初起时，先为食欲不振、消化不良，渐次感觉胃部压重，时作便秘。舌有灰白色或滞黄色之苔，皮肤干燥，手臂及前膊间有白斑发生。食后呕吐嗳气，时作难以形容之胃痛，痛甚时向肩胛、胸窝、腰背等部放散。吐出之物有咖啡色之残渣为本病之特征。胃癌如在贲门部，则食物难以下胃，每每立即呕吐而出。如在幽门部，食后数小时必作呕吐。本病胃部膨满，按之可触知有强固之肿疡物而发疼痛。病至末期衰弱而死。为期仅 1 年至 3 年而已。

疗法：本病为难治之症，应由专医割治。初期胃癌有灸愈之可能，一过初期即忌针灸。

灸穴：上脘、中脘、下脘、足三里。在确诊为初期胃癌，身体尚未十分衰弱时，在其脘腹与背部之适当癌症部位，用隔蒜灸法，艾炷下置麝香，施以灸治，感有热气注入为止，每穴每次灸大炷 5~7 壮，间日或间数日一灸之。如有反应，多停数日。余因曾作子宫癌灸治得效而作此推想也。

4. 胃扩张（胃胀）

原因：本病由于胃壁弛缓，失去收缩能力所致。暴饮暴食，慢性胃炎，腹膜炎愈后之转变，幽门狭窄，胃溃疡，或邻近脏器之压迫等，为本病之起因。

症状：本病之主症为胃部发生胀重，食欲不振，或易感饥饿。空腹时发生胃痛、吞酸嘈杂、嗳腐，或有呕吐，大便常秘，尿量亦少。触诊：胃之下缘降至脐下，仰卧时可看出心窝部稍低陷，脐上部膨隆胀大。若振动之，则发生振水音。营养益少，肌肉益瘦，成为顽固难愈之病。

疗法：健胃强身，加强吸收营养，恢复胃壁收缩能力。

灸穴：①肝俞、脾俞、三焦俞、巨阙、中脘、不容、足三里；②胆俞、胃俞、上脘、承满、建里、上巨虚。每日轮换用念盈药条灸治，须持之以恒。并积极治疗原因病。

调护：避免暴饮暴食，脘腹背部保温，常用压腹带，作户外运动。

预后：去其原因，持之灸治者良。

5. 胃下垂（嗳气、嘈杂）

原因：本病有先天性的内脏下垂症，有后天性的胃之转位。或为胸部狭隘，腹壁弛缓，肝结肠韧带之弛缓等。或为胃扩张之转移，或分娩后骤形瘦弱而致。

症状：本病胃之大弯下垂至脐下 2 指余，小弯亦低于肝之下缘。渐次发生消化障碍，心窝常有压重感，头痛眩晕，精神忧郁，嗳气嘈杂及腹胀满、便秘、失眠、神经衰弱。

疗法：以减少胃酸之分泌，加强胃肌之紧张为目的。

灸穴：天柱、大杼、中脘、天枢、膈俞、肝俞、脾俞、三焦俞、承满、梁门。每日用念盈药条灸治，必须持久灸治。先天性者不适宜灸治。

调护：背部胃部常用按摩法以加强胃肌之紧张力，兼用胃托以助之。尽量吃易于消化之食物，最好以面食为主，早饭前可作些轻微活动。常服补中益气丸。

预后：持之以恒，可以痊愈。惟病史过久者难愈。

6. 胃痉挛（胃脘痛）

原因：本病为胃神经痛。由于神经衰弱、脊髓痨、急性胃炎、胃溃疡、胃癌等，以及烟酒过度、女子生殖器病、月经异常、妊娠等反射而来。

症状：本病为胃部起发作性之痉挛而剧痛。其痛如钻，如刺、如灼、如绞，患者必屈其上体，或以拳重压，以冀缓解痛度。其痛往往向左胸部、左肩胛、背部放散。同时腹直肌亦发生挛急。痛甚时颜面苍白，手足厥冷，脉搏细小，冷汗直流，甚至人事不省。约经数分钟或数小时，作嗳气，欠伸或呕吐而缓解。痛止后，健康如常。其发作一日数次，或数日数月一次而不定。

疗法：缓解痉挛，消除疼痛。

灸穴：通谷、中脘、天枢、足三里。发作时每穴用小艾炷各灸 7 壮。

调护：有原因病者须积极治疗其原因病。注意饮食，愉悦情志。

预后：多良。惟原因病不去，易于复发。

治验：福建漳州社员梁凤池 1930 年报告：吴鹏，男，29 岁。忽患胃痛。生用陈艾为之灸中脘、天枢、足三里各 3 壮，痛立止。

7. 初期胃溃疡（胃痛）

原因：多发于身体虚弱者。有肺病或贫血等病，使胃之某部发生血行障碍，胃黏膜起局部的自家消化，因此形成溃疡。胃部损伤、胃酸过多、化学刺激则为其诱因。患者以15~30岁者为多。

症状：本病主症通常为饮食后之半小时，胃部发生剧痛。如溃疡部接近幽门，则食后须1~2小时始发生剧痛。食物吐出之后，立即痛止。疼痛多在上腹部，痛处按压则更甚。发作时之吐出物中含有血液，甚者大量吐血，血为紫黯色。有时混在大便中排泄。食欲并不减少，胃口亦佳。空腹时亦能发生疼痛，得食少解。舌诊多呈赤色。如出血过多，即发生眩晕，心悸，颜面苍白，脉搏细小，精神衰惫。如再扩展，则胃穿孔，发生腹膜炎而亡。

疗法：初起时灸治，以减少胃酸，强壮胃之机能为目的。

灸穴：①风池、大杼、膈俞、胆俞、脾俞、冲门、足三里；②天柱、肩井、肝俞、胃俞、三焦俞、腹结、上巨虚。每日轮灸，各灸5~7小壮。

调护：绝对安静，屏除忧虑，摄取富有营养而无刺激之流质食物，每日以云南参三七之大颗者，用开水在砂盆中磨食3~5分。

预后：痊治者有之。如有并发症者危险。

8. 消化不良（胃气）

原因：本病多属神经质者，30岁以上男性为多。来自贫血、烟酒过度、精神过劳、疟疾、肺病、肠寄生虫、妊娠、癔症等。

症状：食后觉有胃部压重不快之感，不时头痛，倦怠，眩晕，不眠，心悸，吞酸，嗳气，有时便秘，有时泄泻。精神爽快时，则一切症状消失。有时精神兴奋时，稍进一些饮食而胃病立发，有时多吃一些不易消化之食品，亦不发生消化障碍，症状变易不定为本病之特征。

疗法：以旺盛胃之机能，催进胃液之分泌为目的。

灸穴：中脘、天枢、足三里。每日用念盈药条灸治。

调护：注意原因病，予以易于消化富有营养之食物，少吃多餐，情志愉快为第一。

预后：生命上无危险，但为顽固之病症。

9. 胃机能衰弱（胃弱）

原因：因腹壁弛缓、腹压减少及营养不良，以致胃肌衰弱。

症状：胃部膨胀有压重感，饮食之后常发嗳气，必须放松衣带。饮后胃有振水音。每因胃肌弛缓而发生胃之运动障碍，形成营养不良、神经衰弱。

疗法：以活泼胃之运动，使胃肌紧张为目的。

灸穴：肝俞、脾俞、三焦俞、上脘、中脘、下脘、不容、梁门、足三里。

调护：避免水分多之食物，宜常按摩背部两侧与胃部。

预后：大多良好。

10. 胃酸过多（吞酸）

原因：进食过速，不细细咀嚼，牙齿不良，神经衰弱，过食淀粉与香味料过多之食物，惊惧及精神激动等均能引发本病。

症状：初起时，胃部有压重不快感，逐渐进展而成吞酸、嘈杂、嗳气，再进而发生胃痛。每在食后 2 小时，发生胃部疼痛，向背部、两肩胛部放散为其主症，但食欲反佳，且有顽固性之便秘。如再进展，多成胃溃疡。

疗法：以调整胃之分泌机能与通便为目的。

灸穴：天柱、大杼、膈俞、肝俞、脾俞、中脘、天枢、足三里。每日用念盈药条灸治。

调护：注意摄生，避免冷食，情志怡悦，腹部保温。

预后：大多良好。

11. 慢性肠炎（寒泻、飧泻、泄泻）

原因：本病大都由急性肠炎移转。或由于肝硬化、心脏病、肺疾患、肠结核、肠寄生虫、肠溃疡、饮酒过度、泻药滥用、肠内瘀血等而发。

症状：本病之主症为时而泄泻，时而便秘，腹痛或不腹痛，肠雷鸣，头晕，食欲减退，肌肉瘦削，失眠，体力日弱。

疗法：旺盛血行，恢复肠功能。

灸穴：三焦俞、气海俞、大肠俞、中脘、天枢、气海、水道、足三里。每日用念盈药条灸治。

调护：积极治疗原因病，腹部保温，注意饮食。

预后：多良。

治验：见"医案选介·飧泄"。

南通社员张慎陶报告：病者黄陈氏，37岁，住南通县兴仁区黎明乡。一月前腹痛肠鸣，日夜水泻8~9次，连绵至今。常头痛眩晕，饮食无味，不思食，瘦弱疲惫。1950年9月8日来诊。用念盈药条灸足三里、天枢、三阴交，5分钟后，病者即觉温热直达病灶，顿感舒畅，两诊痊愈。助治香连丸一两。为防止复发，嘱购买念盈药条回家自灸。

12. 慢性阑尾炎（缩脚小肠痛）

原因：阑尾腔梗阻，如粪便，阑尾扭转，寄生虫等及细菌感染所致。

症状：疼痛不若急性之剧烈，时痛时止。在剧烈运动或饱食后易于发作，或觉胃痛，或觉腹内不快，大便通常不整，恶心嗳气，但少见呕吐，不发热。

疗法：消炎镇痛。

灸穴：阑尾、中脘、水分、气海，右大肠、胃俞，太冲。每日各灸 3 小壮或念盈药条灸治。

调护：避免剧烈运动，食勿过饱。

预后：大多良好。

13. 肠结核（肠痨、五更泄）

原因：本病为结核菌侵犯肠壁所致，多为肺结核后期之续发。亦有从结核患者之食具或饮有结核菌之牛乳而致者。小儿易于感染。

症状：本病之主症为天明时泄泻，一日 2~3 次，腹部稍稍膨满。将泻时下腹作痛，大便为糜粥状，含有结核菌及组织坏片或血液。渐次羸瘦，贫血，潮热，甚至肝肿大，每多发生结核脑膜炎而死亡。

疗法：以强壮为目的，有肺结核者，速治之。

灸穴：脾俞、三焦俞、气海俞、大肠俞、天枢、气海、足三里、三阴交。间日各灸 3~5 小炷。如有麝香，可用蒜片下置麝香少许灸下穴，每穴 3 壮，每 1~2 天灸 1 次。气海俞、大肠俞、阳关。

调护：摄取富有营养之食品。

预后：早期灸治有效，后期不良。

14. 肠疝痛（腹痛）

原因：本病为神经痛，肠之本质无变化。大多由于神经衰弱、贫血、肠寄生虫刺激、肾脏炎、子宫病之反射等，或因肠中浊气之瘀积所致。

症状：本病之主症为发作性之腹痛，自脐下或下腹起突作剧痛，如绞如刺，腹肌紧张，患者必将身体前屈，以手重压，冀其缓解。痛甚时面色苍白、心悸、冷汗、脉细、肢冷，亦有恶心呕吐者。每经嗳气、放屁，或大小便而立即缓解。发作时间不一，有数分钟即止，有1~2小时始已者。

疗法：发作时以缓解疼痛为目的。平时以旺盛其局部之血行，调整肠之蠕动为目的。

灸穴：发作时：气海、天枢、足三里、三阴交、行间。用米粒大之艾炷各灸3壮。平时：脾俞、三焦俞、气海俞、大肠俞、天枢、关元、大巨、足三里、三阴交。每天用念盈药条灸治。

调护：腹部保温，避免冷食，兼作原因治疗。

预后：多良，但易复发。

治验：绍兴徐仁勇1931年报告：近邻张氏，47岁，症状腹痛下痢，舌白腻，脉细。为灸天枢、关元，痛立止，助治香连丸2钱，痊愈。

陕西南郑社员况乾五报告：王烈娃，男，8岁，陕西南郑武乡区滥泥村。1951年2月24日晨诊。前三日腹痛不能食，昨夜吐泻清水甚剧，脉伏，四肢冷，直接灸神阙、气海、关元、天枢、中脘、脾俞、肾俞，灸至脉出为止。灸后数小时，吐出蛔虫数条而愈。

15. 肠弛缓症（大便虚秘）

原因：为有先天性之肌肉萎缩，肌肉发达不充分所致者。有为后天性之久坐、少运动、妊娠过多、慢性肠炎，或滥用下剂所致者。

症状：平卧时，腹部平坦而沿结肠处则臌满，脐下与耻骨间按之柔软，阑尾部与乙状结肠部可触知粪块，振动腹部有水音。大便秘结，间有每日通便者，其排出量不多，而食入量不减少，此为本症特征。因粪快在体内瘀积过久，分解腐败产物而引起头痛、头晕、三叉神经痛、失眠、心悸等症状。

疗法：以促进肠蠕动，通畅大便为目的。

灸穴：三焦俞、气海俞、大肠俞、天枢、大横、腹结、中极、支沟、足三里、大敦。每日用小艾炷各灸 3~5 壮，或用念盈药条灸治，久治有效。

调护：腰椎至荐骨两侧常予按摩，时作户外运动。

预后：持久灸治可能有效。

16. 常习性便秘

原因：本病为肠之蠕动机能减弱所发生之病症。其诱因为运动不足，多吃不消化或收敛性之食物，久坐等。其他贫血，胃肠疾患，直肠肛门疾患，胆汁分泌少，脑脊髓疾患等皆为其起因。

症状：大便数日一行，异常干燥而困难为其主症。腹部时常膜满、压重、紧张，常兼有眩晕、头重、头痛、倦怠、心悸、不眠、恶心或三叉神经痛。

疗法：以加强肠肌力，促进肠蠕动为目的。

灸穴：大肠俞、小肠俞、中脘、天枢、足三里。间日灸小艾炷 3~5 炷，或念盈药条灸治。

调护：作户外运动，腰以下前后常予按摩，多饮盐开水，去其原因病。

预后：有脑脊髓疾患者不良。

17. 腹泻

原因：本病为肠之蠕动亢进，或肠之吸收水分作用减退，或为肠液之分泌量增加，或为肠寄生虫刺激等为其主因。

症状：本病一般之症状为日泻数次。其因消化不良而引起者，大便稀薄如米粥而有恶臭，时作恶心，口中乏味，泻时腹部略痛或不痛。其为蓄变而致者，便时腹作疝痛，便出即止，初为硬块，次为粥状，最后为水液样，时时放屁。其为神经性者，大便次数不定，每因精神感动而欲便，便量甚少，同时有心悸，眩晕，全身作一时性之热感或冷感。

疗法：概以加强肠之吸收机能为目的。

灸穴：三焦俞、大肠俞、下髎、天枢、气海、足三里，每日以念盈药条灸治。

调护：注意营养，腹部保温。

预后：久治多良。

治验：上海社员徐春为报告：顾小宝，男，3岁，住上海中山路中山村219号。因不按时按量饮食，致成腹泻，已经3日，时常呕吐，哭声微弱，不思食乳，坐卧不安。1952年7月27日，念盈药条灸中脘、天枢、关元、脾俞、胃俞、大肠俞各1分钟，见效。7月28日，灸同前，痊愈。

南通张慎陶报告：生岳母之胞妹黄陈氏，37岁，住南通市兴仁区黎明乡。1950年9月8日来诊。自诉一月前腹痛肠鸣，不时腹泻，暴注直下，便后痛止。现在容颜憔悴，虚惫至极。乃用念盈药条灸足三里以升阳，天枢以调理肠胃，三阴交以滋阴健脾。5分钟后，患者即觉一股氤氲温热药力直达病灶，舒畅莫名。两次竟霍然而愈。

安徽阜阳社员袁文朝报告：1942年7月，同乡高振东，伤寒后贪吃瓜果，以致腹泻，一日数次，日见削瘦，针药均不能止，乃为隔蒜灸气海、关元，当晚安睡未泻，连灸2次痊愈。

18. 痔

原因：本病为痔静脉之结节状扩张而致。其诱因常为习惯性便秘、直肠肿瘤、子宫肿疡，与其他慢性心脏病、呼吸疾患等等；而负重远行，强力工作，久坐，少运动，每成此症，妇人分娩，亦易发生。

症状：自觉症状为大便时感到肛门紧张不快，或为疼痛，间有痔出血者。病之发生部位在肛门括约肌之上者曰内痔，肛门括约肌之外者曰外痔。内痔在大便时疼痛，如裂如灼，如不瘀血，则便时不痛。外痔在步行时感觉不舒或疼痛。痔痛每因出血而缓解。但如出血过多，即发生贫血现象、眩晕、心悸、衰弱，于是括约肌脱出肛外，俗称脱肛，苦恼不堪。

疗法：以减低直肠瘀血，使痔静脉收缩为目的。

灸穴：长强、阳关、中髎、二白、三阴交。用小艾炷或念盈药条持久灸治。脱肛或大量出血时：腰俞、阳关、百会各灸中炷 5~7 壮。

调护：注意每日通便，不使粪便干燥。

预后：虽为顽固疾患，于生命无危险。

治验：江西泰和社员徐超报告：陈听锦，男，44岁，泰和人，患痔已二十余年。其状肛门肉球突出如胡瓜，大便或行长途时，即有血流出，痛苦难堪。生为灸长强、承山、二白，另以附子研末，以唾作饼贴痔上，艾灸之，觉有一道热气直达心胸。灸后大便时，泻出不少黑血。连灸数日，已愈十之七八。长途时，肛门胡瓜亦不坠下矣。

19. 郁滞性黄疸（阴黄）

原因：本病由于胆石、凝血、黏液等残存于胆道内，或胆道发炎、黏膜肿胀，因此引起胆道狭窄，胆汁瘀滞，被血管、淋巴管吸收，引起全身发黄。

症状：本病之主症为皮肤发黯黄色，或黄绿色，甚至黑黄色。眼球结膜及口腔黏膜之黄色更著。皮肤瘙痒，消化障碍，体倦头晕，渐次肝脏硬化、脾脏肿大，形成俗称之黄肿。

疗法：以促进肝脏机能，疏通胆道，使之恢复正常为目的。

灸穴：大杼、膈俞、肝俞、脾俞、魂门、阳纲、身柱、至阳、三阴交。每日用念盈药条灸治。

调护：必须蔬食，多饮盐开水，与中药配合治疗。

预后：多数良好。

治验：先父梦琴公治一丁家河头丁善生阴黄病，形寒、腰酸、食少、懒惰。为于背上用墨点至阳、脾俞二穴，嘱其妻每日用艾隔姜片各灸7壮，不半月而愈。

上海社员陆期明报告：李寿千，男，43岁，农，白洲人，患阴黄数载。1950年9月间来诊，为灸至阳7壮，并嘱其回家后，隔一日灸一次，至愈为止。病者如言行之，半月遂获痊愈。

20. 脾脏肿大（痞块）

原因：本病多由热性传染病、疟疾、丹毒等病高热口渴时，多饮冷饮引起。初无感觉，逐渐肿大。

症状：左肋下可以触知有钝圆形之肿物。肿度大者左季肋部呈隆起状，有大如覆盆，延至下腹耻骨上者。面色黄淡、贫血、倦怠、消化不良、食欲不振、脉搏细数、不时发热，渐至全身衰弱，发生浮肿而亡。

疗法：以旺盛血行，促进脾脏机能之恢复正常为目的。

灸穴：肝俞、脾俞、意舍、中脘、章门、气海、足三里。每日用念盈药条灸治。

调护：多摄取营养品，绝对避免冷食与刺激性食物。

预后：如无肝硬化或癌肿者，多良。

治验：余治望亭姚家浜徐阿满之子，脾积年余，下脘胀痛有一块如掌大，面黄肌瘦，时发寒热。于块之上下左右各刺一针，即于针柄上用艾燃灸之，有百二十壮未觉热。翌日痛更甚。乃改用念盈药条熏之，立即痛止。至晚复痛更剧，汗出淋漓，未几大下，悉为青黑黏腻之物，下脘立舒，块消无形，后处方善后而愈。惟须注意，如为脾癌肿物，绝对禁止针刺。

彭祖寿报告：同事许彬，年20岁，西林人，腹中生痞块，每于睡时，行动于内，略觉疼痛，已二三年矣，无法可以消除。为余谈及，并请治方。余姑为灸气海、天枢、中脘并痞块四围各灸7壮，一次而块消失。现拟为余登报鸣谢。

泌尿生殖系疾患

慢性肾炎（浮肿）

原因：本病或为急性肾脏炎之移行，或为反复感冒，或为结核、疟疾、热性病后失于调治而致。

症状：时有轻热、倦怠、食少，颜面苍白、浮肿，四肢亦浮肿，朝宽暮急、皮肤光泽，尿量短少，含有蛋白。腰酸、身疼、心悸。

疗法：以强壮肾脏机能，旺盛血行，强心利尿为目的。

灸穴：（1）灸穴：三焦俞、气海俞、大肠俞、上髎、气海、足三里、阴陵泉

（2）肾俞：关元俞、次髎、天枢、关元、足三里、三阴交

针灸验方

外感病症

〇感冒伤风，灸风门，针风府。〇清退高热，针阳池、中脘、滑肉门。〇泻感冒及猩红热、丹毒、麻疹等高热，针大椎、风府。〇泻五脏热，心肺热针身柱，肾热针至阳，肝热针神道，脾热灸灵台、身柱，膈热针4椎下。〇祛除阴邪，针阳池、中脘。〇寒邪凝结，灸寒府（膝上三寸横指处）。

◎伤寒大热不解或发狂，针大椎、风门，及肺、肝、胃、大肠、小肠、膈、厥阴等七俞，又点刺各井穴使出少许血。◎伤寒余热未清，针涌泉、间使、大椎。◎伤寒头昏谵语，针手之井穴使出少许血，又针神门、曲池、中脘、解溪、足三里、冲阳。

◎疟疾，大椎，米粒大艾炷灸五壮。

〇脑膜炎，灸百会、身柱、命门各七壮，针太溪、涌泉。（◎针人中、大椎、至阳、命门、风池、曲池、委中）◎湿热黄疸，针至阳、脾俞、阳纲、胆俞、足三里。

各种急症

〇猝倒失神：针液门，灸神门。〇脑血管意外，针百会，点刺尺泽、委中出血。〇中暑，针人中、中冲、涌泉。〇寒厥，灸百会、中脘、关元。〇热厥，针少商、神门、涌泉。○食厥，针中脘、足三里。○痰厥，针中脘、丰隆，灸灵台。○气厥，灸手三里、足三里、液门，针气海、肩井。

头项病症

○头顶强痛，针天柱、风池；或以天柱、小海为主穴。◎偏正头痛，针以风池、太阳为主穴，或再加风府。◎头痛，百会、风池均针或灸，及针太阳。○偏头痛，针通天、昆仑、悬颅、天髎（◎列缺、合谷）。◎便秘头痛，针丰隆、支沟。

◎头目昏晕，针风池、肝俞、上星。○虚症头晕，灸上星。○实症头晕，针攒竹、大敦、侠溪。○脑鸣，针解溪。○癔病头重，灸百会，针解溪。

○面肿，针人中，灸复溜。○颜面神经麻痹，针手三里、完骨、太冲，灸肝俞。◎口眼歪斜，针颊车、地仓。歪左灸右，歪右灸左。隔姜灸，灸后用毛巾包扎好，两小时内不说话，不吹风，连灸数天会愈。

◎项强，针灸合谷、间使、风门、肺俞。

五官病症

○两目昏花，针头维、风池、攒竹、百会、上星、肝俞。◎两目散光，针灸命门、肝俞、肾俞、光明。◎目赤肿痛，针合谷、光明，并点刺太阳出血。○眼底出血，针风池、天柱，灸合谷。○上眼睑下垂，灸阳谷，针丝竹空。○下眼睑肿，灸内庭，针承泣。○砂眼，针禾髎、头临泣。◎胬肉攀睛，针睛明、风池、肝俞、期门、少泽。◎迎风流泪，上星针后温灸，再针睛明。或握拳，用小艾炷在大指第一节关节正中，和小指第二节关节正中，各灸十壮，灸时觉烫热，即将艾炷去掉，再换一炷，连灸十天会愈。◎雀目，针灸肝俞、命门。◎目生内障，针风池、肝俞。◎眼生翳膜，耳尖灸五壮。◎青盲，商阳点刺出血，肝俞、命门、光明均针后温灸。◎暴盲，上星点刺出血，针攒竹、睛明、三间、前顶。◎目因击伤发红肿，怕难堪，大陵灸七壮，次日灸六壮，三日五壮，逐日递减，七日一壮愈。

　　○耳聋耳鸣，针肩贞，灸颅息（◎听宫、翳风、肾俞、足临泣）。○耳痛，针肾俞、太溪、手三里。○中耳炎、耳下腺炎，深刺滑肉门，浅刺液门。◎耳中流脓，针耳门、翳风。◎耳中肿痛，针翳风、足临泣。

　　①鼻病，浅刺滑肉门（浅刺通胃经。而咽喉病、耳病，则均可深刺滑肉门，因深刺可通联肾经。）◎伤风鼻塞，隔姜灸上星穴。○鼻炎流浊脓，灸囟会，针天柱、手三里、足三里。◎鼻流清涕，上星针后温灸。◎鼻塞不闻香臭，上星、迎香针后温灸，再针合谷、风池。○鼻衄，灸风府，针大椎。若大出血不止，拔去风府上头发三五根即止。◎鼻痔，上星针后温灸，针龈交。

　　○口臭，针大陵、人中（◎针大陵，点刺舌下出血）。◎口内生疮，针合谷、少商。◎舌强舌肿，点刺少冲、少商、舌下出血。◎齿痛，针合谷、内庭。○齿龈脓肿，针曲池、手三里。◎重舌木舌，点刺少商、合谷、舌下出血。

　　○咽喉红肿，针太溪、列缺，刺少商出血。○扁桃体炎，针尺泽、大杼，刺商阳出血。又方，深刺滑肉门一寸五分，浅刺液门。◎乳蛾，咽喉肿、溃烂，针合谷，少商点刺出血。◎口干咽痛，针少商、曲泽。

心脑血管病症

○心悸，心动过数，针少冲、膻中。或轻刺郄门、巨阙。○狭心症，灸神阙，针郄门，或针厥阴俞、心俞、天宗。◎心痛，针内关、心俞、足三里。○高血压，针百会、天柱、风府、天髎、膈俞，灸手三里、足三里。血压极高时，取商阳、少冲出血。

呼吸系病症

◎风寒咳嗽，痰热咳嗽，针太渊、列缺、肺俞、丰隆。

◎老年咳嗽，肺俞、中脘、气海、足三里、乳根针后温灸。○支气管炎，针天突、中府、尺泽。

○虚喘，针中府、尺泽，灸灵台。（◎针天突、中脘、足三里）○实喘，针中脘、下脘、巨阙、梁门。（◎针合谷、列缺、足三里、丰隆）○久年咳喘，大暑日中午用麝香蒜泥敷灵台穴，以艾灸之，起红瘢为度。◎冷哮，针灸膏肓、中脘。◎热哮，针合谷、肺俞、中脘、足三里、列缺。

○咳血，针灸肺俞、中脘、列缺。○咯血，针郄门、尺泽，灸三阳络。或针郄门、太溪（◎针尺泽、足三里）。

○肺炎，针后溪、肺俞，灸风门旁五分处及左阳池、身柱、足三里。

◎肺痈，针肺俞、列缺、尺泽、俞府、中脘、内关。

◎肺结核，虚劳咳嗽，肺俞、膏肓、足三里、气海针后温灸。

◎吐血咳嗽，针灸尺泽、气海、足三里、肺俞。

消化系病症

○食道狭窄，针天突，灸大杼。

○呃逆，针膻中、内关，灸足三里、乳根。

○恶心呕吐，针灸中脘、内关、足三里。◎翻胃吐食、噎膈不能食，针灸上脘、中脘、内关、足三里。

○胃脘痛，针胃俞、内庭、梁丘。○胃脘痛连及胁下，针内庭、章门、京门。◎肝胃气痛，针灸中脘、足三里、期门、行间。○胃溃疡，针阳陵泉，灸胃仓。○胃酸过多，灸乳根、膏肓、足三里，针膈俞、至阳。○胃痉挛，针泻梁丘、胃仓、章门。

○急性肠胃炎，温灸中脘、胃仓、章门。◎进食呕吐，三焦俞针一寸五分至二寸五分，斜向上提插捻转。

○溏泻，灸梁丘、脾俞。○水泻，针委中，灸神阙。◎热泻，针中脘、天枢、足三里。◎寒泻，针灸天枢、关元。

○痢疾，取梁丘、昆仑，赤痢针，白痢灸。◎针合谷、足三里、中膂俞。○休息痢，针灸三焦俞、天枢、足三里。◎噤口痢，针内关、外关、中脘、天枢、足三里。

◎大便秘结，针支沟、血海、三阴交。◎大便出血，针灸三焦俞、大肠俞、长强。

○腹痛针大横、中极。○腹胀，灸左阳池，针上脘、中脘、天枢、气海、曲骨、足三里、太溪、内庭。◎腹胀腹痛，针中脘、气海、足三里。○慢性腹痛，悠悠不止，灸大巨、公孙。○绕脐切痛，灸神阙、带脉。○下腹受寒腹痛，灸阳关、神阙。

◎腹中有气块积块，加灸期门、章门。

◎气胀积块，针灸足三里为主。

◎气臌，针膻中、气海、足三里、三阴交。◎水臌，灸水分，天枢、足三里、阴陵泉、肾俞针后温灸。◎血臌，足三里针后温灸，并于局部多灸。

○肠结核，灸昆仑、天枢、脾俞。○肠梗阻，灸天枢，针命门。○肠出血，灸梁丘，针神门。○肠套叠，针太溪，灸命门。

○阑尾炎，针阑尾穴。

○胆道蛔虫剧痛，重刺期门或陵下（在阳陵泉下半寸许）。○胆石症，针胆俞、胃俞、浮郄；或重刺中脘、胆俞，轻刺足临泣、太冲。

泌尿系病症

◎五淋白浊，针中极、阴陵泉、三阴交，或再加针肾俞、三焦俞、血海、小肠俞。○尿道刺痛，针曲骨、中极、小海。◎小便短赤频数，针肺俞、合谷、中极。

○肾炎，灸水分、阴交、肓俞、肾俞。

○遗尿，针太乙，灸阴陵泉。◎针灸关元、肾俞、膀胱俞

○夜尿频仍，针曲骨，灸小肠俞。◎身柱、命门、肓俞、关元、中极，每天各穴灸米粒大艾炷五壮。

◎小便癃闭不利，针中极、阴陵泉、足三里。

○膀胱疼痛，针膀胱俞、中极。○腹水、小便不利，灸隐白，针足三里。

◎大小便出血，针三焦俞、长强、中极、阴陵泉。

糖尿病

◎针阳池、中脘、脾俞、然谷，灸左阳池。◎三消渴

饮，针涌泉，并舌下出血。

癫狂

◎昏痴，选针人中、少商、隐白、申脉、风府、承浆、劳宫、上星、会阴、曲池，舌下脉出血。

◎癫痫，后溪、冲门、间使、鸠尾、中脘、丰隆均针后加灸。◎羊痫风，百会、囟会、巨阙、中脘、肓俞、气海、足三里、涌泉，各穴灸七小壮。头两个月是每天灸一次，以后逐月减少，改为两天一次，三天一次，再改为七天一次，十天一次，连灸三年，可以完全控制。◎癫狂，针心俞、神门、间使、中脘、后溪。

虚劳体弱

○精力衰退，容易疲乏，灸天枢、太白。○晨起乏力，灸中极五壮，再针神门。○气虚萎靡，振奋阳气，灸百会、阳池、中脘、关元；凡属阴盛阳衰精神病，每日用麝香艾绒各灸上穴三五壮，灸满四十九日，则元阳充沛，阴邪不攻自退矣。○气虚畏寒，灸气海、膻中。◎虚劳羸瘦，至阳、脾俞、肾俞、膏肓、足三里针后温灸。○大病后虚弱，面色萎黄，灸关元、三里、肾俞、命门、三阴交。

○阴虚自汗，针大椎，灸复溜。◎针后溪、间使、阴郄，再加大椎、肺俞针后温灸。○盗汗，针百劳，灸肝俞、筋缩。◎针后溪、间使、阴郄。

○失眠，有四组穴，一大巨、太白，一肝俞、神门，均可针或灸；一灸涌泉、肝俞；一心肾不交，针神门、照海，一脾胃不调，针神门、三阴交。◎疲倦嗜卧，至阳、脾俞针后温灸。

◎夜梦鬼交，针大敦、隐白、脾俞、曲骨、厥阴俞（阴部涂雄黄）。

◎梦遗滑精，针灸肾俞、命门（或志室）、关元、心俞。

◎阳痿，灸命门、肾俞、关元、气海。

◎精冷不育，灸心俞、关元俞。或灸肾俞、命门、关元、气海。

妇科病症

〇停经，针血海（向上斜刺一寸，用捻转手法），灸三阴交、大敦。◎月经不调，针灸关元、归来、血海、三阴交；或血海灸二十一壮，至阴灸七壮。〇月经过多，针通谷。

〇子宫出血，针小肠俞、阳陵泉。或针通谷、阳陵泉。或灸隐白。〇血崩，灸隐白三五小壮（◎百会、隐白针后温灸，并灸长强）

〇白带，灸带脉，针阳陵，或灸中极、带脉、维道。（◎关元、腰阳关、三阴交，常用念盈药条灸）。◎赤白带下，针或灸带脉、中极、归来、三阴交，并针章门。◎赤带，针三焦俞、小肠俞、带脉、血海、三阴交。或灸血海、三阴交、足通谷各灸九壮。◎黄白带，血海、三阴交、照海各灸九壮，或三阴交九壮。

〇妊娠恶阻，针曲泽，灸中脘、左阳池。

◎胎衣不下，针中极、昆仑。

〇产后血瘀经闭，针血海，灸期门。◎产后汗不止，针太冲用补法，或用灸。

◎胞宫寒冷不孕，中极、归来、血海、地机、关元，均针后温灸。〇预防小产滑胎，炒盐填满脐中，灸三至七壮。

或灸肝俞、肾俞、命门、三阴交、关元。◎难产，灸至阴，针合谷、太冲均用补法，三阴交用泻法。

〇卵巢囊肿、子宫肌瘤，灸命门、左阳池，针气海、大赫。

小儿病症

◎小儿发热，身柱，米粒大艾炷三壮。

〇小儿气喘，灸身柱，针太溪。

◎小儿夜啼，肝俞、命门，各灸半粒米大艾炷三壮。

〇小儿脾疳（眉心出现青筋），灸大敦、针脾俞。◎慢惊风，灸神阙、关元、百会。◎急惊风，针少商、人中、涌泉、中脘。或再选百会、合谷、曲池、承山。

〇小儿烂眼圈，灸二间，针瞳子髎。

运动系病症

◎周身筋骨疼痛，凡阳经在关节各穴均针灸之。

〇头痛项强、肩凝、上臂酸痛，灸天髎、肩外俞。

◎手足不能伸屈，合谷、中渚、阳池、外关均针后温灸。

◎手臂连及肩痛，针中渚、后溪。◎手腕无力，针灸外关、阳池、腕骨。◎手指酸痛麻木，外关、合谷、中渚，针后温灸。

◎肾亏腰痛，针灸命门、肾俞。〇脊柱前屈，针巨阙、中极。◎腰痛不得俯仰，针环跳、委中、昆仑。◎腰脊酸痛，肾俞、命门、人中、至阳，或针或灸。〇腰骶绷紧、手足发冷，灸上髎、身柱。

〇坐骨神经痛，针环跳、丘墟，灸跟下（昆仑下二寸）。

◎腿膝乏力，针灸风市、阴市、阴陵泉。◎脚膝拘挛，针阳陵泉、犊鼻、足三里、昆仑。◎脚膝肿，针灸足三里、阳陵泉、绝骨、三阴交。○跟骨痛，针仆参、中髎、金门。◎足不能行，环跳、风市、阴市，针后温灸。

○风湿性关节炎，小肠俞为主穴，深刺。

◎中风后半身不遂，手足拘急，针外关、阳池、后溪、中渚、合谷、昆仑、解溪、丘墟。口噤不语者，每次合谷，再加针颊车；口若不开，点按灸之。或针百会、肩髃、曲池、外关、后溪、环跳、风市、阳陵泉。

胸胁部病症

◎心胸痞闷，针内关、阴陵泉、承山。◎胸胁痛，针灸间使、合谷、风门、期门、阳陵泉、内关。○肋膜炎胸痛（◎胁肋疼痛），针期门、阳陵泉。

○肝气上逆，灸行间，针期门。

◎奔豚、伏梁，针灸上脘、中脘、气冲、足三里。

○胸膜炎，针郄门、膈俞。

○肋膜炎，针郄门、大陵。

○肝炎，针灸肝炎穴（曲池上寸半许）为主。

外科病症

○头皮屑过多，灸三阴交，针膈俞。

○乳痛，灸天宗，针胃仓或少泽。○乳腺炎，针天宗、膺窗。○丹毒，灸夺命（曲池上五寸），刺少商出血。

○慢性荨麻疹，针灸肩髃、曲池、大陵、百虫窝。

◎疔疮，针身柱、灵台，并取病灶所在之经脉上穴。

○疔疮痈毒，灸手三里、合谷、养老，须从初灸不觉热灸至觉热，或从初灸觉热灸至不觉热为度。疮疖脓肿，针手三里、养老。

◎痈疽发背，针灸灵台。

○脱骨疽，灸绝骨至三十壮，又针行间。

○各种风湿瘙痒溃烂疼痛，针曲池、膈俞、血海。◎各种漏管久不收口，附子饼灸患处。

◎手臂红肿，针灸手三里、合谷、外关。◎腿股红肿，环跳、风市、阴市，针后温灸。○脚气，针解溪、复溜，灸足三里、太溪。

◎鹅掌风及手掌痒烂，针灸劳宫。◎草鞋风，针行间、太溪、丘墟、昆仑。

◎瘰疬，针翳风、肘尖、百劳。

◎横痃，针灸至阳、合谷、三阴交、承山。

肛门病症

○脱肛，灸百会、滑肉门，针长强。或单独灸百会七壮，连灸七日（◎腰俞、阳关、命门、百会。由下部穴位始，顺次向上，每天各穴灸三壮。或上脘针后温灸，再灸百会。或百会针后灸，再针长强）。○痔疮，针孔最、中髎。○痔疮肿痛，针曲骨、中极、小海。◎痔漏脱肛，针承山、长强、二白。◎痔疮出血，灸百会、会阴各九壮，一次血止，频灸痔亦愈。

疝气

◎疝气双偏坠者，灸膑骨下一次三壮，不过三次。◎小肠疝气，针大敦、曲泉、气冲，三角灸；或命门、肾俞、关元俞，三角灸。

其他

◎脚气浮肿，阳陵泉、绝骨、足三里、三阴交均针后再温灸。◎脚气酸痛，针阳陵泉、足三里、肩井。

编者按：上举验方，据两份材料整理而成。标以○者为承淡安高足，原北京中医研究院特约研究员郑卓人氏所提供，郑氏称之为"承师面授常见病针灸处方笔录"。标以◎者为承淡安女儿承为奋、女婿梅焕慈所提供。今归类整理加以介绍，并附上郑氏笔录之"后记"如下。

1955年7月，我应电召去南京会见承淡安老师于寓所。凡住6日，朝夕聆训，倍多启发奥妙，得其新传一百余例治验，皆其生平临症实验的真髓所在也。余随笔记录。通过二十多年的临床实践，弥钦其取穴简要，正确而效著。曾以授徒试治，类多出入。盖以针法不够熟练，与夫辨证欠确所致也。爰再授法，助其辨证练术。久之，果然收效矣。噫！此殆神而明之，传得其人者欤？是为记。

1980年录赠日本间中博士，供其临床参考之助。渠试用一年余，告我诚服不已云。

1983年春初郑卓人志于北京

医案选介（附承乃盈案）

伤寒直中

1925年秋，有徐家基人急足邀余父往针其弟，谓自田间归，猝然寒战发热，顷刻不能动转，遍体疼痛。余侍父往诊，为针少商、尺泽、委中出血。紫血出后即能转动。又针合谷、曲池、肩髃、阳陵、绝骨、昆仑、环跳、人中，病即减轻。与以阿斯匹林服之，当日即汗出而愈。

伤寒头痛

1927年，淡安寓苏州皮市街，同宅孔氏，二十九岁，生活艰苦，于四月十四日外出归，头痛甚，恶寒发热。余与内子往诊之，脉浮而舌白。为针风池二穴，头痛立愈。又针风门二穴，并灸之。逾二时许，遍身汗出而愈。并未服药，仅饮生姜红糖汤，由内子煮赠之。

少阳病呕吐

先父梦琴公治邻居徐氏，少阳证，呕吐甚剧，汤药不入，为针期门、中脘而呕吐即平，仍与汤药而愈。

阳明症

1925年春，侍先父乃盈公在沙洲诊李某之病，颈项肿胀，口气秽浊，肤灼如火，神昏不语，两脉沉伏，势极垂危。先父命针少商、中冲、少泽出血，复刺合谷、曲池、委中，其脉立出。余为处大承气汤，得大下而愈。

温疟

1929年余寓望亭，是年秋初，居民多病温疟，悉为针大椎、间使、后溪三穴，不用灸，无不愈者。

阴霍乱

1925 年随侍先父在沙洲纯阳堂，一老人患阴霍乱，六脉已伏，体已僵，气如游丝。家人环视，俱谓不救矣。将疡科用之丁桂散加麝香分许，满置脐中，上用大艾丸灸之，共灸 30 余丸，胸腹部渐温，呼气稍壮。更灸之至四肢温、六脉出而止。计烧去艾绒四两余。脐周之肉，灼至溃腐。后为敷玉红膏而愈。

霍乱

1929 年寓望亭，某日自硕望桥出诊王姓女肝虚悲哭病归，距车站二里许，一男子患霍乱倒卧铁路旁，吐泻污物满地，气息奄奄欲绝。围而观者十余人。一针医为之针中脘、承山等穴。余问："有脉否？"曰："已无。"令人移置净地，观其舌，红中带紫色，爪龈亦有紫色，掐之尚发白。余谓尚可救治。因十宣等穴俱已刺过，出三棱针为刺尺泽、委中等处之紫络，出黑血盏许。又刺人中、中脘，病者知痛而苏。十余分钟后，两脉渐出，吐泻亦止。乡人识者，抬送回家。

阴黄

1926 年，侍父诊一丁家河头丁善生阴黄症，形寒腰酸，食少懒惰。于其背上用墨点脾俞、至阳穴，嘱其妻用艾隔姜片日灸七壮，不半月而愈。

痰饮咳嗽

1929 年余治一望亭殷埂上钱氏之痰饮咳嗽，病起于产后著寒，咳嗽经年不愈。咯痰稀白，夜甚于昼，终夜不得安枕。为针肺俞、天突、中脘、气海、足三里、丰隆六穴，并灸之。经四次针治，未药而愈。

气喘

1929年望亭一茶店主张某之妻，与人口角，受对方之辱骂，忿火未泄，气机郁结，猝然色变脉浮，不语，气上冲逆，喘息不已。延余往诊，为刺膻中（沿皮而下）、中脘、气海三针，而气平语出。

热哮

1925年在华墅侍诊时，先父治章氏之女，十一岁，患哮甚，舌甚红，脉数，断为热哮。为针合谷、列缺、足三里、太冲、天突数穴，哮立止。越日复发，复针之，四次而愈。

前顶额痛

宜兴吕鹤生君前顶额痛半年余，常用毛巾紧束之稍安。1930年来诊，为灸囟会、上星、头维三穴，痛立止。乃嘱用艾隔姜片，日灸上三穴各一壮，以防复发而善其后。未来复诊，想必愈矣。

胃脘胀痛

1930年治锡城李佩秋君之夫人胃脘胀痛，食不得入，水饮尚可容纳少许。病经年余，体瘦面黑，脉细，脐旁动气应手，饮食不能下者七日余，势颇危殆。为刺脾俞、中脘、足三里三穴，并灸之。治疗十余次，病竟痊愈。

腹满时痛

锡城李佩秋君，腹满时痛，自利不渴，为刺中脘、天枢、足三里，并灸之，即日而愈。

下脘胀痛

1929 年望亭姚家浜徐阿满之子，脾积年余，下脘胀痛，有一块如掌大，面黄肌瘦，时发寒热。余于其块之上、下、左、右、中央各刺一针。行龙虎交战术毕，即于针柄上用艾燃灸之，有百二十壮未觉热。翌日痛更甚，乃用雷火针熨之，立时痛止。至晚复痛更剧，汗出淋漓。未几大下，悉为青黑黏腻之物，下脘立舒，块消无形。处方善后，未复发。

飧泄

1927 年，苏城临顿路王翁曰芳，年五十余，患泄已四年，日夜五六行，精神困惫，每觉肠鸣腹痛，则急如厕，一泄即止，逾二三时再行。其哲君瑞初与余善，邀余诊之，脉濡细，知为脾气下陷。《内经》所谓"清气在下，则生飧泄。"一切健脾止涩之品，皆已遍服，近用阿芙蓉膏暂求一时之安稳，固知非药石可奏效。乃云："此症能忍住半小时之痛苦，则可治。"告以故，允之。即为灸关元、天枢、脾俞、百会四穴，各十余壮，竟一次而愈。

呕吐泄泻

1928 年寓苏州时，治一邻家鞋店内之小儿，甫三岁，呕吐泄泻已半月余，面青眼泛，鼻出冷气，四肢厥逆，脉细无神，西医断为不治。给与艾绒一大团，用墨在小儿腹上点关元、天枢穴，嘱其自灸。翌晨复来，面有神采。其母谓灸后即四肢温暖，呕吐泄泻俱止，欲吮乳矣。惟灸处溃烂，为敷玉红膏，并书一方与之调理善后。

慢性腹泻

一位病员自诉五年来常常腹泻，每年夏天都要住院治疗。平常饮食冷了点，或是吃多了点，或是吃了点不易消化的食物，便要腹泻数天。来诊时面色黄淡，毫无血色，肌肉消瘦，精神不振。给他灸了十天，胃口开了，精神亦好了，面上亦有血色了，吃点冷食亦无关系了。他对灸法有了信心，天天坚持灸治，不到一个月，肌肉亦壮了，腹泻完全停止，恢复了过去的健康。灸穴是心俞、膈俞、肝俞、脾俞、大肠俞、中脘、气海、天枢、三阴交、上巨虚，每天各灸半粒米大的艾炷七壮。

热淋

1930年锡城许康君患淋症，小腹胀满，小溲混浊淋沥而热，困难奇痛。经两年余未少痊。西医欲为剖割，畏危险未敢允。适余甫迁锡城，来针。为针阴陵泉、涌泉祛肾经湿热，针合谷、尺泽以开肺气，膀胱俞、中极以鼓下元气化。针后约三小时，小溲通畅而愈。快甚！后因要事急路四十里而复发，仍针前穴，再补肾俞而愈。

痰饮痹痛

1928年余治苏城饮马桥吕某，面黄肿，不咳而痰多，肌肉间不时疼痛，此痛彼止，痛无定处，咯痰多则痛减，少则痛甚。西医谓为肌肉偻麻质斯，服药注射，无甚效果。来诊，按诊濡细，苔白滑，曰："湿痰流注走筋肉也。"为针脾俞、中脘、关元、丰隆，并灸之。以后日灸一次，五日而大效。连灸半月而痊愈。

腰背痛

1926年，余侍先父治徐家园徐茂生腰背痛，为针人中、后溪、环跳、委中等穴数次，愈针愈剧。先父详其脉沉而滑，曰："得之矣！此饮邪伏于太阳腧穴之间也。"乃针灸至阳、脾俞、命门、肾俞、关元。一次而减，再治而愈。

腰痛伛偻

余在望亭针一后宅某氏子，其姓名已忘，由三人扶送至诊室，腰痛伛偻不能仰，鞠躬而行，卧则腹下须垫絮，不能转侧，背部按之剧痛。与葛生怀清共针之，先泻水沟，次针环跳、委中、昆仑，并用泻法，同时出针，病者即时起立而行，见者无不惊奇。

中风瘫痪

中风瘫痪半身不遂之症，总以艾灸为愈，尤以大艾为良。盖艾能温通经络。艾灸有主要穴，即曲池、肩髃、环跳、阳陵泉四穴，频频灸之，自能恢复其原状。余治锡邑薛瑞初之太夫人，年逾耳顺，瘫痪已二年余，就上述之四穴，频频灸之，连续有百五十壮，而竟痊愈，步履如恒。伟哉！艾灸之力，诚非其他药石所能及。

口眼歪斜

淡安治锡城北门汤和之君口眼歪斜症，为之灸地仓、颊车二次而愈。当灸时，病者觉肌肉收引，歪者因此遂正。

癫痫

1929 年望亭俞家桥农人俞某，19 岁，患癫痫已数年，神呆不灵，行走时常倾跌不苏，吐白沫，必逾时始苏而起，言语无伦次，入夜则肢挺如尸。余为针大陵、神门、间使、后溪、人中、中脘、照海，病遂未发。越数日又针一次。后一月余迁居锡城时，闻未发过。

急惊

1926 年春，侍先父在北润，治一黄氏子，急惊甚剧，目上视，背反张，四肢牵引，身热不哭，脉浮数。为针大椎、人中、中脘、曲池、承山等穴，惊搐遂平。余为处散热定搐之剂而愈。近今春冬二令，每以天时温燥，小儿易发生急惊，俱刺前穴，效果甚佳。

小儿暑厥

1929 年夏，余在无锡望亭治愈杨润生之小儿暑厥一症，四肢厥冷而牵引，两目上视，神昏不语，脉数无伦。为刺少商、中冲、尺泽、委中、涌泉、中脘数穴而苏。复与祛暑丹三丸而愈。昔年先父曾治巷路里赵某之子暑厥，背反张而不语，仅针大椎、中脘、气海而立苏，亦与祛暑丹而愈。祛暑丹，即《幼幼集成》之太极丸也。

小儿脑膜炎后遗症

患者七岁女孩，去年夏天患脑膜炎后得了痴呆症，一个聪敏活泼的孩子成了痴呆无用的人。她父母非常伤心，前来要求针灸治疗。起初三天，在她身上灸时，她好像并不觉痛，后来稍微有些知道痛似的。灸一个多月时，神情、知觉、举动都渐趋正常。持续灸治三个月，终于恢复了神识和活泼，重新进小学读书了。灸穴是百会、右肝俞、左脾俞、命门、长强、鬼哭，每天各穴灸三小壮。

小儿瘘弱流涎

苏州宋仙洲巷朱观，九岁，男。生后即筋骨软弱，七岁始能行步。生下九月后，曾发生全身痉挛。其母怀孕时，时时害怕空袭，精神过分紧张，是此病之远因。现在流口水，面部表情怪异，言语不清，行步不整，如舞蹈状。1951年10月16日初诊，针风池、天柱、大椎、曲池、手三里、足三里、合谷、丰隆，灸内庭、大敦、足窍阴。连续针灸五日，11月7日加针廉泉、地仓以止口涎。直至12月3日，每日针灸一次，其中廉泉、地仓两穴则隔二三日针一次。12月5日至22日，每日针中膂俞、环跳、阳关、阳陵泉、昆仑、丘墟、侠溪，大效，步履已渐趋正常。后未来诊。

小儿内翻足

患者是个八岁的女孩。她五岁的时候，不慎被开水烫伤，因而闪伤了腰骨，走路时右脚朝里拐。起初认为是烫伤所致，过数日会自愈。岂料竟日益严重，竟像跛子一样了。经西医诊治，说是结核性骨膜炎，医治三年，更换几处医生，都诊断为结核性疾病，认为不易治愈。于是转求灸治，每天一次，灸了三个星期，走路已看不出异样。又灸了三个月，完全恢复，能跑能跳了。灸穴是筋缩、命门、上髎、外膝眼、悬钟，每天各穴灸半粒米大艾炷五壮。

脚气

苏州金狮巷梅幼云，男，36岁。患脚气病，两腿粗肿，腹部胀满。经医院注射并嘱食糠饼，均不见效。1951年10月来诊，为针风市、伏兔、膝眼、三里、上巨虚、悬钟。翌日针心俞、脾俞、关元俞、水分、阴陵泉、三阴交。上两组穴位轮用，每日针一次。针后用念盈药条熏灸，七次肿消痊愈。

瘰疬

王老师孩子十三岁，一点亦不活泼，面色总不红润，身体发育不及十岁孩子。耳下颈侧常有四五个小疙瘩，医生诊断为淋巴结核，嘱其早治，否则溃烂后难愈。王老师带至我处，当即点穴给其看，告以每天灸一次，切勿拖延。不到一个月，不但耳下颈侧小疙瘩消除，脸色亦红润，腿上肌肉亦坚实起来，神情亦活泼了。灸穴是天柱、身柱、肝俞、脾俞、肘尖，每穴灸半粒米大艾炷五壮。

耳聋

淡安寓望亭，针盛家桥冯老之耳聋病，诊其脉浮而弦，易怒。为之平肝胆上逆之火，泻行间、足临泣、翳风、耳门四穴。翌日愈。

阳痿

淡安治锡城南门朱德兴君，饮食如常，精神不振，四肢酸软，遇事畏惧，奇懒异常。询之是否阳痿？曰："不举已数月。"朱君年方三十三岁，乃谓曰："此下元无火也。"为灸命门、关元二穴。彼藏有瑶桂，嘱为丸服之，果大愈。

冲疝

无锡望亭尚家桥俞长志，年近五十，患少腹痛，自觉有气攻少腹，惨痛欲死，冷汗淋漓，六日未食，奄然待毙。延余诊之，曰："此冲疝也。"在脐上用三角灸法，及灸关元与太冲，其痛立止，处金铃子散方，以善其后。

癫疝

淡安治望亭虎径谷徐阿生之戚，阴囊肿大而痛，不可按，寒热，脉弦。为针曲泉、中封、大敦三穴，即痛止，翌日肿消而愈。

诊余漫话

针灸治病的学理

中医学术的基本学理，是建立在营卫气血和阴阳五行上面。而营卫气血、阴阳五行的凭借，则在人体组织的脏腑经络上。中医的生理概念，更着重于"精"与"神"两个生命元素。所以中医治病，首先必须研究患者体质的强弱，再从辨证中确认其某经的变动，而根据其变动的原因，"阴阳虚实"，"表里内外"，予以适当的调整。就是客观地从病候的变动，观察生理的机制的变动，确定组织生理的机制，从其变动的基本原因，而予以调整的。

由于治疗法则是直达的、整体的，故收效迅速。要研究针灸治病的机理，首先要把中医学理的基础搞通，从临床上去摸索证实。否则，阴阳、五行、营卫、气血以及经络，是不易使人理解和相信的。

一、营卫气血的生理概念

营卫气血，可以统称为气血。中医学说，每以营为血，卫为气。有先天的气血与后天的气血两种。先天的气血是父母给与的真气（也称元气），就是人的精神。《灵枢·经脉》说："人始生，先成精，精成而脑髓生……"《灵枢·本神》说："故生之来谓之精，两精相搏谓之神。"五脏各有所藏：肾之所藏为精，心之所藏为神。有形可见者为精，无形可见者为神。这里所说的"精"与"神"，是中医认为人的生命的主要元素。并认为"神藏于心"，是精神机能的根本。"精藏于肾"，亦称为精气，是人体生命的根本。精与神是分不开的，所以认为心与肾的机能是相连贯的。机能与液体混合而成为人体生命力的基本根源。古书上所说的"天地交泰而生人"，人是得天地之精气而成的。由神而生的为气，由精而生的为血，二者相互支持，相互协调，从母体胚胎时，就基此原则而成长，因此就称为先天之气血，也就是人的原动力的发创。它在母体时，借母体的营养分而逐渐增殖发育起来。脱离了母体以后，从消化器官中吸收营养分来增加补养，发育长大成人。这就是从先天的气血中补充入后天的营养分。而扩展增长的气血，称为后天的气血。中医书上认为心肾的机能有先天的意义，脾胃的机能有后天的意义。如果先天的气血因外界的非常刺激而损伤减少，或因长期消耗过度，或因后天营养补充不足，以致真元殆尽，所谓油干灯草尽，原动力完了，人的生命也就宣告终了。中医处处讲真元，处处着重于先天之本，就是为此。

基于上述中医对于气血的概念，我们可以了解到血固然是人身上最宝贵的东西，是循环人身的有色液体，能给予人身营养及生命力的物质。至于气的说法，它的含义更是非常广泛。中医对人体生理的看法，是不但言血，并且言气。例如大出血的病，急宜益气以固脱，可见气对人身的重要性。

但是气的作用并不一致，有宗气、中气、元气之分。而各个脏腑器官，都有他的本气。至于经络，也有各经不同的经气。

肺主宗气，主持呼吸机能。胃主中气，肾主元气。一司后天气血营养的补给，一司人体生命之本。

总而言之，气是一切活动机能的主宰。有气才能活动，有气才能发挥作用。"血无气不行，气为血之帅。"气是肉眼所看不到的。生命完结，亦即是气之断绝。解剖尸体时，根本就看不到气。所以西医就很少讲到中医所谓的气。但是，中医对气是十分重视的。在针灸治疗上，也有因得气与不得气，而区别出其疗效的强弱与不治的。各种气都是保持平衡的，太过与不及都足以致病。

至于营卫的说法，上面已经讲过，气血有先天和后天的分别。后天的气血就称为营卫。营是先天之血借后天之营养分而增殖成的。卫是先天之气借后天之营养分而扩大的。营卫即是后天的气血。《灵枢·营卫生会》上说："荣行脉中，卫行脉外"，它在全身循行着，并补给营养物于各个组织。它的循环路线，固然离不开血液循环的系统，但是还有它的主要通路，可以说是生命力生活力的补给路线。所以营卫的循行路线，并不即等于血液循环，或许还包括着神经系统、淋巴系统、内分泌系统，以及有管腺、无管腺等各个液体循环在里面，不过到现在为止，还没有肯定性地得出正确结论。但是营卫气血的循行路线，古人称它为经络，已经有正确的证明了。

二、脏腑与经络

中医学说，对于内脏器官、五官、骨骼、皮肤等等生理机能的说法，与近代科学所公认的并不一样。中医所说心脏的机能，大部分等于近代科学的大脑皮质作用；肝的机能是指情感激动，相当于植物性神经作用；脾则指为消化系统而司吸收营养作用；肾则指为生殖作用及精神作用，类乎近代的内分泌作用。唯有对肺脏的说法，则与近代科学上所指的大部分相接近。肠、胃、膀胱、胆等，虽亦有部分类同，但亦有许多异样。至于五官、骨骼、皮肤的功能和隶属，则多数是不同的。

中医认为人体所有一切，不论内脏、五官、皮肤、骨骼，甚至毛发，都有互相关连并有所属的关系。中医的经络学说，就是对人身一切组织，发生直接间接的密切关系的反映，也就是说，内脏与机体百骸之所以能够息息相通者，主要是在于经络为之沟通联属，和补给营养，周转循环的关系。所以中医学说对经络的概念，认为是"能决死生，处百病，调虚实"。

经络不但为营卫气血的循行道路，并且对所管辖之领域内所有组织脏腑器官等之新陈代谢，以及生长等等生活现象，都有调整平衡，补给缺损等的关联。由于他有这样一个主要作用，所以能够处理百病，而决定预后的生死。主持这个作用的，是经络之气（亦可单称为经气），"气"就是他的作用。气弱，或是亢进，或是受外邪的刺激，皆要影响到经络的平衡，便会发生异动或变动；有了变异，就发生了病候。所以《灵枢·经脉》对经脉的异常，谓之"是动……所生病"。《难经·二十二难》："经言：脉有是动，有所生病。一脉辄变为二病者"之说。是动病，气也。邪在气，气为是动，主煦之。气在外，气留而不行者，为气先病也。所生病，血也。邪在血，为所生病，血在内，主濡之，血壅而不濡者，为血后病也。

是动病、所生病，乃是经脉气血循环变动的病状，并不是各经病症的全部。在实际诊察与治疗上多应用它。

经络虽为补给营养的道路，但是也可作为修补缺损的道路。所以对于它的作用，所有的生活现象，亦因部位领域的不同而各异。主要原因是由于它所根属脏腑的关系而有异同。譬如说它根属于肺，就接受着肺的机变。根属于肝，就接受肝的机变。在发现肺的病候，或肝的病候时，即可于其经络上予以调整或修补。同时也可以知道此经络是有肺的作用或肝的作用了。所以说，十二经络方面，各有其不同的性质。也就是因其所根属脏腑不同的性质，而表现出各个经络性质的特点。

上面已经讲过，中医的病理生理概念，建立在营卫气血、阴阳五行上面，而总的凭借，在于脏腑经络上。脏腑在机体上的重要性是大家所知的。古人把经络与脏腑同样重视，这是因为经络不但在生理上有它的重要性，并且在病理的表现与治疗上也有它的重要性。

再从治疗上来概述一下，就以针灸治疗来讲吧，针灸的治疗是由皮肤与肌肉的刺激，而达到疗效作用的。针灸的物理刺激，虽然并未直接施行于脏或腑的器质上，而内脏的病态却往往因刺激皮肤肌肉竟获治愈。以神经学说来解释，固然有些地方可以说明其疗效作用问题，但是仍然还有些含糊的，和不能圆满理解的地方，以致不能完全以神经作用来彻底理解其作用问题。古人虽然没有了解到有神经，只谈到经络和血管，但是以经络学说来解答这个疗效作用问题，无论在理论方面，实际传导情况和疗效情况方面，都是能自圆其说的。几千年来的经验证明，如果说经络是凭空想象的东西，则就要被历史淘汰，而不能被保存到现在了。

经络的本态意义，或许就是中医所讲的"气"的意义。气的动态，在每一霎间都有它的活力存在，并且有它的动态规律性。当然内脏和各个组织的本身（上面讲过各自有其本气），自有气来运动着。而内脏与内脏之间，内脏与全身百骸之间的活力联系，就必须通过经气的推动来互相扶助与约制，互相调整其盈亏损益而保持着平衡。总之，经络虽然在解剖学上没有很好的证实它，但在临床上，病态生理作用与针灸疗效学理上，已经发现了它的真实迹象了。

三、阴阳五行学说在针灸治疗上的运用

中医学说，无论在哪方面，都有着整体观念的学术思想。在人体的组织和生理上，病理与治疗上，皆有一套完整的体系。《内经》以五行学说运用于治疗是包括着针灸疗法而言的。所以研究针灸学，对于阴阳五行学说的理解是必要的。

古人上观天象，日月星辰、风云雷电，与寒暑往复的变异，侦察大地与山川河流的分别，草木等物的春生、夏长、秋收、冬藏；再看到人的由生而长，由长而老，以及疾病死亡，体质衰弱与强壮的不同。从一切事物来对比衡量，而定出了一种由想像而到实际的规律。这种以阴阳五行来说明自然界一切属性、现象、变化，以及与人体的病理生理的变态和影响的中医理论，不是一个人的成就，也不是一个时期的成就，而是经过几千年人们的劳动，完全是从客观实际求得的一个颠扑不破的定律。

"阴阳"，大家都知道是代表任何一切事物两个极端相反，而又不能单独相存的无定型的事物代名词。这个不需要再解释了。

"五行"是由阴阳而扩展的，由无形而产生有形的象征。古人因为阴阳尚不足说明一切事物的变动，于是以大自然中的五种主要物质木、火、土、金、水来代表一切的属性，以说明相生相克的作用。所谓"相生"，有帮助的意义；"相克"则有牵制的意义。"相生"含有助长的作用；"相克"有削弱的作用。阴阳等于夫妇关系，五行等于母子关系。所以要生与克，就是为了保持整体的平衡和协调。这种思想的产生，是根据自然的变化，与人体疾病表现相比而产生出来的。就是说，人体病理的机制是一面助长，一面抑制，这样来调整疾病产生的矛盾的。例如肺金虚而咳生，则泻火抑木。

这个学说成立以来，一直沿用到现在，从疗效事实上来证明是不错的。

古人以五脏六腑分配五行的属性。而经络也同样有肯定的属性，连经穴也有它的五行属性。

有人问这种思想是否实在？这种说法是否有真实性？如何证明？这正是我们需要说明的。否则在原则上搞不通，或者去附会盲从的话，是无益于研究，无益于临床实践的。

疾病的发生，有它一定的过程。疾病的成因，当然是一种非常的刺激或过分的耗损。不论是内在的情志冲动，某种的放纵，或外在的六淫外伤，这些刺激或耗损都能够表现于人体上而成为病候。

内在的论说："心怵惕思虑则伤神，伤神则恐惧自失，破䐃脱肉，毛悴色夭，死于冬……"。这说明因情志激动影响引起内脏间的病理变化。如果把这段加以简单的解释，就是说，倘若经常的怵惕不安，思虑不节，则神受伤；神受伤则藏神的心受其影响而亦受伤害；心受伤害则心气虚，心气虚则肾气来侵侮它，肾气得势，所以与肾相因的"恐"便明显活动了，所以便恐惧流淫而自失。以致破䐃脱肉，毛悴色夭。其死期大都在冬天。因为冬天是属水的旺季，遇水旺的节气，则虚弱的心火更受不了水的克制，所以致死了。这是水克火的缘故。

外在的论说："伤于风者，上先受之；伤于湿者，下先受之"；"邪之客于身也，必先舍于皮毛"；"知肝传脾，当先实脾"等。这都是因刺激使阴阳失却平衡，使生制失却协调而发生虚实情况，也就是失却平衡而造成阴阳偏胜，胜者就是强者，于是去侮其所胜，如木克土的证候为腹胀痛与泻利等。或反侮其所不胜者，如木反侮金的咳嗽气逆，眼痛躁怒等等病症。

如上所述，所谓阴阳偏盛，所谓五行生制，即由内在因素与外来刺激所造成。突破平衡，攻破协调，而致成了病候。在这些病候方面，何以能够肯定是某脏虚，某脏实，某经虚，某经实？又何以能够肯定它是生制所发生的关系呢？当然是有证据的。本人最近从事于运用知热感度测定法（日人赤羽幸兵卫所创），结合经络治疗的实验，由经络变动中测定整体各部不平衡现象，利用生制原则来进行针灸刺激量，予以调整经络的平衡，而取得了非常明显的疗效作用。这些都足以令人注意，而证明经络与五行生制学说的实在性。

再从中医的论断与治疗方面予以简单说明。中医诊断与治疗，是根据病候的表现而决定的。例如肺脉弱者，大半是肝脉旺，于是心脉亦旺。如果用针治法泻心火，则心脉弱。

肝脉亦弱，而肺脉可以复常。又如阴虚者，补阴抑阳。金虚木实者，培土泻木，或是泻火宁金。因此有"虚则补其母，实则泻其子"的定律。

认真结合到经络与经穴的五行属性，配合生制关系（经穴所以有井、荥、输、经、合的分别，即是表示经穴的属性），进行适量的刺激调整（所谓适量，亦即虚则补之，实则泻之，与以适当的刺激程度），它的疗效特别迅速。

总之能够从脉、色上去探究，从病候表现部位和病情上去旁证，再从治疗效果上去体验，这种学理是正确可据的。如果不去实践，是难于深入而不会相信的。所以说，阴阳五行学说与针灸治疗的机理问题，也有其相当的意义。

四、结论

古人在医学上的成就，是由病理的观察而认识到生理现象，复从机体的病态而肯定了经络的，所以是有其病理生理的学理的。《素问·评热病论》上说："邪之所凑，其气必虚"。《素问·生气通天论》又说："阴平阳秘，精神乃治。阳阳离决，精气乃绝。"这说明了病的成因。由于其气必虚的关系，就是说由于内在外在的刺激突破应有的平衡，而致生制协调失常，这时候就会发生生理的异常而显出病候。古人是掌握这个原则，创造出针灸治疗法则，予以适当的调整而治愈疾病的。针灸所以能够治病的学理，以"疏通经络，宣导气血"八个字来总结。原则即是调整虚实，促使生制协调，而达到阴平阳秘的生理正常现象。

"欲以微针通其经脉，调其气血，营其顺逆出入之会"，在临床上体会起来，是绝对不错的。说它能激发元气，起了修复作用，也是不错的。

总之，针灸能治好病，在我们祖国医学上的看法是：

"疏通经络，宣导气血"，包括了它的一切治病作用。

（1956 年于南京）

针灸界应该首先学习研究经络学说

近来，针灸方法的发展，大有一日千里之势。不但是应用的面在大大地推广，而所取得的成绩，也是斐然可观。在医疗阵线上，它正日益发挥着卓越的作用，并显示出了它的伟大价值。从这方面的趋势看来，针灸疗法在临床方面的应用分量，正在大步跃进。

然而，针灸在应用方面虽已呈现如此的蓬勃气象，而理论方面，却还是恬寂无声，这是两不相称的。为了更进一步提高针灸疗效，和整理发扬针灸医学，对于针灸医学理论的学习和讨论，实有催马加鞭之必要。

谈到针灸医学的理论，广义而言，针灸为中医十三科之一，故全部中医的理论体系，都是针灸的理论基础，应该学习研究。若就其中与针灸更密切相关，而为针灸界所必须首先学习研究的，则为经络学说。

因为经络学说数千年来一直是针灸疗法的指导原则，就是今天，尽管无人讲究经络学说，但是我们在临床应用和医疗法则上，还是以古人的经验纪录为依据，基本上也就是没有脱离以经络学说为指导的范畴。所以说经络学说是针灸医学的理论基础中之重点基础。因此，我们针灸界就不能不把学习研究经络学说作为首要之务。

但是，目前针灸界对于经络学说的态度，还存在着不同的看法，有的人认为它是先圣垂示的医疗大法，若舍此不由，则无从发微阐幽，登峰造极；有的人认为它立论玄

234

虚，毫无解剖根据，应该改从神经学说立说论治，方能切于实际，合乎科学。这两种说法，固然各有其理由，不过，各走极端，则均非正确的治疗态度；这种观点上的分歧，也就是研究方向上的分歧，当然不利于祖国针灸医学的整理和发扬。

我们应该认识到，经络学说既然是数千年来指导着针灸疗法而行之有效的学说，而且在中医理论体系中，占有相当重要的分量，其中岂无真谛？何况在实际临床中，依据经络学说，取穴施治，的确比依照神经学说取穴施治的效果更优越。前者不但具有取穴少而收效速的优越性，并且还能解决许多后者所不能解决的问题。

作者起初用针灸疗法作为药物疗法的助治时，是以《针灸大成》的古老医疗法作为依据的，因见其效果很好，所以放弃药物治疗而专行针灸。后来受了新医解剖生理知识和日本新派针灸理论的影响，一度转变为采用新的一套理论方法。采用之初，未尝不感到轻便时新，可是较诸以往用老法施治的效果，总觉不如，碰到一些比较曲折为难的疾病，往往无技可施，仍要借重古法以谋解决。于是方悟古法之可贵，而复走回经络学说的老路。

作者于此，已经三十年的临床体验，深深体会到经络学说之所以能指导针灸疗法而行之有效，并成为中医理论体系中重要一环，历数千年而不替者，决非偶然，决非古人之向壁虚构，因而也决不会因其无现代解剖根据，而降低其实际意义与价值。

不过，经络学说既是数千年前所发明建立，则其根据、论点和形式，自然要受历史条件的限制，而在某些地方与现代发生一定的距离，是事实所必然。也正是因为它既有其

235

实际价值，又与时代有某些距离，所以才需要加以整理和改造。

欲谈整理和改造，就必须首先统一观点，统一方向，进行系统的学习讨论，深入理解。现在这一步尚未做到，只是一味地尊经崇古，不许变易古说一字的人，我们只能称之为死执教条的保守者；一味的弃旧务新，不许谈及古说一字的人，我们只能称之为割断历史的冒进者。所以说这两种态度，都非正确的治学态度。

另外，还有两种人，一种是明知经络学说有真谛，但怕遭时忌物议，畏而不敢谈，也采取些新学说迎合时宜；一种是不懂经络学说，又不肯去虚心钻研，便只好专在时新论调上打圈子，粉饰排场。最近，巴甫洛夫学说更为这些人大开方便之门，抄袭套用，好像形成一时的风气了。

这两种人的态度，好像是比前两种人的态度婉转些，但实质上也和前两种人一样，对于整理改进针灸医学，是有害无益的。作者也曾犯过后面第一种的毛病，实不应该，附此检讨。

我们只有老老实实地先从针灸学习研究，再进而研习整个的中医理论。一方面学习解剖神经等新的科学知识，来互相丰富，互相提高；一方面还须结合临床，积累经验，然后才谈得上逐步地整理和改进祖国医学，使它以新的姿态发扬于世界。

作者对于经络学说和中医理论的看法，与应该以什么态度来进行系统地学习研究，提出如上的意见。希望借此抛砖引玉，展开讨论。

（1957 年 1 月）

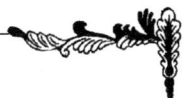

对经络的初步认识

一、关于经络的概念

谈到中医方面的经络问题，首先不能不谈一谈经络究竟是什么？经络学说，是不是有其实际意义与研究价值？我们知道，现在解剖学的领域内，只能证实有神经、血管和淋巴管的存在，对于中医书上所说的经络，还找不到解剖上的依据。

正因为它找不到解剖的依据，所以过去医学家和科学家们，对于中医古书中经络学说，采取了怀疑和鄙弃的态度。认为它是玄虚而空洞的。其实现代的医学科学知识，还没有得到正确理解的问题是很多的，不仅仅是一个经络问题。我们为了发扬祖国的医学遗产，就不应该从现代仅有的医学科学知识去否定它。我们如果稍微虚心一些，客观一些，将古人所总结的经络理论研究分析一下，便可以发现不少新的问题。

关于经络（也叫做经脉）问题，在最古中医名籍《内经》里面，已有了很详细完备的记载和阐述，可见它的发现必定很早。假定它是凭空想象的来西，就不可能被保存下来，也不可能被详备而有系统的总结记载到《内经》中。作为中医基础学理之一，这是第一点。我们针灸疗法所使用的穴位的分布一直是和经络分不开的。历代针灸疗法的治疗法则，也一直离不开十二经络的循行分布的基础。而我们在进行针灸治疗的时候，病人体内所发生的针下感传（就是刺针时的感觉），如压重、酸、麻、胀、痛……等，其放散传达的径路范围，常常发现与古经络循行的径路范围有部分的相

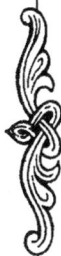

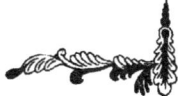

符合。这是第二点。我们只根据这两点，很可证明是有其实际意义，确有研究的必要了。何况《灵枢·经脉》十二经脉循行的经文，将脉气流行的道路说得很具体分明，因此我们现在虽不能证实它和了解它，但绝不能便认为其决无存在的价值。

再谈经络是什么？《灵枢·经脉》说："谷气入胃，脉道以通，血气乃行"，"经脉十二，伏行分肉之间，深而不见"，"诸脉之浮而常见者，皆络脉也"。根据这些文字看来，则古人所说的十二经脉，明明是指的血管而言了。然而，把十二经循行的径路，和现代血管分布的情况相对照，无论如何也是不能符合的。再看《灵枢·经脉》说经络的伟大作用是："所以能决死生，处百病，调虚实"。根据高级神经活动学说，只有大脑皮质才能掌握人体这样重大的机能作用，循环系统是不足以当此的。然则古人的说法是错了？经络学说也可以因此而否认了？或者说经络不是血管，应该是神经系统了？问题也不是这样简单。我们古代的祖先、古代的劳动人民的智慧是无比的。十二经络学说成为有系统的学说，已经不知经过若干人若干年代的经验，才得到这样的总结。只是限于时代背景，他们在解剖方面，除了血管而外，是不可能知道有神经和淋巴管的。而对于人体内各器官之间的互相关系，对于"决死生，处百病，调虚实"等的微妙而重大的作用，他们却已很知道了。并且也能测知其间必定有一掌握这种作用的物质基础存在，只是凭当时的解剖知识范围，只有结合到脉管上去。因为脉管是分布在全身各组织之间，无所不到的，而针灸时的针下感传路径，有时与脉管的某些分布路径一致。因此，把经络和脉管便结合在一起，这也是当时很自然的趋向。这与古人把心脏指为"君主之官"而概括了大脑皮层的作用的看法，是同一性质，也是有着密切联系的。因此我们不能因为这一点而否认了经络学说的本质。经脉既不是血管，是不是就是神经系统呢？现在有一些人试图把古人经络与神经系统联系起来。根据巴甫洛夫学说认为，经络学说与神经活动学说，有完全结合的可能，但是目前解剖上的神经分布情况，与古代经络的分布情况，则绝对不一致。我们在针灸治疗时，从病者针下感传方面和疗效方面来体验，却均能证实经络分布的情况，比神经分布的情况，更为明显和确切。所以，在目前阶段，我们还不能肯定认为经络就是神经系统。将来或者可能证明经络与神经的关系，或是依据新的神经学说去改写经络学说，或是根据经络学说去改写旧的神经学说，那些都是未来的事。现在如果要以神经和经络来生硬结合，是不妥当的。现在我们还未能确实说明经络是否具有其实质的存在。但据临床体验，古人所说的十二经循行的径路，至少在功能方面，可以认为是有规律的、有系统的存在着这样的通路。

二、经络的分类

经络总分为正经和奇经两种。人体内的正经有十二条，奇经有八条。按古书的说法，正经是体内正常气血运行的道路，奇经是作为气血过剩而溢出于正经以外的宣泄之所。譬如水道的流行，一个是干流，一个是支流。又如有了沟渠的设备，可以防止水的泛滥。正经之外复有奇经，也就是这个意思。

现在我们先谈十二正经经脉。

关于十二正经的分类和它的分布情况，在《灵枢·经脉》中有具体的叙述。在滑伯仁《十四经发挥》中，也阐述《内经》的意义说："凡人之手足，有三阴脉、三阳脉，以合为十二经也。""手之三阴从脏走至手，手之三阳从手走至头。足之三阳从头下走至足，足之三阴从足上走入腹。"

十二经的脉气循行，并不是各自为政互不相关的，却是互相联系循环不息地周遍全身各部分的。它从手太阴肺经起，注入手阳明大肠经，再到足阳明胃经，如此按照下述的排列次序而流注，至足厥阴肝经而终，又复注于手太阴肺经。

所以《灵枢·经水》说："凡此五脏六腑十二经水者，外有泉源，而内有所禀，此皆内外相贯，如环无端。"

十二经脉的分类称谓和排列：1.手太阴肺经，2.手阳明大肠经，3.足阳明胃经，4.足太阴脾经，5.手少阴心经，6.手太阳小肠经，7.足太阳膀胱经，8.足少阴肾经，9.手厥阴心包经，10.手少阳三焦经，11.足少阳胆经，12.足厥阴肝经。

对于这样的称谓和排列，里面还有几个问题需要解释，再给它简单的介绍一下。

（1）经脉的名字为什么要分别手与足，及脏与腑相联系？

这就是说，根据各经所走的区域，在上肢部分的便称手某经。在下肢部分的便称足某经。某一经与某一脏器有关系，即用该脏器的名称来作为该经的名称。

（2）为什么要有这样的一个排列和阴阳的区别？

关于排列的问题，可分做两点来解释：①是根据经脉循行次序系统而排列的，表示从开始到终了，依着次序而连续的意思。②各条经脉跟着其所属的脏腑有相互表里的关系。至于阴阳的区别，则因古人以五脏属阴，六腑属阳的缘故。同时，也有表里关系存在其间，而以表里相对类型来排列

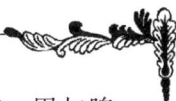

的。例如，肺与大肠相表里（肺是里，大肠是表），胃与脾相表里（脾是里，胃是表），心与小肠相表里（心是里，小肠是表），膀胱与肾相表里（肾是里，膀胱是表），心包与三焦相表里（心包是里，三焦是表），胆与肝相表里（肝是里，胆是表）。阴是里，阳是表。

三、关于奇经的分类问题

滑伯仁《十四经发挥》中，对于奇经八脉总论上说："奇经有八脉，督脉督于后，任脉任于前，冲脉为诸脉之海，阳维则维络诸阳，阴维则维络诸阴，阴阳自相维持，则诸经常调，维脉之外有带脉者，束之犹带也。至于两足跷脉，有阴有阳，阳跷则诸太阳之别，阴跷则诸少阴之别。譬如圣人图设沟渠，以备水潦，斯无滥溢之患，人有奇经亦属是也"。由此可知所谓奇经八脉，即督脉、任脉、冲脉、阳维脉、阴维脉、带脉、阳跷脉、阴跷脉。它们的意义与作用，除了在十二正经中循行周转保卫气血输送营养以外，还有其自身独特的作用。如督脉从会阴起直上，走于背部，有总督各阳脉的作用；任脉也是从会阴起而直上走于腹部，有担任各阴脉的作用；阳跷脉起于足跟，循足外踝而上达于身的左右；阴跷脉亦起于跟中，循足内踝上达于身的左右，而有促使机能关键非常矫捷之功能；冲脉由会阴夹脐冲行于上，为各经脉冲要之海；阳维脉联系诸阳会合之处，由外踝而上于头部，阴维脉联系诸阴交结之所，由内踝而上于胸前，两者相互维持而作一身的纲维；带脉像束带一样，环绕在腰的周围，而有总的约束的作用。这就是奇经方面的大概情况。

总起来说，我们全身的经络，有了十二经的循环无端周行于体的内外、上下、四肢来保卫气血，调节营养，还有奇经八脉相互的支配，与十二经起调剂盈亏的作用，共同维护

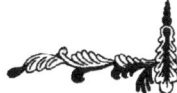

身体的健康状态。

四、关于经穴的分布

在《灵枢·九针十二原》中说："节之交，三百六十五会。知其要者，一言而终；不知其要，流散无穷。所言节者，神气之所游行出入也，非皮肉筋骨也"。在经文中，已经明确地指出了经穴的意义和它的重要性。经穴是经脉的脉气所渗灌的交点。所以说365会（就是365穴）是神气运行出入的场合，不是一般皮肉筋骨可比拟的，要得知要领才能够运用而无过失。

所谓穴，又称孔穴，是针灸施治的一定的部位。它分列在经络的上面，故称为经穴。大约都在筋肉之间，关节之间，骨的陷凹部及动脉的搏动部等处。它也不是解剖所能找到的东西，所以在皮肤外表找寻穴位的办法，于针灸书中另有特殊的规定，兹不赘述。至于经穴的数字以及分布的情形，《灵枢》虽有365会的说法，但没有把365穴名都详细记载出来。查考滑伯仁所著的《十四经发挥》，则有354穴的详述。

它所列布情况是：肺经11穴，大肠经20穴，胃经45穴，脾经21穴，心经9穴，小肠经19穴，膀胱经63穴，肾经27穴，心包经9穴，三焦经23穴，胆经43穴，肝经13穴，督脉27穴，任脉24穴，共354穴。

在8条奇经中，除督脉和任脉都各有专穴，独行于正经之外，其余6脉，没有独立的穴位，所以不予重列在这些穴位以外。还有部分所谓在现在治疗上使用的敏感点、压痛点等，就是古人所称的奇穴和阿是穴。

经穴方面，对于针灸方法上的贡献，我相信是大家所公认的事实。但是这300多个穴位，都各有其独特的效用。所以我们的祖先在治疗工作中，又创造和总结了不少的经验，而分别建立了俞穴、募穴、五输穴、十二原穴等。这些要穴是位于背部、胸腹部以及肘关节、膝关节以下的部位。这些穴位确能精确而详细地反映内脏器官的异常疾病现象和具有特殊的疗效。

五、经络与病候的关系

关于经络与病候的见证，在《灵枢·经脉》中有详细的叙述。大凡疾病的发生，主要原因是由于外邪的感受，或是内部异常的变化。但是对于病态的表现，当然有一定的规律和一定的范围。至于被感染的局部，也有它一定的特征。因为经络满布在人体的各部，并且与所属所络的内脏器官，有着不可分割的关联，所以病的证象，也就脱离不了在经络上的表现情况。我们对于内脏病变，能在皮肤表面上施行针术而能获得良好的效果，主要原因是由于经络感传内脏而起了影响的作用所致。由此可知古人把病候分条归纳到经络方面是有深刻的意义的。

六、结语

经络学说是中医学术的精粹之一，是古代的中医经验结晶。它在中医学方面的重要性，不仅是针灸方面所不可缺少的，就是以药物治疗为主的医学大师张仲景也说："凡要和汤合药、针灸之法，宜应精思，必通十二经脉，知道三百六十孔穴，荣卫气血，知病所在，宜治之法，不可不通。"由此可见经络学说的真正价值了。特别是对于针灸方法，不循经络，不检穴位，一味地乱刺乱扎，便得不到良好的结果。

我们现在读经络学说，并不是一味地要尊经复古，我们正因为它是中医的理论基础之一，它对人体的疾病所起的作用，对于诊疗上所存在的实际应用价值，都是不容忽视的。

因而，我们决不能因它无解剖依据而抹煞了这些客观事实，便弃置不加研究。据我个人不成熟的看法，中医的经络，可能是人体内另一种感传机能的系统，也可能是高级神经活动的一系列机能关系的规律，有待于科学的证实。根据日本人最近的研究，已初步证实十二经循行路径的确非无物虚构之事，只是它究竟是实质的存在？还是仅属官能的存在？则尚待进一步研究了。总之，经络学说自有它的相当价值，而值得我们更进一步去研究。

（1957 年 4 月）

谈谈练气练指和进针

一、针灸治效的主体

有不少针灸工作者认为针灸治疗是一种物理刺激疗法。是由于针刺神经，引起该部或内脏或器官的机能发生调整作用而治愈疾病的；但从事实上证明，并不完全这样。我从三十年临床经验中体会到，这种说法只是发生治效的一种理由，而不属于治效的全部主因。

我认为古今中外一切治疗，可以分为精神治疗、药物治疗和器械治疗三种。

古代的祝由、符咒神方，现代的催眠、灵子，甚至心理移转等等，都是属于精神治疗范围的。

药物治疗，如内服、外用、注射等等。

器械治疗，如按摩、针灸、光、电等等物理治疗。

这三大类治疗法，在此不拟详述。我所要讨论的是三大类治效的主体是什么？

精神治疗主要是以术者的精神为主体，辅以受治者的心理移转，而呈现"不可思议"的效果。

药物治疗以药物的性能作用为主体。

物理治疗的主体，虽为器械和光热等，但与心理信仰，精神贯注也有关系。

我的立论并非从有科学设备的实验室得出，而是以事实和经验为出发点的，完全根据经验所得，潜观默察，以效果作分析。而认为疾病的感染与造成，痛苦的解除，健康的恢复，虽与环境不无关系，但主要还是由于精神心理。我从先父乃盈公的庭训，和自己的临床经验中，潜心体味，认为针效的主体有三大要点，一是精神的感应，二是心理的专注，三是物理的刺激。三者配合，奇功立显。

二、精神感应

上节所说，任何治疗最好伴以精神贯注，也就是说要精神充足，意志坚决，有克服疾病的信心，才易收到事半功倍的疗效。因为人在被疾病所困扰时，心中每多惴惴不安，精神也必然为之不振。如果医家能故意作有利于病人的病理分析，强调症状并不严重，使病人能减轻精神上的负担，提高治愈的信心，在治效上必有相当的助力。如果病情确已严重，而医者又对其直言不讳，甚且加重其词，希图效则居功，败则诿责，那就加重病人的精神负担，使病情更趋于恶化。假使病人是个神经过敏的人，那就更为不利。凡此种种，都是值得我们深深考虑的。

我所以提倡最好给予精神上的鼓舞，就是要使病者的精神，从疾病的魔掌中解放出来。不使病人的思想，终日沉没在疾病的烦恼忧闷中，务必给予一些希望，来振奋他的精神。再配合恰当的治疗，效果必能超出寻常治疗之上。同时此种精神鼓舞，在针术上更能利用术者的精神，藉针丝作桥梁，来援助病人的抗力，而加强他抗病的作用。

可能有人认为这种说法，为毫无科学根据，但我则笃信此说已数十年，在临床上确有此种作用含蕴在针术之中，不过无法在科学实验上表现出来。好比练内功的人，在静坐中能起任督两脉的循环贯注（道家名为小周天），或八脉贯注（名大周天），这种现象只有坐者自知，而无法在测验机上表现出来。如果因为不能在测验机上显示，或化学检验、光学检验上显示出来，就认为不合科学而予以不信任，则未免武断。天下事物不能知其究竟的很多，不应由于现在不知其究竟，就否认它的存在。

三、练气的必要

精神即气。古人所说的"养吾浩然之气"，即指培养精神。先父在日，谆谆以练气为嘱，由于先父不能说明为什么要练气，因而不能引起我的信心。但在临床治验上，我总不及先父的针效。久后相信先父所教，注意练气，针效果然大增。所以在1935年从日本归来办针灸讲习所时，在课程中加入了练气练针一课。

1938年于成都继续办针灸讲习班时，有一位学员黄某，广东人，精于剑术。他也认为人身有电。他用手掌替人按摩，手掌距离被按者的皮肤寸许，被按的人觉有一股热气直入肌肉中，有舒适感，手掌移动，热也随之移动。他说风寒小疾，略按即愈。他来我处学习经络学说，以便结合按摩，利用人体生物电为人治病。一天夜间，他在黑暗的小屋中静坐，两手各握钢制的短剑一柄，剑锋相对，开始时，两锋相对距离2~3寸，有白光一缕，象微弱的萤光，蠕蠕然相接，剑锋相距渐远，光则渐长，约距尺许。由此可证明先父所谕并非虚语。可惜黄君不久即因事他往，天涯海角，无处访问，至今怅然！

总之，人身有电可以无疑。本节所说的练气，即为使人身电力集中于指部，利用此电力以加强针刺的疗效。

古人所讲人身之气，如中气、宗气、元气、五脏六腑之气，所指多端。人体生物电也一定是气的范畴。古人所谓浩然之气可能指此。即所谓精神，亦可能属于人体生物电的一种表现。我们要想提高针术的治效，实有练气的必要。

四、练气的方式

上节所述是说学习针灸时练气的必要，在科学上似不合逻辑，不过历代遗教如此，事实上也是如此。

气是什么？一是组织的机能，一是人体生物电和组织机能是有规律性的，是要受人体生物电支配的。修道家和养生家所为的修炼，可能就是为了控制和利用人体生物电。人体生物电的性能，可以用野马和尘埃来形容，它如野马之难于控制，如尘埃之充满太空而难于集中。我们如欲利用它，首先必须予以集中和控制，而后才可以随心收放，才能使之逐渐就范，为我所用。

所谓最大的控制力，就是集中思想，集中力量。古书所说"心无旁骛，神无营于众物。"将注意力放置于一定的部位，人体生物电自然会集中到所注意的处所。但在初学时，不易达此境界，务必息心静守，有如河畔垂钓神注于钩的情状。如无恒心，可能如鱼之已入掌握，仍会脱手而逝的。所以必须要有恒心地加以练习。

修道家和养生家，练气的方法似有多种，大都能达到却病延年、强身健体的阶段。至于能利用人体生物电表现出不可思议的事迹，则少有所闻。这是一件很艰巨的工作。

针灸家练气的目的，是求治病速愈，没有过高的奢望。

所以对于练气方面，绝不如修道家之有严谨的规律。我所谓练气的方法，随时随地都可以实行。就是：

①不拘形式的练气法：或坐，或立，或卧都行，只须躯干端正，四肢可以随意放置。最重要的是思想与注意力要集中到脐下约三寸的部位（道家名为丹田），顺着腹部呼吸，自然地将腹肌随着呼气时鼓出，吸气时收进；一呼一吸，一鼓一收，愈微缓愈易进步。但不得注意呼吸，而要注意腹部的鼓收。历时五分钟到二十分钟都可以，只要有空闲时间，即可练习。日积月累，继续不断，人体生物电自然会渐渐集中，愈集愈多，其力自强。

②伴有形式的练气法：正坐垂足，闭目合口，舌抵上腭，此外与上述相同，成效也和上述一样。

五、练习指力

以前的针灸家在修习针术时，最主要的就是练气和练指力，这几乎要占去三分之二的学习时间。练气称为修内功，上节已经说过。不过他们练气的方式各有宗派，不像我所说的"不拘形式"那么随便。一般拜师修道以后，必须经过相当的考验和很多的磨折，一有忽视，就有可能被摒诸门外，使你感到学道入门之不易，须抱坚强学习的决心，苦心勤练，所以成就也能十得其九。如此故高其说、择人而授的作法，固然显示着神秘与自私，但为提高学者珍视学习的程度，倒是值得赞许的。不过我以为医道是有利于大众的，不应有自私，更不应故示神秘，所以决定予以公开。虽然知道公开之后，违反了古人"仰之弥高，钻之弥坚"的定律，使学者可能不珍视、不肯勤学苦练而收不到效果。但是知而不为，等于故步自封，热望学者不要忽视这看似极易，而实际艰巨的练习方法。

练气有助于推动病人的抗病力，练指力也有三点作用：

一是养成人体生物电与指力感应的习惯性。

一是易于进针，减少病人进针时的痛感。

一是增强施针运气的力量。

所以练气和练指力有着同样的重要。

以前有点穴术，完全凭他平素练习的指力，能在不知不觉间，在别人要穴上轻轻地按上一按，即能使人受伤，甚至死亡。我对此事虽未亲历，不敢认为必有，但可以同乡王晋升君的指力来证明。王君长我三十岁，他幼年时曾练技击，精指腕功力，能将砖瓦叠高三尺，以指在顶面的砖片上一点，顶面上的一砖依然完好，下面的全部碎如刀劈。时在清朝末年，地方办团练，请王任技击教师，王曾当众表演，那时我正在家乡小学读书，曾亲眼目睹，印象极深。现在想来可能也是指力与人体生物电合一的效果，点穴术当亦不外此理。

六、练习指力的方法

练习指力的方式种种不一，先父传授的是钻陈账，神针黄石屏传授的是钻泥墙。

所谓钻陈账，就是取商家废弃无用的陈旧账册，厚有寸许，用针在簿面上钻捻，以能洞穿为度，法极简单，往返钻捻半年以上便可应诊。

神针黄石屏衣钵弟子魏廷兰与我神交多年。他的弟子叶心青在重庆，曾一针治愈某人的胃病，名噪一时。1938 年，我在成都，以患背脊痛请叶君来针，欣悉其师即为魏廷兰君。承叶君告以魏君每天练拳术与气功，及以针钻捻泥壁，历久不断，修练相当艰巨，成效也很巨大。

我练指的方法，有三阶段：① 1935 年前，用木版旧书约半寸厚左右，悬于壁间，高与肩齐，站着用针在书上刺捻；② 1935 年秋，办针灸讲习所，制可以上下移动的书架，用粗纸绷在木框上，由 2、3 页逐渐增加至 40~50 页，或坐或立，在粗纸上用针刺捻；③ 1937 年秋后，在成都时到处传授针术，用变通办法，以粗草纸折至 3 寸见方，约 50 页，束作一捆置袋中，可以随时随地取出练习。

第①、②法，练习时相当费力，进步慢而工夫持久。第③法，力专在指上，练习不费力，进步快而退步亦快。

此三法虽然全是用右手大指、食指、中指捻持针柄，钻捻纸上，但是钻捻时要注意：

精神要注意集中于针尖上。

捻转时，手指不可用力，只须略用少许向内推进之力。

捻转为回旋式，非旋转式。

进针时要捻转而进，不能直刺进针。

进针要缓，不许针身弯曲。

退针要速，也要旋捻而出，不能拔出。

旋捻进针，腕部必须悬空，方能练出指力。

练习指力，必须依上列七点练习。必须用手工制的粗草纸，不可用机制纸。每日至少练习一二次，每次最少捻转刺入 30~50 孔。透过 20 页纸以上时，每刺 20~30 孔即可。

练习指力主要是前两点。为了求得针到神到，必须特别用心。

七、进针前

1. 定穴

进针前，检查病情，确定病名，定出应针应灸的穴位，和进针的先后，必须作到沉着细心，不要因为初学而取舍无定，影响治效。在定穴时，要注意病人的年龄、体质、病情和有无受针的经验等，来作为定穴多少和部位的参考。

根据先父乃盈公的指示和我数十年临床观察所得，将定穴时应注意的几点写在后面，是否合乎科学，尚待大家共同研究。

甲、对久病者取穴宜少，部位多取病灶所在的穴位，主用直接刺激。对初发病者取穴较多，部位多取四肢穴位，主用诱导刺激。

乙、对体弱患者取穴宜少，部位以病灶所在为主。对体质稍强的患者取穴宜多，部位以四肢穴位为主，病灶部次之。

丙、对男性患者取穴可较女性多些，对老年患者较儿童取穴多些。

丁、对屡经针治的患者取穴可多些，初次针治的则以少为要。

2. 针的选用

针刺是刺激疗法。为适合病情的需要，刺激必分强弱（即补法泻法）。针治时虽然可以指力分出强弱，但是针体与肌肉神经等摩擦面积的大小，却不能以指力分，必须以针的粗细来分。粗针摩擦面积大，刺激力强，反射力也强，制止力更强；细针摩擦面积小，刺激力弱，所得的反应，当然不及粗针，但给与肌肉神经的损伤力也弱。利弊是成为正比的。日本人利用机械技巧，所制的针丝相当微细，约为33~34号丝，甚至36号，进针几不能依恃指力，而须藉针管扣打进针，虽可减轻进针的痛感，但是进针后的反射和感应也极微弱，所得的效果当然不大。因此他们治急性病等症，多用灸法。所以日本的灸术，反驾于针术之上。

我国古时手工制针很粗，当22~23号左右，且呈锥形，越上越粗，破坏人体组织也大，进针不但很痛，而出针后留有伤痕。所以《内经》有一针为一痏之说，痏就是针孔微肿如生小疮的意思。针的效果虽好，但如手术不慎，也可造成残废或伤亡，所以有不少禁针的穴位。

现代使用的针是26号、28号、30号，比旧时的针细而匀，有其效而无其弊，比日本人的针粗，收效大而害极微。日本人为了避免古时粗针的害处，将针丝尽量制细，未免矫枉过正，反使针效退化了。

患者体格强壮的，宜用26号粗针。妇女儿童、体弱、神经衰弱、贫血较重，或是初次受针的，宜用30号细针。普通则使用28号针。

针身有无锈蚀斑痕，是否光洁滑利，针尖是否尖锐适合，在用针前，必须加以检视。对于针的长短也应注意，过长过短都会影响治效。针体的长度以较刺入的深度长出五分为宜。

3. 姿势正位的必要

针灸时，患者的姿式应随取穴的部位而定，因为：

甲、进针时，针体刺入肌肤，虽然痛感细微，可是由于人体的自然反射机能，难免作回避的掣动，姿位不正，容易使针体弯曲。

乙、运气补泻、经络的感传，有如电掣，有如重压，酸重疼麻，感应不一，如姿式不适，容易移动，易致针体弯曲或断折，而且影响针的感传疗效。

丙、取穴必须准确，才能发挥针效。所以针时的姿式，要求既便于医生能依恃指力、腕力运用手法，又必须使患者舒适，可以耐久不会移动。

基此三点，所以针刺时，病人的受针姿式，必须注意。

针时应采取什么样的姿式，虽然在针灸书的取穴条下都有规定，但是也可以根据病人的体力来采用。病人体力如未十分衰弱时，可以依照规定的姿势针灸。如已病情较重，不论坐卧都不能坚持十分钟以上的，那就有必要变更前人指定的姿势。例如原来规定正坐的，可以改为卧针或侧卧，或伏卧，根据穴位来决定。原来认为"拱而取之，不能伸而针之"或"直立而针"的，都可以改为卧式。在卧式中再"拱"，或"足伸直"来针刺。总之要以不失却定位的准确性，和病人的体力能够支持，使应有的受针姿势不致移动为原则。例如承山穴，依照定法，须"面壁直立，足趾着地，足跟离地，两手上举，按定墙壁而针之"。病者如感不支，就可改取侧卧式，使病人侧卧，两足直伸，足掌斜直，与"足趾着地，足跟离地"的姿式相同，再用医者的小腿抵住病人的足背，防其在有针感时足掌移动，这样就可使病人安然受针了。

4.进针应注意的几点

病经诊断、定穴、正姿后，即可取针。进针时应注意的几点是：

甲、正穴：阳经穴位在关节或筋腱骨骼之间，阴经经穴在两筋或郄腘间。所针的穴，不论阴经阳经，一定要使所针部位的筋骨肌肉舒展而不勉强，有所支持而不悬空。例如针合谷穴，手指作虚握状，侧置，就需使小指侧的腕部前臂有所依靠，被针的手臂，必须放在桌上。又如针曲池穴，要"拱而取之"，即是两手作抱拳状拱于胸部，两肘悬空，穴面向上，就必须在肘下垫上书或枕垫等，才能有所支持而不致移动，然后穴位既可取准，手法又可发挥，病人更可有所支持，不致挈动屈针，更不会发生伤筋伤骨。

　　为求进针后经络之气可以畅行，针感传达易于发挥，穴位应力求取准。

　　乙、切穴：穴位既正，医者右手持针，左手切穴，然后进针。切穴有两个要点：

　　《内经》："知为针者信其左，不知为针者信其右。"简明切要地指出了切穴的重要。因为探寻穴位，虽有分寸依据，微差有时难免，感应点有时也略有上下。如穴在筋骨之间，必先用左手或右手的大指或指甲，来探索感应点（或酸或麻或痛的感觉）去确定穴位。穴位确定后，就要切穴，切穴即是以左手大指甲，掐住取准的穴位，防其移动，而后右手进针，等针刺入后，左手切穴的指甲方能离开，这就是"信左"的要点。

　　为减少进针时的刺痛，进针前，在应针的穴位上，用指甲由轻而重地掐按，使皮下的知觉神经减去痛感的反射。即前贤所谓："切穴使其气血宣散，下针不伤营卫"的意思。

　　丙、正神和分神：正神：第一要沉着，不能有犹豫不决的心理。要有"手如握虎，势若擒龙"的精神。左手切穴，右手持针。注意集中在大指、食指之上，直贯针尖，一捻而直透肌肤。进针要迅速敏捷，及病人感觉或未及感觉，而针已安然刺入。不可进针迟缓，如钻如搓，使病人感痛而产生畏针的心理，致拒针或针效减低。

　　分神：分神就是分散病人受针时的注意力，尤其是初次受针的病人，进针时大都紧张，易于晕针，所以要先分散病人的注意力。前贤对于进针分补泻，使病人呼气和吸气，然后进针，就是为了分散病人对进针的注意力。江湖针法使病人先咳嗽再进针，也是一种分散病人注意力的方法。最好进针时和病人闲谈，乘其不注意时进针，就可分散他的注意力了。

5. 长针短针进针法

人体有肥瘦，肌肉有厚薄，穴位也不相同。进针深浅适度，则发挥感应传达的效果可以加强。所以用针的长短，要先予决定，而且进针时，短针易入，长针难进。为便于学者的修习，不嫌烦琐，分述如下：

甲、短针进针法：指一寸、寸半、二寸的针。进针时，左手大指切穴，右手大、食、中三指持针（二寸针加用无名指），大指、食指捏持针柄。用一寸针时，中指扶在针身、针柄的接合处。用寸半针时，中指扶在针身中部。用二寸针时，加一无名指扶在针身近针尖处。指力轻微，不要过于用力，针尖轻轻按着皮肤，大指推转针柄微向前进，食、中二指或加无名指，紧接大指的前进，加力扶针，迅速插入皮下，直达应入的深度。当右手进针时，左手拇指甲也用微力向下压，以阻遏皮下神经末梢的痛感传导，往往针入寸余，受者不会感到疼痛。

乙、长针进针法：二寸以上的针，不能完全应用上法，方式须稍变更。当左拇指甲重掐穴面后，右手如式持针，针尖轻着穴面，左手拇、食二指挟持针尖部，当右手向前推进时，同时用力下插，迅速敏捷地直达应入的深度。

以上是长短针的进针法，主要要求敏捷迅速，须在一瞬间针入应达的深度。

进针后用针治疗的要点，首为感应，次为传达。这是和效果成正比的。感应快则收效速，传达远则取效宏。感应和传达全以病人的气机为定，但是推动的关键则在医者。因为针的疗效，不仅属于物理的刺激，必须伴以精神的关注和心理的诱发。

精神的贯注：前贤针法中，不但要求"手如握虎，势若擒龙"，而且对病人有"心无外慕，如待贵人，不知日暮"之说。这就是说明医生的精神应全部贯注在病人身上。以援助病者的气机，调整他固有的机能。当进针时，全神贯注于针尖上，一刺而入。针随意转，意随针行。我们平时修养练气所荟集的人体生物电，即能随心意之所注，随针丝的摩擦感传，而发生感应和传达作用。医者如心不在焉，随便刺针，虽然也能发生感应和传达，但不及全神贯注的疗效显著。此种说法在科学理论上似无根据，于临床实验上，则确有感觉证明，学者可依法操作去潜心体会。

心理的移注：病者的精神因疾苦相扰而苦闷，如果医生能给予安慰，病人的抗病精神便易于振奋。从前中西医家利用心理治病，能收到很好的成效，便是明证。以针治病，有物凭藉，除用言语鼓励之外，又能用针的刺激，来坚强病人的意志，效果当可增加。所以在进针时，要分散病人的注意力。进针后，又必须回转病人的注意力于所针部位，以促进疗效。

如何移转病人的注意力？这就需要用灵活的暗示法。或在未针前先用暗示，或进针后给予启发。例如进针以后，一方面全神贯注，作轻微提插的捻动。一方面告以酸！酸！酸上去！（或酸下去！）……"病人会立刻注意到针的部位，体味到酸感，也觉得会酸上去，或酸下去。此时双方的精神渐趋一致，已起感应，随针的捻运而发生传达。传达愈远，效果愈大。由于医生的修养，与病者的感应不同，发生传达的远近也不同。

物理的刺激：针家凭一针之微，作种种捻动提插，即为物理的刺激疗法。配合上述一二两项，便可增进疗效。

在这一方面，我另有一种感觉，附述于此。我认为人身有电，用针刺激，也含有人体生物电的感传。由于人的性情体质的不同，各人发出的电能性质亦有不同。以不同性质的人体生物电，藉针丝为桥梁，它对病人针刺的感应传达作用也会有所不同。但如医生与病人的人体生物电性质如相同，则除物理性质的刺激震荡外，不起其他作用。这是我从几次实验中悟出来的。我在四川成都时，曾针一四十多岁的妇人，她右腿行走不利已有年余，连针环跳三次，不见感传，病亦不效，第四次来，我适因事外出，她不耐久候，请内子代针，一针甫下，即觉感传，行动立见轻快。后授内子针治数次痊愈。我对此事异常注意。又一次对一哮病患者，针治两次无感应，以其体气不弱，不应有此现象，亦改由内子针治，则立生感传。因此悟人体生物电有不同的性质，但无法证明。1946年初冬，四川简阳养马河镇汪百年突患失明，眼部不红不痛不肿，初觉视野模糊，三日之间竟至不辨昼夜，服药调治半月无效。后来我处诊治，视其眼球与常人无异，与西医所谓之网膜脱落症状相同。我即依照失明针治，针下无感应，二次皆然，于是使内子针之，果获针感，由内子连针数次，即能辨物。续针半月痊愈，恢复原状。因此更增强我对人体生物电性质不同的感念，于此附带提及，希望学者加以研究。

催气法：进针后，必须"得气"，发生感应和传达，感应快的收效速，传达远的取效宏。但是也有体弱久病，机能已不活泼，甚至失去作用的，针刺往往不能即有反应，于是须用古人的催气法。我们不必去用古人"爪括针柄"的催气法，而是要凝神静气，轻轻捻动针柄，缓缓提出针身些许，约经20秒时间。如果仍无酸麻感应，即以针再深入少许；

如仍无感应，则再提出少许。几次深入浅出的试探仍不能得气时，必须休息几天再针。初次无感应，二次三次才发生感应的，在治例中时有发现，这大多是久病体虚的病人。如体气不弱而连针无感应的，或为上述人体生物电关系，不妨另换一人为之针治。

运气法：《内经·九针十二原》载有"欲以微针，通其经络，调其血气，营其逆顺出入之会"之说，这是古人说明针的效用，而又从效用上指出用针的补泻方法。后人从而补充出许多针法，各成派别。详见拙著《中医针灸学》，今不重赘。

运用补泻手法，需要运气。运气的意义，即为推动某组织的机能。一方面利用人体生物电来增加推动力量。运气二字，并不神秘，不过是用针手法上的一个术语，和前贤所说的九阳数、六阴数、补法、泻法、烧山火、透天凉等等针法，以及今人所谓雀啄术、振颤术等等，都是针法中的术语。

补法也可称为兴奋法，能促进各组织的细胞活泼，而恢复其机能，或增强其分泌，或加强蠕动，或促进其吸收，依据刺激之所在，而发生不同的效果。与药物补剂，有形物质，增加滋养所得的效果类同，因此名为补法。如人体缺乏铁质或钙质，而发生贫血萎黄，发育不足等，则多服富含铁质或钙质的食品补充。针法则系刺激有关胃肠的吸收部分，以加强吸收机能。平素饮食中原含有铁质钙质，因吸收功能低弱，不能吸收，以致缺乏。刺激与吸收机能有关的部分使之兴奋，自动加强吸收，同样可以收到药物补给的效果。针有补法，并非虚假。作《针灸问对》的汪石山，却竟大倡其"针无补法，只有泻法"之说，是错误的。

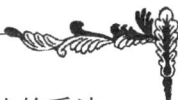

补法的手法：进针后已经得气，于是应用补法的手法，将针柄轻微捻动，由浅入深，缓缓插入，三捻三进而后一退，进速而退缓，指上不用力，此为要诀。《针灸大成》中所谓"慢提紧按"，即是指此。譬如入针一寸，使用补法，针尖退到五分深处，一捻而进分余，再捻而又进分余，三捻共进四分余，此为三捻三进，于是又一捻而缓缓退至五分深处，再三捻三进，再一捻而退至五分处。针者聚精会神，受者也全神贯注。此时针处虽有酸胀重感觉，而病人感到异常舒适；如感应轻微，指力可略加强些；如感应太甚，则捻转可以轻缓些。大约进针得气后，有两分钟的捻转进退，就可以出针了。

针法中的泻法，又名抑制法，也可称为镇静法，能镇静神经的亢奋，能制止异常的分泌，能解散患部的充血，能排泄分泌物的蕴积，能抑制患部的增殖。随所针的部位，而有不同的效用，它与用药物的消炎、杀菌、镇静、利尿、通便等等所得的效果相等。

泻法的手法恰与补法的手法相反，指力要重，提插要快而有势，由深而浅。正如《针灸大成》所谓"紧提慢按"。譬如针入一寸，由一寸的部位，一捻而提上分余，二捻而又提上分余，三捻共提上五分，复一捻而深至原位，往返行之。双方全神贯注，使有剧烈的酸楚，前后有二分钟的时间，即可出针。

至于各家各派的针法，详见针灸专书。

以上仅就个人经验体会所得，拉杂叙述，聊为习针一助。

（1956 年）

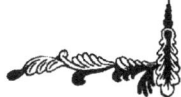

从临床上观察针的疗效

本文所谈的"疗效",不是说对某种病有百分之几的疗效,来确定其为适应症,或不适应症的意思。而是在针治某种病时,从临床上来观察这种病的收效快慢。

往往有些病员会问:"医生!你看我的病要针多少次会好?"医生在答复这个问题时,总觉得有些困难,既要答复得比较准确,又要避免引起病员的焦虑不安,我们可以从临床上实际观察。

一、未针前

中医是以望、闻、问、切来确定病情,依阴、阳、寒、热、表、里、虚、实来做出治病方针的。虽有"针家不诊"之说,认为只需从口头上问明所苦而下针,实际上不应如此简单;还是从望、闻、问、切四诊上来决定取穴和补泻,并可借此做出收效迟速的初步估计。

望患者两目有无精神,面部色泽盛衰老嫩。听声音的强弱。问明病的新久和情况。诊察脉搏的强弱、大小、快慢。然后决定取穴的部位和针灸刺激的强弱,并可预测出收效的迟速。

例如神经官能症,头痛、头晕、失眠,如果患者目光炯炯有神,眼球有少许红丝,面色红润,声音正常,脉象弦溢,虽病起已久,仍应在四肢取穴,如列缺、神门、足三里、三阴交、行间、隐白等,以下肢取穴较上肢多为宜。刺激用较强的手法,并留针。预测可能迅速收效。

如同一疾病,而患者面目少神,精神疲怠,面色淡,脉虚数,则应从头部、背部及四肢方面平均取穴。如百会、风池、肺俞、心俞、神门、三阴交等，针刺头部、背部诸穴用轻而较长时间的手法。收效预测要经多次的治疗。

又如上肢或下肢患有风湿性关节炎，发病时间较短，虽痛苦较甚，艰于行动，但面色尚好，精神正常，则医治时可多取局部及远隔部位经穴针刺，用强刺激手法，预测见效较快。

如同样病症，但发病已久，虽患者勉可行动，且所感痛苦较前者为轻，可是在收效上预测，要较前者迟缓，治疗上应侧重局部取穴，多灸少针。

略举以上两例，说明从四诊中不但决定了治疗方针，而且可以预测出收效的迟速。

二、进针时

在临证实践上，针刺务求得气，也就是现代所说的针刺的感应。

进针后，在捻转提插中间，能够立刻发生酸胀感觉，或如电击似的麻感，由针下向其他方向放散。例如坐骨神经痛针环跳穴，酸麻直至小趾。肩臂痛针曲池，感应直至肩端或指端。只要进针后，一经提插捻转，就有相当重的针感向外放散的，即可预测疗效良好。如果虽有感应，但不显著，放散距离不远的，则可以预测疗效是有的，可是收效较缓，要多针些时日。如果进针后，并不立刻发生感应，要经过一分钟以上的捻动诱引，才激起一些轻微酸胀，也不向他处放射，但限于针的部位，像这样的情况，非长期针治不可，而且还要针药并用。假如始终不能得气，如针破絮似的，则治愈希望很少。

三、出针后

出针之后，针感大部消失，没有疲劳或不适感的，预测疗效迅速。如果出针后，仍有余感，或当时虽觉轻快，过后反更疲惫，或是针后当时轻快，过了半天、一天依然恢复原状的，预测收效较缓。

上述三项中，关于针刺的收效，主要是必须建立在针刺的感应上，所谓"气速至而速效，气迟至而不治"。可是感应的强弱和放散的远近，在操作的手法上，针身的粗细上，也有着很大的关系。例如进针的深度，或是太深，或是不及，未能恰如其分，就不易引起针感。所以在用针时，首先要注意深度的探索。古人所谓"或进或退，或按或提，导之引之，候气至而方行针"，说明了行针的方法。关于针身粗细的选用，则依照病员体质而定，体质弱的，针身要细些；体质强的，宜用粗针。

关于以抑制为目的而用强刺激，以兴奋为目的而用轻刺激，原则上是不错的。但在临床实际观察上，却不一定如此。当针下发生感应时，刺激轻重同样可以收到疗效，并不因以抑制为目的的疾病，用了轻刺激而病候恶化，也不会因以兴奋为目的的疾病，用了强刺激而病状加剧。所以刺激的强弱，在得气后无需胶柱鼓瑟，主要的是必须得气。

通过上述的临床观察，可以对病员作出较确实的答复了。但如遇不易收效的病，答复时既要确实，又应婉转，应照顾到病员的心情。

（1955 年于南京）

"中医研究工作中的几个问题"的观点有问题

健康报 504、505 两期连续刊载的"中医研究工作中的几个问题"一文，从其愿望上看来，似乎龙伯坚先生对于中医研究工作很关心，但从其观点方面来看，却有问题。为了搞好中医研究工作，试提出我的个人意见。

西医进行中医研究工作，首先应该明确这一个前提，就是：中医和西医的理论体系不同，治疗的规律和方法也不同。既然是做中医研究工作，就不能不正视中医的特点，不能不学习中医的理论。

中医治疗的特点是根据中医理论体系应用"四诊"、"八纲"来"辨证论治"。要根据症候群并参酌病人的体质、生活情况，以及时令、气候、地域等客观情况然后定出处理方法，不是用一病一药或一病一方的办法去对付的。所以有许多疾病，在查不出病因定不出病名，西医无法施治的情况下，中医往往能治疗得效，就是凭着"辨证论治"的规律处理的结果。而"辨证论治"又是以中医的理论来作根据的。因此，只有首先通过对中医理论的"系统学习"，才能掌握"辨证论治"的规律而实际应用于临床，然后才能真正地去肯定疗效，才能进一步做研究工作。龙先生显然没有领会到这一点，所以单纯地用西医的观点来对待问题，因而把祖国医学理论的研究问题，剔出了中医研究工作之外。认为中医研究工作的中心工作，就是肯定疗效工作；认为中医的理论体系，应该在肯定疗效以后再去找起来；认为找理论根据的工作"不怕没人做，我国的医学家会抢着做，全世界的医学家也会抢着做"；而且认为"只有疗效肯定了，关于理论体系的争论，全部都会迎刃而解"。这些，在我们中医看来，实在是本末倒置，而且也把历代祖先在医学方面的辛勤创造被看成太轻易不足道了。从这里可以看出龙先生可能在思想上已有了根本否定祖国医学理论存在的倾向了吧？否则，何以主张从头去"找"理论根据呢？

263

　　龙先生从这样的思想观点出发，所以他认为"具体做中医研究工作的人员的条件，必须是具有高度科学水平的第一流的西医专家，曾经做过西医研究工作的才能做中医研究工作，否则是不会有成绩的"。主张"中医研究院和全国高等医学院校都应当建立一批专题研究医师的名额……轮流在全国范围内聘请有特殊专长的中医，来院作专题研究的工作，也即是肯定疗效的工作，将某一专题研究完毕后，仍回原工作岗位……"。总而言之，龙先生的意见是：中医研究工作应该以西医为主体，中医不过是在供给经验方面应其驱遣而已。而其从事中医研究工作的人员的条件，唯一的是要具有西医的高度水平，而不是具有中医理论基础。

　　试问，具有高度科学水平的西医专家和世界医学专家们，如果不具有中医理论基础，如何能全面理解中医学？如何能掌握中医的治疗规律？这样的作法，欲求其肯定疗效恐怕也不可能，如何能做中医研究工作？龙先生却肯定他们会抢着做，并且只有这样的西医专家才能做出成绩来，如果真的如此，唯一的做法只有用"曾经做过西医研究工作"的方法来将祖国医学"研究"得支离破碎，面目全非。我们是不需要这样的"中医研究工作"的。

　　我们并不反对用现代科学方法整理祖国医学遗产。我们要知道科学本身也是不断向前发展的。现代科学，在目前还不是已经能够完全解决一切问题。所以中医学中尽管有许多还不能以现代科学解决的问题，决不能便因这一点而一概否定不予研究。只想借科学二字来概括一切衡量一切的办法，本身就是不合科学的！

　　龙先生对于中医研究工作似乎是热心的，他也曾说过"接受祖国文化遗产应当是有什么就接受什么"这又是正确的。只是对于中医学的实质精神还没有多领会，因而在具体做法方面的想法就不对头了。这当然是观点上的错误，不堪设想。让这种想法发展下去，是会走上"废医存药"的危险的道路的。所以我着重的提出这一点，供给大家讨论参考。

（刊于《中医杂志》1957 年第 5 号）

运针不痛心法

1930 年筹办中国针灸学研究社时，为冀求引起社员对练针练气之重视，乃假托紫云上人之名，撰写此篇，广为印送，因斯时针术几成绝学，不得不尔！

养气

紫云上人曰：运针不痛，端赖养气；养气不足，其功不著。养气之道，寅时起身，端坐蒲团，两足盘起，手按膝上，腰直胸挺，口闭目垂，一如入定，无思无虑，一心数息，自一至百，反复无间，行之卯时，振衣始已。积日累月，不息不间，气足神旺，百邪不侵。

注：此为佛家静坐法。静坐最能养气，一呼一吸，是为一息。数息者，数呼吸之气，使意念一致，心神合一也。静坐不必拘于蒲团，亦不必一定盘膝，亦不必一定在寅时。清晨晚间，于寂静之处，无喧哗之所，铺位椅凳，皆可行之。惟须回避迎面之风。腰直胸挺，口闭目垂数息，三者不可缺一。腰直胸挺则身端正，肺张腹满。目垂内视，则外物不乱其心。口闭不张，则冷气不侵，吸之以鼻，呼之以口，宜徐宜缓，愈缓愈妙。以数计之，心神合一。久久行之，腹部充实，气力倍增，邪无从侵矣。

练指

紫云上人曰：养气之外，又须练指，运针不痛，指力最重。练指之法，用纸簿一，悬挂壁间，静坐片时，运气于指，持针刺之，心注于针，目射于纸，日刺千下，久行不辍，指力充实，可以用矣。

注：运针不痛在于指力，试观奇人异士，手指所注，金石为穿，力也，亦气也。然气不充实，则指力亦不足。气充者则易为力。故先养其气，后练其指。二者互习，积久弥彰。紫云上人用纸簿悬于壁间行之，尚有窒碍。愚经二三月之练习，经数次之变更，以下述之法练习为较易。以二寸方厚之木条，装成一方架，其大小适合一粗草纸，四角插入四寸长尖钉，即以粗草纸绷上三四张，悬挂壁间，高与肩齐。木架凭壁，纸面向外，即用右手拇食二指，持针刺入之。刺入之时，以针尖点于纸面，二指捻动，疾行刺入。往返练习，觉手指无须用力，即可一刺而入，再加一二纸。久久行之，依次递加。满一寸厚，而能不须用力捻入者，指力功候已到，可以出而问世矣。

理针

紫云上人曰：欲善其事，必利其器。气养已足，指力已充，针不锐利，无补于功。针须圆浑，光滑而润，由粗而细，其端锐利，摩之擦之，药之煮之，不厌其烦，斯为上乘。

注：工欲善其事，必先利其器。用针疗疾，针丝不可不慎择。针有损伤，粗细不匀，尖钝或毛，不仅令人剧痛，复有折断之虞。故择针宜慎。粗细均匀，针锋锐利，针身圆

浑，无锈蚀，不弯曲。选择已过，再以煮针法制之，日用粗纸摩擦数次，则圆润滑利，用之应手矣。

手法

紫云上人曰：刀割针刺，人皆知痛，病者临针，已存畏心，先为解释，以安其惊。揉掐其穴，使其麻木。手若握虎，势如擒龙，以针点穴，疾刺而入，至其分寸，稍停捻拨，不痛针法，能事已毕。

注：刀割针刺，人皆知痛楚。病人求针，实出不得已。针本不甚痛，而病者心中总存痛念。幻由心造，先入为主，已有明训。不痛似痛，痛则更痛，故于临针之时，解释无痛，以安其心。于应针之穴，用爪甲揉掐，使皮肤麻木，然后藉针之锐利，指之练力，一刺而入达应入之分寸而止。停针不动，病者绝不觉痛，乃渐行捻拨之法，动补泻之功，只觉酸楚，不知有痛，医者之能事毕矣。

结语

吾人一切行动举止，痛感、快感，皆由心灵为之主宰。即色声香味触法，亦无不由心灵之主司。即以吾人之亲历而言之，手指每为利刃所破而不自知，及发觉后始感疼痛，心灵未注意也。身有痛苦，而与人畅谈或弈棋赌博，竟能忘其所苦，心灵移注他处也。紫云上人之运针不痛心法，即移减其心灵之专注，及运用迅捷之手腕，与利用器械之精良，基心理、物理、哲理三者而汇成其功能也。甚愿研究针灸学术而施行治疗者，均手此一篇而依法练习之，不特减少病家之痛感，而发扬中国针灸学术实利赖焉。

1931年春淡安书于中国针灸学研究社

寝疾医话

经穴治病的疗效基础，就建立在刺激点（经穴）的选择适当与否的上面。现在对针灸能产生抑制兴奋、抗体、血球等等的说法，是一般的作用，不是每个刺激点（经穴）的效用的具体说明。

针术的补泻：我认为针术没有补泻，过去的补泻说，和现在的强刺激（泻）起抑制作用，轻刺激（补）起兴奋作用，某病补某穴、泻某穴，或某穴用强刺激或轻刺激，皆是主观的唯心论。我将写一篇说明发表，题用"针术补泻的初步商讨"，向同志们征求意见。

《十四经发挥》此书有很大价值，我要重加校订，加新注，列入我今年的主要工作中。

灸的效力比针效持久而强，其理由：1.刺激的感受器范围大，而且皆是神经末梢，所以感传大。2.破坏力大而广，起泡之变性蛋白与血清，必含有相当大之补体抗生等之作用（古书有不起泡者不治之说，有至理）。3.火伤毒素有强心及兴奋作用，或另有某种刺激作用、破坏作用等。针与灸对于机体之生理病理作用，必需与科学生理病理专家合作研究。

编者按：本文转录自梅焕慈"承淡安先生的治学精神"一文，"寝疾医话"之称为编者所加。梅氏文中四则医话之前的内容是："先岳父承淡安先生，一生致力于中医学术，不遗余力。钻研好学的精神，尤足为后人典范。中年即为心脏病所苦，但始终顽强不断地从事研究和写作。直至逝世前两日为止。7月10日逝世后，遗物中有一册小日记簿，封

面上写着：'想到就写，看到就写'。日期是 1957 年 3 月 3
日开始。谨录数则，以示先岳父好学之精神，和看看他老人
家的成就是由于多少劳动积累而得的啊！"四则医案后内容
是："这本日记只用去了薄薄的几页，翻着后面没有用完的
厚厚一束，心头涌起无限悲痛。吁嘻！手泽依然，音容顿
杳！这悲痛是无比沉重的！

复陈伯范论针法函（节录）

一、用针补泻之定义，原对病之症状而施一种适当之手
术而言。病之症状众多，不越乎虚性、实性两种。虚性者，
施以适当之手术而使之复其正常，乃名此手术曰补；实性
者，施以适当之手术而使之复其常轨，乃名此手术曰泻。故
泻与补乃为一种手术方式，非若服药之有补泻也。

补泻手术之方式，古来名家各立其说。挈其总意，不
外囿于阴阳、男女、经络上下，而分其左右捻拨之法。揆
之情理，实乃大误。盖阴阳者，四时寒暖、午前午后，时
间上之代名词耳。男女者，仅生殖系之构造微有不同耳。经
络上下，在今日未可认为确切不移之学。故仆以强弱刺激而
分之，不敢强不知以为知，而盲从古人。今后亦不欲再言补
泻，其关于如何刺激之法，已详于拙编《针灸讲义》中。足
下已经读过，于此不用再述。

仆谓古人手术方式不合情理，然其效果则皆彰彰显著，
载之于书册，刊之于史乘，且从之者未尝不收捷效，则又何
说？曰：此非手术之适合病情也。仆在讲堂屡为诸生言之。
针之有伟效，乃包含物理、心理、哲理三者而成。物理疗
法，非有心理、哲理之运用不易彰；心理、哲理之运施，非

助以物理之感应不易显。轻重强弱之刺激，乃属物理疗法，仅占三者之一耳；凭此一点，决不能收惊人之伟效。必藉暗示法（心理）之得当，与双方精诚（哲理）之连系，于是相得而益彰矣。针臂痛而复射，刺蹩脚而能行，岂偶然哉！古人捻针左右之分，其自信力之坚决，即有发挥其心力于指上之可能。加以暗示之相孚，乃收捷效于顷刻。彼只知得力于其左捻右旋之法，遂下其肯定之词，如何为补，如何为泻，著书立说，父子相承，师徒相授，知其然未知其所以然。于是手术方式之不同而自成为一家，派别出而立论异矣。故后世之人遂如坠五里雾中，莫知适从，固无怪足下之疑而有此问也。

至于左转右转之法，在手术中亦为重要之一点，但不能目为补泻之要法，更不可以其经络上行下行而另有分别。不论何部，概以头胸背腹为中心，四肢为枝末，施针手法欲其感应之辐射力（即酸胀感觉）向上向中心散布，悉用右转之法；欲其感应之辐射向下向枝末散布，悉用左转之法。在左转右转之中，其指力之偏向，亦当依左右之关系而有偏重偏轻之分。如在左转而指力不偏向左者，效亦不显；右亦如之，此当注意者也。用针之秘，亦尽于此矣。

二、所谓先泻后补等法，诚如足下所云，先用强刺激而后用轻刺激法也。就足下所问，似尚明用此方法之所以然，与其适应之症状。兹更为足下一申述之。

凡强刺激之手术，能使瘀血或停滞之排泄物，可以鼓动而放散之，能使神经疲劳而失其兴奋亢进之力量。凡轻刺激之手术，能引血集中，使神经活泼。基此原理，凡衰弱而有瘀血或排泄停滞所致之症状者，则此法适应之。盖去阻碍物，必使用强刺激法。但神经过分疲劳后，应再用轻刺激法以济之,即俗所谓先泻后补理也。如久病者,因瘀血或排泄物之障碍过久,必先以轻刺激散之,此即俗所谓先补后泻理也。足下所谓第一次、第二次为先后者,非也。

复蔡任洪论刺针轻重补泻函（节录）

关于补泻,我认为只有捻动之轻重区分,即所谓刺激之强弱。对某病应轻应重,事先并不作固定之决定。第一看病人之体力、精神,第二看病之新久与外在情况。大概久病与体弱者,先用轻刺激;如引不起气来（酸胀感）,可能用重刺激。再视气之强弱（酸胀轻重与感传远近）,作轻重刺激之变更。如酸胀感重而远者,则变轻的手法以应之,如弱而近者,则加强手力以应之,并不分其虚实与此应补应泻也。我用针随机应变,绝不固定。至于补泻之说,或应轻应重之论,只是一种说教而已。中医药物处方,亦随病症之情况,身体之强弱而活用,决不死板地照着书本去开方。

穴位辨析

一、关于丰隆穴位和上下肢的尺寸问题

查丰隆穴除了近五年（1951~1956）出版的针灸书籍以外,所有自古代《内经》《甲乙经》,下至近代的《医学大辞典》,以及二十年前日本所出版的各针灸书籍中,都说丰隆穴位在下巨虚旁,外踝上八寸处。只有日本山崎良斋的经穴图是外踝上五寸。我根据一般人的指寸去作实际推算,以下巨虚为标准,确是在外踝上五寸,而不是在八寸。经穴歌诀上说的"却是踝上八寸量",因为这是明代马莳所作,明

代以后的针灸书，大都采用他的歌诀，而马莳又是根据《内经》上来的。如以《内经》上的下肢尺度来说，"膝以下至外踝长一尺六寸"，则丰隆穴在外踝上八寸是对的。可是到了明代，各针灸书虽然记录着《内经》的分寸，而取穴法已有变动。如胸腹部的横寸和直寸的计算，已改为折算法。《内经》与《甲乙经》上："两乳之间广九寸五分"，就折为八寸，以作胸腹横寸的标准。天枢以下至横骨长六寸半，折为五寸。上肢下肢用指寸（中指同身寸法）计算。所以丰隆穴在下巨虚旁外踝上五寸处。上肢肘关节横纹至腕关节横纹，不依《内经》的一尺二寸五分，而径作一尺二寸计算。曲池至肩髃亦作一尺计算，不依《内经》与《甲乙经》的分寸法。

二、关于经外奇穴的一些问题

经外奇穴是《内经》与《甲乙经》没有发现，而在后来发现的一些对某些疾病有效的刺激点，多数是被唐代的《千金》和《外台》两书的作者所采录的。胞门、子户两穴就出自《千金》，在关元旁二寸。那时的经穴分寸，还是依据《内经》和《甲乙经》脐下至横骨作六寸计算的。所以水道穴在《千金》是天枢下五寸，关元在脐下三寸。二穴并不相干，则胞门、子户两穴并不在水道部位而称为奇穴。又气户穴的别名胞门、子户，出自明代《类经》，是气户穴的别名，不能与《千金》的奇穴胞门、子户相混。但是近三四百年来的针灸书，都依《类经》折算分寸，水道就列在关元之旁了。如以之作为胞门、子户应用，其主治之病相仿。

三、机关穴即颊车穴，通关穴即阴都穴

《千金》采录时未深究。其他督俞、气海俞、关元俞、风市诸奇穴，到了明代，以其一当膀胱经上，一当胆经上，

就采入正经中，不再作奇穴看待了。

四、急脉与中枢两穴

原是《内经》与《甲乙经》上有的，而被元代滑伯仁编十四经时遗漏了。到《类经》排入正经。因为《类经》对经络和经穴的整理比较全面，所以后来的针灸书，连日本的在内，都依照他的分寸编写。

学生问各症治法

头痛 以前疲劳后便会头痛，后来逐渐加重，甚至夜间痛得不能入睡。经过一个多月的灸治，竟完全好了。灸穴是膝眼下三指是第一灸点，再下三指是第二灸点，再下三指是第三灸点。左右共六点。每天各灸米粒大的艾炷七壮，头痛逐日减轻，以至痊愈。

漏肩风 到了五十岁左右，常会发生肩臂疼痛，不能上举，或不能反转到背后，俗名漏肩风，直接灸很有效。灸穴是肩外俞、肩井、肺俞、魄户。刺针拔罐放血有奇效。

左腿疼痛 曾（天治）生又问："患者邓师太五十七八岁，左腿疼痛已数年，日间不痛，午夜十一时至凌晨五时剧痛，屡治不愈。闻生名来针，当即针环跳、风市、绝骨及痛处，兼灸一二壮。翌晨遣人来说，针后更痛，且不能起床。生针灸痛症百数十人，从无此等情形，无从解释，甚觉痛苦。乞示：一、大腿疼痛何以至下半夜才剧痛？二、此种情况应如何处理？三、针后何以会更痛？四、何种病人针灸后会更痛？"简答如下：一、《内经》谓人身卫气之行，一昼夜周于身。又云："不通则痛"。余意以为腿间邪气积聚，卫气欲行不得，遂相并而作痛。观少阳病之往来寒热，发作有时；阳明病之旺于申酉而潮热，则生理、病理，天人感应之道可类推矣。二、但云腿痛，究竟红肿否？如红肿可加刺居髎、阴市，及刺委中出血。此种腿痛积数年之久，多由风湿入于筋骨所致，或加刺筋骨之会亦可。总之，医者宜审证的确，然后作出决定。三、或未能得气，或由于针体屈损及污秽不洁。四、治疗若不得当，无论何种病人，均有反应之可能。

身体麻木 麻木不能运动自如，经针治后反觉酸痛难忍，病者以为针坏之故，使病情反而加重者，此正针治之效果。酸痛止后，即得运动自如而宿疾因而尽扫者有之。大约反应时间，有一日而愈者，亦有二日余而愈者。如病人感到反应过重，不能忍受时，可于其反应处之上下针之立愈。

妇女腰腹冷 妇女腰腹部终年觉冷，得暖稍舒，小便多，白带多，经期更觉不适，经常头痛或头晕，取命门、肾俞、大肠俞、小肠俞、次髎、下髎、中脘、肓俞、天枢、气海、关元、足三里、三阴交诸穴，每日用隔姜灸四五穴，轮灸两个月，有良效。

妇女腰尻冷 不少妇女腰尻部会像冷水淋似的作冷，有时连肩部亦会冷痛。灸的方法是在肺俞、心俞、足三里等穴每天睡前各灸七壮或九壮，连灸三四星期后，完全可以治愈。

白带和月经痛 三焦俞、肾俞、中髎、中脘、气海、中极、血海、三阴交，每天各穴用半粒米大艾炷灸七壮。

月经失调 三焦俞、阳池、中脘、足三里、地机、三阴交，每天各穴灸半粒米大艾炷七壮。

耳目疾 耳目疾之形成为三叉神经变异而来，针刺三叉神经范畴之经穴以调整其变异，可以治愈。

目疾保养 目疾依法针治后，即刻轻快，但仍宜休养。饮食戒辛香酒腥，人事戒恼怒房事，动作戒阅书看报，并须避强光，犯之病必亢进。此皆人所熟知者，独于午睡，人每忽视。余近年时患目疾，一经针治，立见轻快。每因午睡，致使症状复旧，屡试不爽。因悟昼寝血行即上升，每见午睡初醒者，其目多赤。古人谓午睡能使肝火上升，是有深意。

脑膜炎 1930 年在无锡创办中国针灸学研究社推行针术时，城乡流行性脑脊髓膜炎猖獗。余对此症之针术治疗，原无师承与文献可据。洛社学员张南田因该区正在流行此病，死亡相继，都不及或无力送医院抽脊水治疗，询问有无治法。余因思针术有降低脑压与镇痉之效，乃复以从颈椎第 7 节至胸椎第 9 节，每节一针作泻法；自项侧风池穴起，至背侧胆俞穴止，各泻一针；前胸璇玑、膻中、上中下脘、气海及旁侧线俞府至步廊，各泻一针；其他上肢曲池、合谷、外关、十井，下肢委中、承山、昆仑、行间、内庭，各泻一针，并灌服紫金锭。嘱其试行，嗣得报告，谓病起即针，一次而热退痉止，稍迟者两次，病一周以上者，有愈有不愈，全治数百人。针术于此病实有治效，余主张此病用新药作主治，针灸作辅治，当可缩短病程，减少死亡。

麻风 麻风初期，面部浮肿有光，唇厚色红黄，四肢关节微肿而痛，继见眉发脱落，足跟手指溃裂流水，是为缠绵恶候期。麻风见足跟破烂，名漏底，难过三年。治疗初起之麻风，于肿处砭刺出血，二三天刺一回，并于尺泽、委中静脉上出血。关节痛处用强刺激泻法。内服苍耳子膏以佐治之，可愈十之六七。每次再针委中以去其病根而预防漏底。

结胸 八法诀中言内关主治有"结胸里急难当"句，是说伤寒邪在表，治当解表，若误以下药下之，则表邪内陷而成结胸；结胸者，邪结于胸部也。其症状为心中痞满，或梗痛胀急，故曰"里急难当，照海穴主治之。""膈中快气气核侵"，即指胸膈气阻，致饮食入咽，不得顺下，如有物梗塞，亦即梅核气也。

咯血 咯血时，可以灸治止血。但必须于四肢部位取穴，使灸处血管扩张，以引导患部之充血。同时藉反射作用，使患部血管收缩，因而可获止血之效果。取穴最好在肘弯、膝下、足心等处。

肺结核 肺病摄生重于治疗，首先必须去除忧虑烦恼，次则减轻工作量。饮食务要清淡，蔬菜胜于肉食。古人清心寡欲之诫，真是摄养肺病第一妙诀。病至 2 期，必须针药并施。余二十年临床所得，深知肺病之起，不死于治法之不良，多死于摄养之未能尽善也。

胃积水 胃部的跳动，中医称为心下悸，谓心下有水气，每用苓术以化水。我每见胃肌弱有振水音（积水）者，胃部皆有跳动之现象，西医谓为心脏的下行动脉跳，本身就是跟着心搏动而跳的。我每因饮水而胃部跳动增强，很多病人亦有同感。大概心脏病与胃积水是有关系的。气喘病人按摩胃部有研究价值，针中脘、气海，当有大作用。古人取足三里治气喘之理，与中医学说治此降胃气化胃积水，均大有道理。

胃酸忌糖 胃酸多而胃作痛者，不可食糖，治宜温针。抗战初期，途经湖南桃源时，桃源教育局王科长陪余闲谈。王素有胃痛及吐酸、嘈杂之疾，闲谈时食蛋糕一块，立即作痛。彼意冷食所致。余谓此糖之故，因糖能变酸。彼立悟，盖平素每食红白糖汤即作痛也。为之温针中脘、足三里，立愈。

吐食 吐食症，书谓膈症。如属随食随吐，或食后不久即吐者，以上脘、内关为主穴。其为朝食暮吐者，以下脘、公孙为主穴。二者未可混同也。至于因气、因食、因热、因寒，则视其所因而加以辅穴。

痞块 先父凡治痞块，俱于块之正中一针，其首尾左右各一针。五针刺入后，以艾绒捻针柄上燃之，使痞块内得热而散。各灸四五壮，然后出针，覆以消痞狗皮膏，无不愈者。

便秘 大便干燥困难，三四天灸一次，灸穴是肾俞、胃俞、大肠俞、天枢、气海、腹结。每天各灸米粒大的艾炷七壮。

灸三里保健 三里一穴善治肠胃之疾。肾主元气，脾主中气，即天之生气。书曰：有胃气则生。盖脾胃肠三者，为供给营养之中枢。肠胃无病，中气乃强。故古人于三旬之后，必当灸三里以助脾胃之气化，增强血液之运行。古谚有云："若要身体安，三里常不干。"即指常灸三里致起泡、溃糜也。近今日人甚笃信三里灸法，谓非但能治肠胃病，且能健身云。

胆石 症胆石症取筋缩、胆俞、胃俞、命门、气海俞、关元俞、阳陵泉。用米粒大艾炷，每日各灸十五壮，连灸十天，可以止痛。坚持三个月，可以忘却病痛，精神体力日渐充沛。

疝气 太冲为肝经之原穴，惊痫、疝气、目生云翳、咽喉疾患、胁胀，都属肝经经气太过所致，故太冲能治之。疝气者有七，为冲疝、狐疝、癫疝、厥疝、痕疝、溃疝、癃疝。少腹上冲心而痛，不得前后为冲疝；睾丸偏小偏大，时上时下为狐疝；阴囊、少腹肿大，控急而痛为癫疝；厥气上冲心腹而痛为厥疝；少腹闷痛结形如瓜为癫疝；睾丸肿痛，甚至溃脓为癀疝；睾丸肿大、小溲不行为癃疝。

水肿 水肿之症，昔贤谓为土不制水。西医则谓为肾不分泌，因肾为泌尿之器，水肿患者俱为小便短少，致水气泛滥，洋溢皮肤。余遇水肿症，先灸肾俞，小便多，观此，西医谓肾不排泄，较土不制水之说为确切。

梦遗 古人云："有梦而遗者，相火之旺也。无梦而遗者，肾气之虚也。"滋肾阴、降相火，为治疗斯症之标准。然药少特效，初起药尚可为，久则无能为力。以丹田空虚，精关不固也。惟针术能直接刺激之，使之兴奋而发生其机能作用。但一日曝之，十日寒之，则收效亦等于零。故于坚持针治之外，助以深呼吸，使根本坚固，病斯愈矣。针治之穴，以命门、肾俞、关元、中极、关元俞为是。俱用补法，三日针一次，连针十次。每晚睡前行深呼吸三十分钟。睡时两足露被外，或不使足部过暖，则此症可根治矣。一切遐思妄念，更宜绝对戒除。

吹乳 吹乳即孕妇乳房肿痛，刺申脉、肩井、尺泽。

疔疮 余治疔疮，先审视其在何经，即于其经起始处第一穴针泻之，另针身柱，每每见效。又，疔不论何经何部，用稍粗之针刺灵台或身柱，使之微出血，再饮以菊花汁一杯。无论如何险重之疔，皆可用此法。疔之部位如在大指端，当属肺经，即刺其经之起穴或末穴。如中府穴针泻，立可见轻。余经类推。面部人中疔，为疔中最恶之症，灸合谷有特效，宜大灸炷，两手皆宜灸之。

阴疽流注 以蒜片贴于酸楚不仁处，用艾炷灸之，灸至不痛者觉痛，痛者觉痛止为佳。

阳症焮肿 脓将成未成时，对无头者，先以湿纸贴患

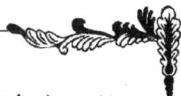

处，视何处先干，即为有脓处；于该处用艾绒隔蒜灸之，以平为佳。

牛皮癣 皮肤发痒，搔之起白粉屑，乃鳞屑癣也。当灸曲池、膈俞、血海各十壮，可收伟效。惟需直接灸，壮数不可减少。如畏痛，可用硫黄，天天烧水洗浴，月余亦可根治。

湿脚气 余治湿脚气，灸足三里、阳辅、三阴交各三壮，令食米糠，大都痊愈。

肺病针灸治疗法

病经医师检查，宣布确是肺病，无不心惊胆寒，合家为之惴惴不安。其实肺病不是绝症。余在川中八九年，教授针灸学术之余，所诊治之病，多数为肺病，其次为胃肠病，已有相当经验。有病至肺叶空洞而萎缩，心脏易位，音哑喘促而得愈者。但亦有饮食行动如常，仅有少许咳血而不治者。其结论完全系于环境之良善与否。今日患肺病者之多，实为环境所迫成。故环境第一，医治第二。病家每以能否痊愈为问，每答以汝之环境合乎条件即能痊愈。古人称肺为娇脏，以风寒燥湿，病菌传染，忧郁愤怒，皆易激犯。故肺病之造成极易，治疗之道，亦须针对其症状，乃得发生治效。

考查肺病之因，多赖新知识之灌输，知为结核杆菌从空气中吸入肺脏，附着而成原发结节。其周围接近之淋巴管与腺发生变化，病菌即侵入其中，蔓延肺叶各部，甚至入血，蔓延各脏器。初因结核菌之毒素刺激而生免疫反应，得不治而愈。第因天时人事之失调，影响体力衰弱，抗病力减低，重复感染。因原得之免疫性关系，使结核菌形成限于一局部

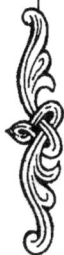

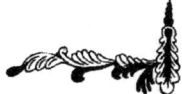

发展，且不使其迅速扩大。于此可以知道，能保持生活正常，则体力不衰，抗力不减，仍可完全治愈，或使之无法扩展，并作如洪水猛兽之一发不可收拾也。故发现肺病之后，应立即作对症之调治。所谓调治，至关重要。能有良好之条件，加以治疗，则至重之症状，亦得转危为安。如无适当之条件，则至轻者亦难免趋于不治之途。所谓条件，即良好之环境，居室空气阳光皆足，无人事烦扰，是为最适合调治肺病之条件。若生活必恃劳作，无法休养，或人事烦恼纠纷，精神痛苦。纵事种种医治，亦费力多而收效缓。故肺病之调治，完全系乎环境之良善与否也。

第二为医治。中西医法不同，关于用药物，用气胸及抽去肋骨等，不属于本刊范围，不与涉及。只就历年用针灸治疗之经验所得，公布于我针灸同道，作为参考试行。以其收效实高出一切疗效之上也。

一、对症要则

针灸治疗悉为对症治疗法。只须依照症状，以其缓急而为对症之医治。

1. 发热：所有肺病症状，以发热为最易消耗精力，故西医名之为消耗热。视热之进退，断病之轻重。任何医法皆以清热为先也。针灸治疗亦不例外。

2. 盗汗：亦为肺病之重候，易伤津液与心力。止汗亦属首要。

3. 喘促：已达肺病严重时期，其体力虚弱已极，补气平喘，亦为重要。

4. 食欲不振：体力愈惫，抗力愈衰，增强食欲亦为要图。

5. 失眠：心烦神疲，不能宁静，精神消耗至巨，安神定志，亦属重要。

6.咳嗽：固为肺病主症，而呛咳最易伤肺，润肺降逆，治必兼顾。

7.咯血：易使心理起恐慌，大量咯血，于体力损伤亦大，止血为最先要图。

8.遗精：影响肺病之进行亦巨，兼有此症者，必附带医治。

肺病之主要症状计上列8条。贫血、疲劳、消瘦为必然之过程，不能视为症候。他如结核菌已侵入脑部为头痛，侵入喉头为喉痛与失音，侵入肠膜为腹痛便泄，亦须对症施治。

二、针灸选用

针灸原为两种不同性质之刺激疗法，究竟用针用灸，则从病者之脉搏、舌色上分别为之，有一定之标准。

1.脉搏每分钟不足90至者，宜多灸。每次可取穴8点，每点可用绿豆大之艾炷5枚至7枚左右。脉搏每分钟在95至左右者，每次可取穴6点至8点，可用绿豆大之艾炷3枚至5枚。脉搏在100至以上至110至者，每次取穴4点到6点，艾炷如小麦粒大者3枚至5枚。灸点宜在腰部以下与四肢部。脉搏在110至以上者，取穴最多4点，只宜在四肢部，须极小炷，壮数宜少。

2.舌尖红绛或兼中有裂纹，为津液不足，阴亏（内分泌或血糖不足）之征，灸点不宜在胸背部，更须小炷，且不宜壮数多。舌每多薄白苔，为肺脾湿重（肺弱多痰与消化不良），肺脾二俞，相对应多灸。

3.用针：胸腹背部诸穴皆用补法（轻刺激），四肢诸穴皆用疏法（不轻不重之刺激，疏法为淡安针法之一）。概不可用泻法（重刺激），以免发生晕针。脉搏在 110 至以上者，更宜轻刺激，而且针时不宜久，微感酸痛即须出针。

4. 针灸之后，往往有感觉疲劳者，必须停止针灸一二日，使其疲劳感消失后，再行针灸。而且必须注意前次经针灸后之疲劳程度如何。假使疲劳过甚者，灸点与艾炷均须酌减，针刺之程度亦必须减低。若初施针灸，所得之反应良佳，并不感到疲劳，亦须停止一日。第二次针灸可仍照前法。经过三四次治疗，所得效果甚好，始可以将艾炷略增，或针刺之时间加长些。治疗十次以上，亦必休息三四日再继续施治。

脉搏不满 90 至，舌尖不红绛之症状下，以艾灸之收效为大。脉搏 100 至以上时，艾灸多适用于四肢。关于用针以治肺病，从三十年之经验所得，收效比艾灸迅速，立可使症状减轻，但不能持久。对于肺脏之因结核所成之创伤，其恢复远不如艾灸之力宏。余对于脉搏在 100 至以上，潮热、盗汗、食少、体疲、呛咳、痰多，多数皆用针治。待其各种症状减轻，体力精神皆有好转，脉搏降至 90 至以下，仍须藉灸治收功。

脉搏在 90 至以下者，纯用针灸治疗。盖针灸所收之效果，仍为其本身各组织之资源所产生，等于自力更生。及至全身精力被结核菌毒素消耗过甚，资源贫乏，无力恢复，必须借外援物资补助。故脉搏在 90 至以上者，每兼用药物为助，视症状之需要与之。余所用者，皆为简单有效之药物，均附在文末。

三、具体治法

兹将各症状之取穴及应针应灸录后。

1. 止潮热：宜在潮热发生前一小时或二小时之中，取陶道、间使、太溪为主穴，甚者则加涌泉、曲池、血海、三阴交为助穴，均针。如兼治其他症状，则不用助穴。

2. 止盗汗：宜在晚9时取阴郄为主穴，后溪、照海为助穴，均灸。余每在病人身上用墨点穴，将艾炷做成小麦粒大者，每穴三枚，给与病人家属，使其在晚上灸治。

3. 平喘促：肺病至发生喘促，其精力已相当匮乏，病已严重。中医所谓肾虚不能纳气，即取气海、关元、足三里为主穴，肾俞、丰隆为助穴，均针灸。气海、关元以小艾炷多灸为妙。如脉搏在80至左右者，则肺俞、脾俞、肾俞皆宜灸，再灸足三里、丰隆有伟效。

4. 增食欲：取中脘、足三里、然谷，均针。

5. 除失眠：取肺俞、心俞、中脘、足三里、隐白、厉兑，均针。必须在下午5时后针之始有效。

6. 止呛咳：取天突、肺俞、上脘、气海、太渊、丰隆，视脉搏之多寡，用针用灸皆可。若仅有咳嗽，脉搏在90至以下者，肺俞、督俞、足三里三穴灸之可痊愈。

7. 止咯血：取尺泽、鱼际、足三里为主穴，均针，皆用略重之刺激。咯血必咳，须兼治呛咳。

8. 止遗精：取心俞、肾俞、三阴交，均针，用补法，轻而且久之刺激。

其他如咽喉痛，取液门、鱼际、天鼎、廉泉、太溪、照海，可酌量针之。大便溏泻，则脾俞、胃俞、天枢等灸之。头痛针风池、风门、昆仑等。

以上针灸治法，如能配合适当之调养，其收效之速，实超出一切治法之上。艾灸效果虽佳，但如有不良反应时应慎用。

肺病必经X线诊查，确见瘢痕钙化，投影清晰，乃可言愈。不论用针用灸治疗肺病，绝对不能存速愈之心，亦无速愈之理。余治肺病，重者如成都周式衡先生之严重肺病，针灸一年半方始痊愈，轻者亦需四五十日。

关于药物之辅助，经数十年之经验心得，潮热轻者小柴胡汤加当归，重者秦艽扶羸汤；食欲不振者以鸡内金末三分，一次服食；失眠则用酸枣仁汤；咯血吞服三七末；喘促用紫河车研末为丸服；盗汗用陈棉花子饼四两煎汤服；呛咳用琼玉膏慢慢含咽，平常服百部、山甲珠、陈皮、牡蛎、鸡内金、白及六味研粉，每次服二钱，一日两次，至愈为止。

方剂心得

白虎加西洋参汤　生石膏 30 克，知母 9 克，甘草 3 克，西洋参 3~6 克。主治中暑身热，汗出而喘，烦渴少气。据《医学衷中参西录》："西洋参性凉而补，凡欲用人参而不受人参之温补者，皆可以此成之，惟白虎加人参汤中之人参，乃宜用党参，而不可代以西洋参。"然《本草求原》有云："西洋参有消暑之作用。"本病为中暑症，故以西洋参用之，以助消暑，其效更佳。

补偏枯汤　黄芪 15 克，当归、天花粉、天冬各 9 克，甘草 6 克，乳香、没药各 3 克。主治偏枯。加减：偏左加鹿胶；偏右加虎骨胶；初服宜加羌活 9 克，蜈蚣 1 条（服三四剂后除去）；脉大而弦，加酸枣仁、龙骨、牡蛎；服之觉胸闷加丹参、鸡内金、陈皮、白芥子，不可用破气药；觉热加知母、石膏、天冬；觉凉加附子、肉桂。

芦竹汤　麻黄末 0.6 克，装入新鲜粗芦竹根空管中，两端用线扎紧，入砂锅中煎之（多用些芦竹根），取汤分服。

主治肺热咳嗽。按：此方治肺炎有奇效。

芦根桔梗汤 鲜芦根15克，桔梗6克，冬瓜子、枇杷叶各9克，甘草3克。主治肺热咳嗽。按：此方可治肺炎，有特效。

外台延年半夏汤 主治胃脘疼痛，宜加桂枝、薤白、生姜。

解劳汤 柴胡、枳壳、甘草各6克，白芍、茯苓各9克，鳖甲12克，大枣4枚，生姜3片。主治胃脘疼痛。按：宜加沉香、郁金、香橼、陈皮。

至宝丹 原方采用人参汤化服之法，实有深意。在病情复杂、正气危殆之际，借助人参益气养心之力，与辛香开窍药同用，启复神明，扶正祛邪，增强救脱作用，极著功效。

大青龙汤 主治气喘咳嗽，渴欲饮水，身痛恶寒，眼目疼痛，流泪不止，赤脉怒张，雾翳四围，眉棱骨疼痛，头痛耳痛。按：治烂睑风，涕泪稠黏，痒痛甚者，本方加车前子；治雷头风，发热恶寒，头脑剧痛如裂，每夜不能眠，淋浊性眼疾，先以紫丸一钱下之，再服本方。

葛根汤 主治项强腰背强。本方加味可治一切目疾、梅毒、淋病、脑病、痘疮、疥癣。一切疮疡已溃未溃，可加术附治之。

桂枝加大黄汤 梅毒、痛风及脚气，本方加白术、附子治之。

小青龙汤 本方加石膏，即小青龙加石膏汤，主治风寒客肺，上气喘躁之肺胀，及发热咳嗽、多吐白沫痰，急性气管炎或兼急性肺气肿。

四逆散 本方加石决明、草决明治目疾有特效；加川芎、白芍治新久头痛；加桃仁治肝脏积血所致之胸胁下满，或胸胁下腹满等有如结胸状者。

半夏泻心汤　本方减干姜加生姜，为生姜泻心汤，主大病新瘥，脾胃虚弱，谷气未复，强食过多，因之停积不化，心下痞硬，干噫食臭，胁下有水，腹中雷鸣，下利发热，名食复者。凡噫气干呕或嘈杂吞酸，或平日饮食每觉恶心，胀满，胁下有水饮升降者，其人大都心下痞硬或脐上有块，宜长服此方。膨胀由心下渐渐胀者为实，合大半夏汤。血胀则由小腹胀而起，先用本方，继用解血块方。半夏泻心汤加甘草，即为甘草泻心汤，主下利不止，干呕心烦者，及默默欲眠，目不得闭，起卧不安，不欲饮食，恶闻食臭，梦游病，凭依症，谷不化，腹中雷鸣，下利，口糜而渴者。

黄连汤　主治霍乱之吐泻、腹痛者应效如神。腹痛，恶心有呕气者（腹痛见于心下，脐上）。霍乱疝瘕，有攻心腹痛者。发热，有气上逆，心悸欲呕吐者。妇人血气痛，呕而心烦，发热头痛者。

厚朴七物汤　主治外感表证未罢，里已成实，胸腹满，时痛，发热，脉浮数，又症见呕，大便不通者；痢疾，手足惰痛，或发热，脉浮数，或有呕者；食伤吐下后，胸中不快，干呕腹满或头痛有热者；痢疾，腹满拘急，发热，腹剧痛而呕者。

大柴胡汤　中风偏枯之症，于左脐旁有块，渐渐偏移于胁，是偏枯之源，大柴胡汤有效。龟胸、龟背，用本方亦效。疝癖留饮等胸腹满急者，大柴胡汤有确效。

葛根黄芩黄连汤　本方治热痢有特效，赤痢便血亦有效。项背强急，心下痞塞，胸中闷热，眼目牙齿疼痛，或口舌肿痛腐烂者，用本方加大黄有速效。

白虎汤　本方加人参，即为白虎加人参汤，主白虎证之

心下痞，赤斑口燥，烦渴中暑，伏暑发渴，呕吐身热，脉虚
自汗；霍乱吐泻后大热烦躁，大渴引饮，心下痞硬，脉洪大
者；消渴，脉洪数，夜引饮不歇；心下痞硬，夜间肢体烦热
更甚，肌肉日削；疟病，大热如灼，谵语烦躁，汗出淋漓，
心下痞硬，渴饮无度者。本方加桂枝，即白虎加桂枝汤，主
白虎证之上冲者；疟疾身热，骨节烦痛，渴而饮水者；霍乱
吐泻后身体灼热，头疼身痛，大渴烦躁，脉洪大者。

栀子豉汤 若症见呼吸紧张不足息者，加甘草；胃气上
逆欲呕者，加生姜；胸中结痛加枳实；腹满加厚朴；下后利
水止，身热而烦者加干姜。

泻心汤 《和剂局方》三黄丸即本方之作丸者，治男子
五劳七伤，消渴，不生肌肉，妇人带下，手足烦热。本方主
下焦结热，不行大便，或卒发之腹痛胀满，三焦积热；上焦
有热，攻冲眼目肿痛，颈项肿痛，口舌生疮；中焦有热，心
膈烦满，不思饮食；下焦有热，小便赤涩，大便秘结。

白头翁汤 秦皮可用黄芩代。若加黄芩清热解毒，止痢
效更大。有用此方治目疾，亦有显效。

小建中汤 头眩心悸甚者加茯苓；形寒饮冷，咳嗽，腹
痛者加桔梗。本方加黄芪、当归，名归芪建中汤，治外疡溃
脓之后久不愈，虚羸烦热，自汗盗汗，稀脓不止，新肉不长
者，亦治虚劳之盗汗自汗者。本方加黄芪，名黄芪建中汤，
治腹里拘急而诸虚不足者，虚劳腹皮贴于背，无热而咳，或
间有微热，或汗出或无汗者。本方加当归名当归建中汤，治
腹肌挛急，偏于左肠骨窝部有软弱瘀血块，呈贫血性之状
者，及小腹拘急，痛引腰背，虚羸少气者。

四逆汤 本方加重干姜用量一倍，名通脉四逆汤，治吐
利汗出，发热恶寒，四肢厥冷，脉微欲绝，或腹痛，或干

呕，或咽痛者；本方加人参，名四逆加人参汤，治四逆恶寒，脉微而复利，利止亡血。本方加茯苓、人参，名茯苓四逆汤，治汗下后之脱证，手足厥逆，烦躁者，肉瞤动筋惕，手足厥冷者，心下悸，恶寒，腹拘急下利者，四逆加人参证之心下悸，小便不利，烦躁瞤动者，霍乱重症吐泻后厥冷，筋惕，烦躁，无热不渴，心下痞硬，小便不利，脉微细者（服后小便利者可救），诸久病，精气衰惫，干呕不食，腹痛溏泻而恶寒，面部四肢微肿者，慢惊风，搐搦上窜下利不止，烦躁，惊惕，小便不利，脉微数者，四逆汤证汗出而烦躁不止者。

当归四逆加吴茱萸汤　主治当归四逆汤证兼见胸满、呕吐、腹痛剧者，及产后恶寒，绵延不止，身热头痛，腹中冷痛，呕而微利，腰脚酸麻或微肿者；一切寒疝、瘕气，宿邪滞于中焦，或吐酸吞酸，或冷气冲逆而迫于心下，上攻胸胁，干呕，吐涎沫者；或腹痛，或吐利，或转筋，妇人积冷血滞，经水短少，腹中拘急，有时迫于心下、胁下，肩背强急，头项重痛等症。

半夏厚朴汤　合桂枝汤可治外感风邪而声嘶者。

小半夏汤　为呕吐而不泻之圣剂，凡有水饮而吐者最宜。

防己黄芪汤　本方为治痰之方，治附骨疽，其妙无穷。

苓桂术甘汤　饮家眼目生云翳，昏眩疼痛，睑肿泪多，加车前子有奇效（当有心胸动悸逆满、胸胁支满等）。于雀目症以及眩晕而有心下逆满者，均有奇效。

大黄牡丹皮汤　肠痈无坚块者，去芒硝加薏苡仁；不当下者，去大黄加薏苡仁。

验方采撷

地榆治烫伤 陈生泽民谓余曰："昔日家父臀部患有顽癣，百治不愈。有人教以用药草烧水坐浴盆内熏之。以过热，一失足，坐入水中，臀部全被烫伤糜烂，痛彻心肺。急延医治，毫无效果。各种用方如石灰乳、酱麻油、小鼠油等不下十数种，医生用药亦更换至十数种，从无一能止其痛者。迁延近月，日夜呼号，痛不成寐，饮食减少，气息奄奄，家人均认为不治。一日有远戚某，系药商，特携药来，敷上后异常凉爽，痛亦渐止，精神为之一舒。遂以此药日敷之，未旬日而痊愈。后询以何药所制？曰仅地榆一味研细，用麻油浸之，愈久愈妙。此方载于《本草纲目》'地榆'条，特医者不注意耳。"

黄莱菔缨调赤糖治毒盛疮疡 1931 年，余离乡日久，日前归省，家人共话，其乐怡怡。长夜无事，互道诊绩。余父谓余曰："数月前得一流火奇方，屡试不爽。"亟叩询，父曰："毋躁，当详其颠末。离此北三十余里之沙洲，有杨老四者，事母甚孝。母年五十，今春右手患奇疡，于孔最穴处忽生一细泡，微痒，初不甚介意，以银针挑破之。未几渐红渐肿，一夜其肿如橡，其热如荼，痛彻心肺。亟延医诊治，绝无效果，而破处渐见溃烂。乃往南通某著名疡医处医治，仍无效，三日间溃如拳大，红肿不稍煞。适余赴其邻家诊病，闻隔墙呼号声，问之，知杨姥患奇疡，往观之，手肿及肩，其大如股，溃有二掌大，血肉淋漓，奇臭异常，以水罨之，水气蒸腾，可见其火毒之盛。不饮不食，但有呼号。家人彷徨求治，余亦无以为计，索阅前医方，皆为大剂犀角、石膏、川连、银花等清热解毒之品。余思此殆疔毒走黄,勉与泻疗丸一服,使泻之,然未许其必效。约旬余后,余复赴其邻家诊病,因询其杨姥之症如何?复以已愈。私心诧异,诊毕往诊之。杨姥适立庭院中,观孙辈抛球游戏。因叩其治疗经过,杨欣然答曰:'自先生上次诊后,翌晨神志稍清,肿痛依然。阿四不忍坐待余死,抬余至城中童医处求治。童固城中之名疡医也。医见而辞不治,速余急归。阿四涕泪交集,抬余返。至中途稍憩,阿四坐树下,惟掩面泣。余斯时已昏不自觉。适田家一老翁问阿四曰:汝如是之恸,殆所抬者将不救乎?汝之何人?是何病耶?阿四曰:是吾母,右臂肿烂耳,无望矣!老者弃锄而观之曰:无妨,以黄莱菔缨打汁,调赤糖敷之,无不愈者。速归为之。阿四抬余还,姑如法试之。药敷上,渐敷渐干,干即易之,觉舒适异常。凡五易,历一昼夜肿尽退,痛亦止,即思饮食,不日即精神恢复如恒矣。溃处,阿四在药肆中购九一丹为余治疗,今已愈其大半矣。'言下欣然色喜,并出臂示余,余得此方后,凡遇外疡之红肿者敷药之,无不奇效云。"

治肺痈法 昔年随内科业师瞿简庄先生学习,及自行应诊时,遇有肺痈患者,如未见脉搏细小频数,呼吸急促,鼻翼煽动,面色青晦时,往往用大量犀黄,与千金苇茎汤大剂,及饮芥菜卤而得愈。诚良方也。

歌赋注释

井荥输经合治法总诀

井之所治,皆主心下满。荥之所治,皆主身热。输之所治，皆主体重节痛。经之所治，皆主喘嗽寒热。合之所治，皆主逆气而泄。

淡安按：凡胸中满闷，属于肺经之病者，则刺肺经之井穴；若属于大肠经之病者，则刺大肠之井穴。余可类推。凡身热发烧，属于肺经为病者，则刺肺经之荥穴；如为大肠经之热者，则刺大肠经之荥穴。余可类推。凡骨节酸重疼痛，属于肺经者，刺肺经之输穴；属于大肠经之病者，刺大肠经之输穴。余可类推。寒热喘嗽之属于肺经病者，则刺肺之经穴；若属于脾经病者，则刺脾之经穴。余可类推。气逆发热，兼或泄利，属于肺经病者，则刺肺之合穴；或属于脾经病者，则刺脾之合穴。余可类推。

四总穴歌

肚腹三里求，腰背委中留。头项寻列缺，面口合谷收。

淡安按：肚腹之疾，多为肠胃病，所属亦为脾胃二经。故凡治肚腹之疾，以三里穴为主。腰背为太阳经之分野，故治腰背之疾，以委中为主穴。头项、面口，指颈项与头之前半部而言，为大肠经之分野。列缺为肺之络，而通于大肠经者，故列缺与合谷均为治头项面目之主穴。

行针指要歌

或针风，先向风府百会中。或针水，水分侠脐上边取。或针结，针着大肠二间穴。或针痨，须向膏肓及百劳。或针虚，气海丹田委中奇。或针气，膻中一穴分明记。或针嗽，肺俞风门须用灸。或针痰，先针中脘三里间。或针吐，中脘气海膻中补。翻胃吐食一般医，针中有妙少人知。

淡安按：风指中风、头风；水指水肿、臌胀；结指积聚、闭结；痨指虚痨、传尸；虚指体力衰弱，血虚、气虚；气指气结、气促或气闭；嗽是咳嗽；痰系痰饮、哮喘之类；吐则包含呕吐、翻胃、噎膈诸症。

百症赋浅注

百症俞穴，再三用心。

昔贤谓穴之在于背后者，名俞穴；俞者，注也，输也。言经络之气，输注于此也。故人身之穴，皆得名之曰俞穴，不必专指背部而言。经凡十二，络凡十五，奇经凡八，穴有三百六十五穴。纵横贯注，宜熟志之。

囟会连于玉枕，头风疗以金针。

头顶重痛，当刺以针。若血虚眩晕，则非针灸肝俞、腰俞不可。又按囟会与玉枕，宜灸不宜针。

悬颅颔厌之中，偏头痛止。

头痛，书称肝胆风热，悬颅、颔厌宜刺，微出血；更刺风池。其效甚佳。（可刺头维、太阳、风池三穴较好）。

强间丰隆之际，头痛难禁。

头痛由于痰火上扰者，宜刺丰隆以降其痰火。强间不易刺入，可刺风府。

原夫面肿虚浮，须仗水沟前顶。

脾虚面浮肿，刺水沟。去面浮肿之水气，颇效。前顶宜灸。

耳聋气闭，全凭听会翳风。

肝胆之火挟风而上僭，则耳暴聋。刺听会、翳风以泻之。

面上虫行有验，迎香可取。

面痒如虫行，系血热所致，刺泻迎香。

耳中蝉鸣有声，听会堪攻。

耳鸣有痰火上扰者，针听会外，宜再刺丰隆、风池等穴。系肾虚者，当更灸肾俞、气海以固肾元。

目眩兮，支正飞扬。

手太阳经脉与足太阳经脉，俱萦绕于目。故支正、飞扬，能治目眩。且二穴皆属络脉。刺络脉，即所以泻其血。

目黄兮，阳纲胆俞。

目黄、肌肤黄，黄而深者名阳黄，宜刺之。淡而晦暗者为阴黄，宜灸之。至阳一穴，亦宜针灸。

攀睛攻少泽肝俞之所。

胬肉攀睛，如系心肝之火，可刺肝俞与少泽。若攀睛已久，火炎已平，宜灸治之。于刺灸之外，当点消翳药品（此外宜针灸大小骨空）。

泪出刺临泣头维之处。

泪出即迎风流泪，泪热而微觉黏手者属热，宜刺之。冷而不黏手者为寒，则灸之（并宜灸大小骨空）。

目中漠漠，即寻攒竹三间。

漠漠者，视物不明，巩膜上似有白膜遮盖（再刺光明、肝俞、命门特效）。

目觉䀮䀮，急取养老天柱。

目䀮䀮无所见，即不明之意。此症属于内障，俗名大眼瞎子（与上合治）。

观其雀目肝气，睛明行间而细推。

雀目者，似雀之目，至夜即不见物，由于肝热肾虚之所致。睛明、行间外，肝俞、涌泉皆宜刺（与上条同治）。

审他项强伤寒，温溜期门而主之。

伤寒太阳病，项强几几，刺太阳经温溜，与肝经之期门。当再刺大椎、天柱。

廉泉中冲，舌下肿疼堪取。

舌为心苗，舌下肿，属于心热。亦有脾热者。

天府合谷，鼻中衄血宜追。

此症属于肺气热，阳明经火逼血妄行。

耳门丝竹空，住牙疼于顷刻。

斯症之牙疼，系牙最里之臼齿痛。

颊车地仓穴，正口㖞于片时。

中风而致口歪，㖞左者灸右，㖞右者灸左。

喉痛兮，液门鱼际去疗。

三焦邪热上攻，喉中红痛。

转筋兮，金门丘墟来医。

转筋者，刺金门丘墟之外，当刺承山有效。

阳谷侠溪，颔肿口噤并治。

颔肿而口噤，兼有生外疡者，除针刺外，宜照外疡治之。

少商曲泽，血虚口渴同施。

口渴而由于血虚，亦属于邪热津枯而致者，刺少商出血，刺曲泽，再宜刺舌下。

通天治鼻内无闻之苦。

通天宜灸。

复溜祛舌干口燥之悲泣。

肾阴虚而有热，则舌干而口燥，复溜可治之。

哑门关冲，舌缓不语而要紧。

舌缓不语者，舌根无力鼓动也。由于三焦之热所伤。

天鼎间使，失音嗫嚅而休迟。

嗫嚅欲言，而不能猝言之。

太冲泻唇㖞以速愈，承浆泻牙疼而即移。

唇㖞针太冲得愈者，殆为肝阳暴逆所致者。承浆之泻牙疼，属下牙疼。

项强多恶风，束骨相连于天柱。

太阳伤寒，宜针风池、风府、风门。

热病汗不出，大都更接于经渠。

热病无汗，大都、经渠针刺外，再刺间使、合谷。

且如两臂顽麻，少海就旁于三里。

少海与手三里，当针灸并施。

半身不遂，阳陵远达于曲池。

阳陵泉与曲池之治半身不遂，以灸为主（二穴宜同时捻提并宜灸）。

建里内关，扫尽胸中之苦闷。

胸中苦闷者，即痞满病也。建里、内关刺有特效。

听宫脾俞，祛残心下之悲凄。

心中悲凄者，精神不愉快，似觉心中酸楚，背间寒栗，灸脾俞有效。听宫穴，理不可解，殆泻小肠之火以安其心欤！

从知胁肋疼痛，气户华盖有灵。

针气户、华盖治胁肋痛，大都少效；宜加刺期门、阳陵泉。

腹内肠鸣，下脘陷谷能平。

腹内肠鸣，中有水气，下脘宜针灸并施，更宜灸天枢。

胸胁支满何疗？章门不用细寻。

胸胁支满，章门宜多灸。

膈痛饮蓄难禁，膻中巨阙便针。

膈下饮蓄作痛，膻中、巨阙针之；宜再灸脾俞、中脘。

胸满更加噎塞，中府意舍所行。

肺气失于肃降，即胃气上逆而为噎塞胸满，宜针内关、公孙、中脘。

胸膈停留瘀血，肾俞巨髎宜征。

胸膈停留瘀血而针巨髎，理颇难解，恐系巨阙之误。

胸满项强，神藏璇玑已试。

神藏与璇玑，治胸满则可。若治项强，则大椎、风池不可少。

背连腰痛，白环委中曾经。

背连腰痛，针白环、委中有特效，宜加针环跳。

脊强兮，水道筋缩。

脊强，转侧不利。

目眩兮，颧髎大迎。

目眩羞明，针颧髎与大迎，宜再刺攒竹，可治目眴。

痉病非颅囟而不愈。

痉病灸颅囟之外，宜再刺风府、大椎、曲池、合谷、中脘、昆仑等穴。

脐风须然谷而易醒。

脐风但凭然谷一穴，恐难十全。在脐之四周宜各灸一壮。

委阳天池，腋肿针而速散。

腋下筋肿，二手不能上举，委阳与天池，曾针过，颇效。

后溪环跳，腿疼刺而即轻。

腿疼，刺环跳与后溪而不愈，则刺阳陵泉与昆仑。

梦魇不宁，厉兑相谐于隐白。

经曰："胃不和则卧不安"。厉兑、隐白殆泄胃经之热，以安其胃也。

发狂奔走，上脘同起于神门。

神门治发狂奔走，上脘降其痰热之上冲。

惊悸怔忡，取阳交解溪勿误。

惊悸怔忡不宁，阳明少阳经火上扰心阴。阳交、解溪，所以泄其火也。

反张悲哭，仗天冲大横须精。

反张悲哭，常为二三岁内之小孩有之。其症都属脏寒，与惊痫之反张不同。

癫疾必身柱本神之令。

身柱、本神刺癫疾如不愈，再刺大陵、间使、神门。

发热仗少冲曲池之津。

发热泻曲池，刺少冲，曾验有效。惟热过重，委中、合谷、间使、后溪等穴亦宜刺。

岁热时行，陶道复求肺俞理。

流行风温之热，刺陶道、肺俞外，合谷、曲池亦当刺。

风痫常发，神道还须心俞宁。

此症宜灸。

湿寒湿热下髎定。

湿寒湿热之症，范围颇广。下髎之治湿寒湿热，殆指肠风痔漏之症。

厥寒厥热涌泉清。

厥寒厥热之刺涌泉，亦专指热厥而言，寒原宜灸关元。

寒栗恶寒，二间疏通阴郄暗。

二间与阴郄宜刺而再灸（陶道、大椎，行三进一退法甚效）。

烦心呕吐，幽门闭彻玉堂明。

二穴近胃脘，故治烦心与呕吐（再针中脘、三里）。

行间涌泉，主消渴之肾竭。

消渴分上中下三消，下消又名肾消，属肾经虚而有火。行间、涌泉泄其火也。

阴陵水分，治水肿之脐盈。

水肿之症，小便多不利。刺阴陵泉，疏肝而利小便。灸水分，温脾阳而消水肿。

痨瘵传尸，趋魄户膏肓之路。

魄户、膏肓，治传尸痨瘵，宜治之早，且宜灸，并灸三里。

中邪霍乱，寻阴谷三里之程。

中邪霍乱，系指呕吐足转筋之病。阴谷、三里之外，当再刺承山、委中、尺泽、中脘等穴。

治疸消黄，谐后溪劳宫而看。

治黄疸，刺灸劳宫、后溪外，当再刺灸至阳。

倦言嗜卧，往通里大钟而明。

通里属心经，大钟属肾经。二穴治倦卧，宜加刺灸脾俞、至阳特效。

咳嗽连声，肺俞须迎天突穴。

咳嗽连声，系指顿嗽。前贤谓风伏肺底，每欲冲出而不得也。宜加刺中脘、天枢。

小便赤涩，兑端独泻太阳经。

小便赤涩不利，乃小肠结热，独泻太阳经小海穴也。另宜加针阴陵泉、三焦俞、膀胱俞。

刺长强与承山，善主肠风新下血。

肠风下血，乃肠出血。前贤谓之湿热下注，长强、承山有效。

针三阴与气海，专司白浊久遗精。

三阴交与气海，针治白浊及遗精，须俟湿热已净，方可针刺。

且如肓俞横骨，泻五淋之久积。

五淋之针肓俞、横骨，亦须俟湿热已去。宜加针阴陵泉。

阴郄后溪，治盗汗之多出。

盗汗，针后溪与阴郄，曾针治多人。结核病者，每不易收效，其他佳良。

脾虚谷兮不消，脾俞膀胱俞觅。

脾虚少运，谷不易化，二穴当多灸；宜加针三里。

胃冷食而难化，魂门、胃俞堪责。

胃寒不化，魂门胃俞须多灸，中脘亦宜多灸。

鼻痔必取龈交，瘿气须求浮白。

龈交治鼻痔，泻其气也。浮白治瘿气，针后宜多灸。

大敦照海，患寒疝而善蹇。

二穴善治疝气之冲痛，加灸关元尤妙。

五里臂臑，生疬疮而能治。

二穴治疬疮初起有效，宜灸，并加灸小海或天井。

至阴屋翳，疗痒疾之疼多。

此条理难解，针亦不见效。

肩髃阳溪，消瘾风之热极。

瘾风，血热病也。二穴乃泻热也。

抑又论妇人经事改常，自有地机血海。

二穴宜针灸并施，于经之愆期者颇效。

女子少气漏血，不无交信合阳。

少气漏血，乃气不摄血，淋沥不净也。宜取中极穴两旁各一寸半之经外奇穴针灸之。

带下产崩，冲门气冲宜审。

冲门属脾，气冲属胃，二穴能止带固崩。盖脾能统血，冲任为女子血海，冲隶属于阳明也。带下宜针带脉、关元。产崩宜灸长强。

月潮违限，天枢照海须详。

月潮前期宜刺宜泻；后期宜补宜灸，加灸关元、气冲、阴陵泉。

肩井乳痈而极效。

乳痈多由肝胆郁热，初起刺肩井与尺泽颇效。

商丘痔瘤而最良。

痔漏刺商丘外，承山、长强宜刺之。

脱肛取百会尾翳之所。

大气陷下，脱肛久不愈，百会宜灸。尾翳即长强，宜刺。

无子搜阴交石关之乡。

无子之原因有多种，阴交、石关则灸胞宫之虚寒不孕，宜加灸中极、关元。

中脘主乎积痈，外丘收乎大肠。

中脘、外丘治痫疾、脱肛，当加灸天枢、气海、大肠俞。

寒疟兮，商阳太溪验。

寒疟针商阳、太溪外，宜再加灸大椎。

痃癖兮，冲门血海强。

痃癖之成，多为血瘀气聚。冲门、血海宜多灸。

夫医乃人之司命，非志士而莫为。针乃理之渊微，须至人之指教。先究其病源，后考其穴道。随手见功，应针取效。方知玄理之玄，始识妙中之妙。

赋中所述，悉属前人经验之作。某病刺某穴，其理有不可解者，针之则甚有效。其有不甚效验者，亦占十分之二三。盖作者囿于韵语，难免掇拾成章。惜作者未加详注，使学者不免目迷五色之憾矣。

壬申（1932 年）孟夏承淡安注释

杂病穴法歌注释

杂病随症选杂穴，仍兼原合与八脉，经络原会别论详，藏府俞募当谨始，根结标本理玄微，四关三部识其处。

原，为五脏之腧及六府之原。合，即十二经之合穴。八脉，即奇经八脉之主穴。经，直行曰经，此指十二经。络，横行曰络，此指十五络。会，指五会，即气会膻中，血会膈俞，筋会阳陵泉，骨会大杼，髓会绝骨。俞，穴也。穴之在于背者曰俞，如心俞、肝俞之类。募者，五脏之募穴，肺之募为中府穴，肝之募为期门，心之募为巨阙，脾之募为章门，肾之募为京门。此言经气之结聚处谓之募，俞亦同；惟募在胸腹，俞在背部。《难经·六十七难》曰："五藏募皆在阴，俞皆在阳。"俞穴可常针，能散其风寒，能补其脏气。募则宜少针，以能泄其脏气也。根、结、标、本者，经脉在下端一穴为根，在上端一穴为结，经脉起处为本，行处为标。上下循行，理似玄微。四关者，指四大关节肘、肩、髀枢、膝。三部者，指上、中、下三部也。

伤寒一日刺风府，阴阳分经次第取。

伤寒一日见太阳证，头痛项强，恶寒发热，先刺风府，继刺他穴。二日见阳明证，头痛发热自汗，不恶寒，反恶热，先刺阳明之荥穴内庭，再刺他穴。三日见少阳证，口苦、咽干、目眩，胸胁满痛，寒热往来，先刺少阳之输穴足临泣，再刺他穴。四日见太阴证，腹满而痛，食不下，自利不渴，先刺太阴之井隐白穴。五日见少阴证，脉微细，但欲寐，身重恶寒，先刺少阴之输太溪穴，再刺他穴。六日见厥阴证，腹中拘急，下利清谷，呕吐酸苦，甚则吐蛔，先刺厥阴之经中封穴，再针他穴。一日、二日、三日者，计数也。非一日必见太阳证，二日必见阳明证也。惟伤寒见太阳证，不拘其日数之多寡，病尚未传，则刺其风府可也。证见阳明，则刺其荥穴，不必问其日数，余皆同。在表之病则刺阳经之穴，在里之病则刺阴经之穴。所谓："在表刺三阳经，在里刺三阴经。"病经六日未汗，当刺期门、三里。惟阴经之病久，宜灸关元为妙。

汗吐下法非有他，合谷内关阴交杵。

汗法：针合谷行九九数，得汗行泻法，汗止身温出针。如汗不止，针阴市，补合谷。泻法：针三阴交，行六阴数。一方使病者口鼻闭气，吞鼓腹中，即泻；泻不止，补合谷，行九阳数。吐法：针内关，先补六次，泻三次。一方使病者作欲吐之状，即吐；吐不止，补九阳数，使其调匀呼吸即止。

按汗、吐、下三法，非行于平人能得效者。必病者表病无汗，有汗之资，无汗之机，始发生汗之效力，溱溱而出矣。吐亦须胸膈闭闷不堪，欲吐不能者，施之方有效。泻亦必具有必须泻之条件，如腹满矢气，大解欲解而不得，行之乃有效。虽然，汗、吐、下为行针之功力所致，但医者无绝对之暗示，以坚其必得汗吐下之心理，则其功亦不著。

一切风寒暑湿邪，头疼发热外关起。

头疼发热，病属外感，不论其为风寒暑湿之所中，概先针外关，再及其他各穴，如风府、风池、太阳、大椎各经之荥穴等。

头面耳目口鼻病，曲池合谷为之主。

头面耳目口鼻之病，由气火血热而发红肿痛之疾苦，乃以曲池、合谷为治疗之穴。

偏正头痛左右针，列缺太渊不用补。

列缺、太渊之治偏正头痛，系指外感风邪所致，或大肠经气火太过所致。与血虚头痛成肝胆气火太过所致之偏正头痛不同，希注意之。除针列缺、太渊二穴之外，加针风池，以收捷效。

头风目眩项捩强，申脉金门手三里。

太阳经之风邪稍涉阳明经病，故此三穴能治之。

赤眼迎香分血奇，临泣太冲合谷侣。

此赤眼当为胆与大肠两经之火上炎所致。

耳聋临泣与金门，合谷针后听人语。

此条耳聋，为风火所扰之暴聋。

鼻塞鼻痔及鼻渊，合谷太冲随手取。

此条亦属于风热性所致之病，否则合谷、太冲未必有效。尚宜加针上星或灸。

口喝歪斜流涎多，地仓颊车仍可举。

此为中风所致，地仓、颊车二穴宜灸。歪左灸右，歪右灸左。

口舌生疮舌下窍，三棱出血非粗鲁。

舌部病而属红肿痛者，前贤谓为心热，如舌之局部充血，刺其舌下两边之紫络，放去静脉瘀血，其病即愈。

舌裂出血寻内关，太冲阴交走上部。

前贤有言曰，舌为心之苗，舌裂出血为心经血热上涌，其血热之上升，每挟肝气而僭逆。内关、大冲所以平心肝逆上之火。三阴交为脾经穴，脾脉络舌下，舌裂出血，亦有心脾之热者，故亦须针三阴交。

舌上生苔合谷当，手三里治舌风舞。

舌苔之厚，由于肠胃之浊热上泛使然，合谷所以泻其浊热也。舌风舞即热病，心热太过，舌伸出齿外，鼓动如蛇舌，手三里刺之有特效，其理不明。

牙风面肿颊车神，合谷临泣泻不数。

牙风即牙痛，三穴俱宜刺，用泻法。

二陵二跷与二交，头项手足互相与。两井两商二三间，手上诸风得其所。

二陵即阴陵泉、阳陵泉，二跷即阳跷申脉、阴跷照海，二交即阳交、三阴交。上列六穴可治头项手足之病。两井即天井、肩井，两商即少商、商阳，二三间即二间、三间。此六穴，可治手上诸风病或麻痹。

手指连肩相引痛，合谷太冲能救苦。

手指与肩臂俱痛，为大肠经病。

手三里治肩连脐，脊肩心后感中渚。

肩痛与脐腹俱痛，手三里可治之。肩痛及脊，则中渚可已之。

冷嗽只宜补合谷，三阴交泻即时住。

合谷所以补肺气，三阴交所以泻脾气。补肺即所以助肺之肃降而嗽已。泻脾，殆泻其上冲之气欤？鄙意冷嗽都属痰饮，由于脾失温运。嗽是标，脾失温运是本。治病必求其本，冷嗽当补三阴交而不当泻，泻则犯虚虚之弊。并须温灸肺脾二俞，斯为根治。

霍乱中脘可入深，三里内庭泻几许。

霍乱上吐下泻，中宫清浊混淆，挥霍撩乱，胃肠神经剧烈之反射作用，中脘一穴，颇具特效。盖可以止神经之反射，而使之安静，吐泻立止。三里、内庭，平胃气也。

心痛翻胃刺劳宫，寒者少泽灸手指。

前贤云：心为君主之官，不可受邪之侵袭，故心不能病。所病者，俱属心包络病。且心不可泻，须泻心者，都泻心包络。劳宫，心包络脉之荥穴也。泻劳宫即泻心也。心中寒而满者补小肠井穴少泽，助心火也。

心痛手战少海求，若欲除根觅阴市。

少海用补法，阴市为胃经穴，实则泻其子欤？其理不明；在经穴主治各病之原理，未能畅明以前，颇多难解之处。

太渊列缺穴相连，能祛气痛刺两乳。

两乳，亦为肺经分野之所及；太渊、列缺，泻肺气也。曾针有效。

胁痛只须阳陵泉，腹痛公孙内关尔。

胁为肝胆经之分野，故刺阳陵泉有效。公孙、内关为治心胸腹痛胀闷之特效穴。胁痛针足临泣亦灵，腹痛气海、上中下脘亦可针。

疟疾素问分各经，危氏刺指舌红紫。

足太阳疟，先寒后热，汗出不已，刺金门。足少阳疟，寒热心惕汗多，刺侠溪。足阳明疟，寒久乃热，汗出喜见日光火气，刺冲阳。足太阴疟，寒热善呕，色乃衰，刺公孙。足少阴疟，呕吐甚，欲闭户而居，刺大钟。足厥阴疟，少腹满，小便不利，刺太冲。

肺疟，令人心寒，寒甚热，热间善惊，如有所见，刺列缺。心疟，令人烦心，甚则得清水，反寒多不热，刺神门。

肝疟，令人色苍苍然，太息，其状若死者，刺中封。脾疟，令人寒，腹中痛；热则肠中鸣，鸣已汗出，刺商丘。肾疟，令人洒洒然，腰脊痛，宛转大便难，手足寒，刺太溪。胃疟，令人将饥而不能食，食而支满腹大，刺厉兑；危氏复制十指尖出血，及舌下紫筋出血。

又按刺疟之法，必于疟发前一小时刺之，方可有效。过远则效不彰。

痢疾合谷三里宜，甚者必须兼中膂。

白痢病在气，刺合谷；赤痢病在血，刺小肠俞；赤白痢气血皆病，刺足三里、中膂。

心胸痞满阴陵泉，针到承山饮食美。

此症由脾家湿热挟胆热失于疏化而成之痞满，故阴陵泉、承山治之。宜观其舌苔，舌质红者刺泻之，淡者加灸。

泄泻肚腹诸般疾，三里内庭功无比。

夹热者宜泻，因伤生冷或寒者宜灸。天枢一穴亦不可少。

水肿水分与复溜。

水肿放水法，先用小针，次用大针，以鸡翎管透之。最好用放水针。水出浑浊者死，清者生。足上水肿大者，于复溜穴上放之。

泻瘀血法：先用针补入地部，少停泻出人部，少停复补入地部。少停泻出针，其瘀血自出。虚者仅出黄水。

胀满中脘三里揣。

胀满多属胃不消化，挟湿挟滞，中脘、三里有大效。

腰痛环跳委中求，若连背痛昆仑式。

环跳、委中，善治腰部闪痛不能俯仰。腰痛连背者，再刺昆仑，宜加刺人中甚效。

腰连腿疼腕骨升，三里降下随拜跪。

腰连腿疼，系指腰背部痛及腿部。

腰连脚瘸怎生医，环跳行间与风市。脚膝诸痛羡行间，三里申脉金门侈。脚若转筋眼发花，然谷承山法自古。两足难移先悬钟，条口后针能步履。两足酸麻补太溪，仆参内庭盘跟楚，脚连胁腋痛难当，环跳阳陵泉内杵，冷风湿痹针环跳，阳陵三里烧针尾。

上节悉属筋骨酸痛之症，只须审其病苦之在何经而刺之可也。

七疝大敦与太冲，五淋血海男女通。

疝都属厥阴病，大敦、太冲所以泻其气也。五淋者，劳淋、血淋、气淋、石淋、膏淋是也。血海虽能治五淋，亦宜兼刺他穴，如涌泉、阴陵泉、气海、中极等穴。

大便虚秘补支沟，泻足三里效可拟。

虚秘者，补支沟，泻足三里，宜再按摩肠部。

热闭气闭先长强，大敦阳陵堪调护。

热闭、气闭，为猝失人事，昏不知人。热闭者，身热如灼，舌绛赤而干。气闭者，身或热或不热，舌亦不甚绛。中医所谓闭厥之证，都属肝经之病。肝为风脏，其性刚强，易于厥逆。肝胆互为表里，故长强、大敦、阳陵泉能治闭厥。

小便不通阴陵泉，三里泻下溺如注。

小便不通，刺阴陵泉、三里外，宜再刺关元。

内伤食积针三里，璇玑相应块亦消。

三里系手三里与足三里，对于食积，二穴皆须针。

脾病气血先合谷，后刺三阴针用烧。

原文为"脾病气血先合谷"颇费解，恐"病"系"痛"字之误。脾部痛，非血寒即气滞，合谷所以疏其气，三阴交所以温其血。

一切内伤内关穴，痰火积块退烦潮。

内关善治胸中病，内伤多为情志之病，其病多在胸胁上腹部，故内关一穴能治之。

吐血尺泽功无比，衄血上星与禾髎。

吐血每因咳逆上气而发生，故尺泽降肺气之冲逆而止血。上星、禾髎止衄血，不使血外溢。

喘急列缺足三里，呕噎阴交不可饶。

肺与胃之气化宜降，升则喘逆呕吐之病生。列缺、足三里，所以降肺胃之气，而喘急可已。呕噎亦是胃逆，阴交亦降其逆也。此穴有谓足三阴交，有谓任脉阴交穴，鄙意二穴皆是，都不可非。

劳宫能治五般痫，更刺涌泉疾若挑。

五痫为猪、羊、鸡、马、牛痫，都为痰涎阻塞咽喉声带所发出之各种声音。以其声似何种畜声，即以何痫名之。

神门专治心痴呆，人中间使祛癫妖。

痴呆癫狂，如癫、如狂、如鬼祟，神门、人中、间使刺之颇具神效。

尸厥百会一穴美，更针隐白效昭昭。

尸厥者，猝然昏乱，不知人事，四肢逆冷，其状若死。

妇人痛经泻合谷，三里至阴催孕妊。

妇女经阻不通，泻合谷，补三阴交，经可通（此指实症经闭）。足三里与至阴催产，理难解。

死胎阴交不可缓，胞衣照海内关寻。

死胎不下，先泻阴交，再补之。胞衣不下，于照海、内关亦如之。

小儿惊风刺少商，人中涌泉泻莫深。

人中通督脉太阳经，凡急惊风都病在太阳，见背反张，四肢瘛疭，下寒上热。人中缓太阳之拘急，涌泉引热下行，故惊风能已。

痈疽初起审其穴，只刺阳经不刺阴。

痈疽从背出者太阳经，从鬓出者少阳经，从髭出者阳明经，以上俱以各经井荥俞经合针治之。从胸出者，以绝骨一穴治之。

伤寒流注分手足，太冲内庭可浮沉。

前贤谓伤寒传足不传手。太冲、内庭，一为肝经穴，一为胃经穴，厥阴为阴之盛，阳明为阳之盛，病由阳经传入阴经为逆，由阴退出阳经为顺。顺者，浮也。逆者，沉也。病之移转吉凶，以二经为机枢。太冲、内庭，防其逆也。

熟此筌谛手要活，得后方可废金针。又有一言真妙诀，上补下泻值千金。

1932年春承注安注释

禁针穴歌

脑户囟会及神庭，玉枕络却到承灵，颅息角孙承泣穴，神道灵台膻中明。水分神阙会阴上，横骨气冲针莫行。箕门承筋手五里，三阳络穴到青灵。孕妇不宜针合谷，三阴交内亦通论。石门针灸应须忌，女子终身孕不成。外有云门并鸠尾，缺盆主客深晕生。肩井深时亦晕倒，急补三里人还平。刺中五脏胆皆死，冲阳血出投幽明。海泉颧髎乳头上，脊门中髓伛偻行。手鱼复陷阴股内，膝膑筋会及肾经。腋股之下各三寸，目眶关节皆通评。

淡安按：前人所用之针，与今之毫针较，其粗数倍。故对于内部重要脏器、神经或血管、脑髓、脊髓，易于刺伤，发生其他疾患，乃有禁针之避忌。以今所有之毫针刺之，固无甚妨碍也。虽然，亦当知有所避忌，以慎为要。考脑户、囟会、玉枕、络却、承灵，中为脑髓，亦为面部器官重要神经分布之处。颅息、角孙，适当络脉之上。神庭一穴，前贤云刺之则发狂，乃偶然之事，中无重要神经；有目翳者，非刺不可。神道、灵台、脊门（即脊中穴），中为脊髓，适在心、肺、肝系附着之处。承泣为三叉神经之通于眼系者。水分、神阙，今人亦有针者，惟不可过深刺及耳。会阴、乳中之禁针，殆避嫌也。横骨内为膀胱、子宫布及之处，针不宜深。气冲为淋巴结之处，粗针则伤。膻中避直刺。箕门、承筋、手三里、三阳络、青灵、冲阳、颧髎，中非静脉，即为动脉，前人恐出血不止，故列入禁穴；在今日毋须避忌。鸠尾恐伤破膈膜，非至不得已时始针之，必须患者两手直举，方可下针。肩井、缺盆，过深则伤及肺脏。海泉在舌下之正中络上，并治消渴，刺出血。鱼腹及腋股下，中有静脉，可无忌。膝膑出液则跛。总之，头之后上部，为大小脑髓之处，不宜深针；背部自腰以上，胸部自脐以上，肋骨所蔽之部，悉勿过深，以不伤及内脏为要。手足诸部，虽勿须避忌，但针宜清洁；若有锈污等物，进入血管之中，即发生危险，有不堪设想者。当三注意焉！

禁灸穴歌

哑门风府天柱擎，承光临泣头维平。丝竹攒竹睛明穴，素髎禾髎迎香程。颧髎下关人迎去，天牖天府到周荣。渊液乳中鸠尾下，腹哀臂后寻肩贞。阳池中冲少商穴，鱼际经渠一顺行。地五阳关脊中主，隐白漏谷通阴陵。条口犊鼻上阴市，伏兔髀关申脉迎。委中殷门承扶上，白环心俞同一经。灸而勿针针勿灸，针经为此尝叮咛。庸医针灸一齐用，徒使患者炮烙刑。

淡安按：禁灸各穴，悉属神经散布浮浅之处，或直接动脉之所。所谓灸则伤神明者，即灸伤血管与神经也。至于灸不再针，针不再灸之说，良以灸后肌肤表皮破溃，复以粗劣之针刺入，污物易于传入，致红肿溃脓，若针而再灸，则针孔未闭，火气同污物亦易直入。故针灸不能并施。今以针留孔穴，以艾燃针柄，使温热由针传入，颇可取法；惟效不如直接灸之为愈耳。

东渡归来

去秋东渡，今夏归来，计驻东时日八月余。关于彼邦教育文化、政治建设、民族精神，印象甚深。日本人民，五岁以上者，无不识字。其最低程度为高小毕业。商店职员、民家仆役，大学毕业者大有其人。学校林立之外，各种展览会、讲演会，可谓无月不有，无日不开。其政体虽为君主，法令却非独裁。故政治修明，日臻隆盛。以言建设，则举凡声光电化、衣食住行、海陆空防，无不积极设备改良。尤以交通道路之建设，令人赞叹不置。而民众之守礼貌、重信义、勤俭耐劳，尤为深佩。惟性多狐疑，气量狭窄，不无可议之处。然正以此而能研究竞争，进步神速。一事一物，绝不任其模糊过去。视我中国，诸葛武侯之得其大意，陶渊明之不求甚解，不知误了多少学子！中国不欲图存则已，否则必以日为镜鉴，普及教育，尊崇礼教，努力生产建设。能如此，庶乎有望。

去年黄花初绽之时，偕杨生克容，乘轮东渡，先抵长崎。关于针灸学术之首触眼帘者，为广马上侧某町之名灸市招。这一宽约一尺五寸，长二尺五寸之长方木板，绘一背形，画灸点数处，上书"家传名灸"，悬于檐下。不啻商店之市招，日人名曰看板。后巡礼长崎街市，见有此看板者甚多，惟不见单以针名者。询之杨君至戚，谓书"家传名灸"者，皆为有特效之古法灸，甚少用针，乡人信之甚笃。其以"针灸"二字共名者，悉为学校出身，其灸法则为另一派别矣。

杨君入长崎宇和川针灸学院研究。此院为关西唯一之针灸疗养院，学生众多，病房亦大，每日求诊者颇众。凡学有根柢者，于此临床学习最为适合。院长宇和川先生，年逾古稀，和蔼可亲；教人学习，唯讲疗法，不谈玄理。每谓针灸学理，深微玄奥，与其谈似是而非之学理，毋宁讲切合实用之疗法云。此老谈话颇见忠实。

余留长崎数日，即往东京，参观东京高等针灸学院之教学方法。课分解剖、生理、病理、诊断、经穴、针学、灸学、消毒等门。院址不甚大，学员则冠全国各针校。日本针校，就所知而往参观者：东京二所，大阪三所，西京一所，福冈一所。校址以大阪之明治针灸学校为最大，设备亦较完善。院长为山畸良斋，自设灸疗院一所，营业异常发达。最小者为东京之东京针灸学校，校长猪又启岩氏，曾以其认为最得意之《金刚流中风预防灸》赠示。尚有一东京盲人技术学校，教授针术与西洋按摩术，毕业后即为按摩技士，立即可以开业。凡在针灸学校本科毕业者，亦可自由开业。普通科毕业者，则须由警视厅考试合格后方准开业。

日人信仰针灸，故针灸医生甚多。几无一街巷不设有针灸医院。余曾去东京一家享名最高之针灸医院，受中风预防之灸，去在上午九时，已挂至百四十八号矣。可见日人信仰力之深。每在公共浴室就浴，见其背部，十人中七人有灸痕。然皆属工人、商人，教育阶层者甚少。盖已醉心欧化，与我国之新知识阶级类似，但不如国人之更盲目地加以排斥耳。

日人富研究性与进取性，事事不甘落人后，以标新立异为荣。一针之微，以其针柄之形稍为改变，即自成一流派；或以金银质之不同，针尖之圆锐稍异，即自名为某某流派。因此乃有杉山流、杉山真传流、吉田流、大久保流，不下十七八流派。实际上治病则一，取穴则一，徒以形式微异，即自名一流，炫奇夸新，未免无聊。即灸法亦有派别，小炷多壮，大炷少壮，按压与不按压，即以此而分为流派。不知者以为每派必另有其特殊针法或灸法，一经探究，无不为之哑然。

下针方法亦为三派：捻针、管针、打针。今日最流行者为管针，次为捻针；打针已不甚用。管针下针不痛，但极不便利，行使手术，颇感麻烦；惟指力不足者，与妇女小儿之畏针者，采用则甚佳。日之名针家皆用捻针法下针，与我国相同；虽下针有微痛，但应用便利自在，实为下针法中之最佳者。打针法以槌打下，利于短针，不利于长针。其法盛行于昔时，今日采用者十不获一矣。

我国针灸重补泻迎随之说，遵爪切循努之法。彼方则对经络学说废弃不谈，但为记忆上之便利，仍以十二经为系统。穴法、寸法、经外奇穴等，未有变更。于阴阳原络等说，只字不言。对针刺之目的定为三种：一曰制止法，凡生活机能之异常亢进，筋肉神经之异常兴奋，腺分泌与血液旺盛等，与以镇静缓解之法；二曰兴奋法，适与上条相反，凡各种机能减退者，使之增进，发挥力量之法；三曰诱导法，则专对于炎症，充血性、郁血性之病者，远隔患部诱导之方法。本此三法，采定十种手术，曰单刺、捻转、雀啄、屋漏、置针、间歇、回旋、随针、乱针、振颤等十种手法，简单适用。另有杉山真传流派，其手法有百种之多，名目频繁，不切实用，盖为矜奇炫异而立也，实则反易令人无所适从。

日语不娴熟，考察一切总不能满意。虽每往各大埠针校友会参观，会晤校中师友讨论学理时，总不能尽意为憾。且以初会，不便长谈。寒暄之外，提出关于经穴上一二点疑问质询，无不辞为神秘难解。以常与坂本、二木、杉田、高桥、田中诸教授过从，遂少拘谨，彼等亦乐与相谈。依其讲义而谈针理，娓娓动听。以诱导法之隔部取穴询之，反复辩难，俱相与大笑，谓为神秘。常告以中国治病取穴与贵国截然不同：彼多主局部，我多重远道引诱反射；彼方取穴多而效少，我国用穴少而效捷云云。彼等似乎不甚信任。某日在实习室，其院生增山忠藏君患齿痛，余即乘机告以中日疗法之不同，中法只取合谷一穴可以立止。同院生员怂恿试验，果然立止。教授与生员无不惊奇（所用之针为我国制者）。

日人对于十种传染病禁止针治，讲义亦缺其治法。曾告坂本、高桥二君，中医针治有特效，不应禁止。彼等惊为奇谈，询我取穴法而一一详记，谓遇有机会当一试针。

日人以制针技术进步，所用之针其细如发。针治时，病者确无甚痛苦，但效果甚微。每一病症，从未见有在二三次即收效者，大都总在十次以上。其继续治疗半年以上者甚多。余深叹其病家信仰之坚，医者自信之深。彼等见余一针一穴立止牙痛于须臾，惊为奇事！余告以针细则力微，所以不能收捷效之理由。以草与竹枝、木杵击水成波之理喻之，彼等认为理由充足。于是余所带之针一索而空。曾以日人之针太细，恐效果不佳，函询杨生克容，果得复书，谓自长崎卒业回国后，即采用日针治病，成效皆无，信誉尽失！正惶惑间得余书，始恍然悟，急改用国产之针应诊，成效大著云云。

日人信仰灸术更深，乡农尤甚。同院某君告我，日本乡人每于炎夏，不论有病无病，皆喜请医生施灸一次，可以暑中不疲劳、不受病云。余笑云，此不啻为防病之灸。询以灸在何处？亦不甚了了。大约在脾俞、胃俞之间云。

福冈有一灸医名高田喜多，门庭若市。余以诊病为由，特往参观。医者须发斑白，彼为人诊察后，于应灸之所用墨圈点，即命病人另往灸席上，由其助手施灸。室中烟雾蒸腾，病者皆裸体横陈，由其助手执太乙神针式之灸条压灸。其灸法不用布隔（隔纸），热度不甚强，艾条无药，松软不结实，灸后颇觉舒适。

余此次东行八月余，彼邦之针灸学术，俟秋凉时，当择刊针灸杂志，以飨同好。

（原载《针灸杂志》1935 年 8 月第 12 期）

各书序跋[*]

增订《中国针灸治疗学》自序

尝读名医列传至秦越人刺维会，起虢太子之尸厥。汉华陀针脑空,疗魏武帝脑痛于片时。心焉奇之。以是关于针灸诸书,无不搜求探讨。请益名师,寝馈数载。于以知针灸之学,实能起沉疴,疗痼疾。药力之所不逮者,无不奏效神奇。惜乎经络穴邃,文多不详。图案注释,更为错谬。且也治疗方案,若者宜铖,若者宜灸,绝不分析。针书虽多,不啻千篇一律。故无名师指授,决难得其真传。后之学者,每以其经穴难明,治疗不详,而惮于穷究。数千年古圣相传之心法,行将湮没不彰。可慨也夫。鄙人不敏,爰将搜集各书,参以心得,益以最新生理,互为考正,删烦节要,辑成《中国针灸治疗学》一书。藉便学者之探讨,或拯斯道于不替。幸积学之士,予以匡正。俾我国数千年特独之医术得标扬于世,岂个人之私幸也哉!

中华民国二十年一月二十日编者识

重刊《古本十四经发挥》序

余于乙亥之秋,东渡考察,历时虽未一载,已遍迹扶桑各岛矣。是行也,负复兴针灸之绝大使命。故每于字里行间,茶余酒后,无不汲汲以发扬我国古代之绝学为急务焉。

忆月之某日,有日人坂本贡者,东京高等针灸学校校长也,以针灸闻名于国,所编著之针灸书亦甚夥。慕余之名,降格而求教。余聆其妙论,读其著述,知为时下医。有所问,颔之而已。又某日,具帖前来,邀宴于其家。出八田泰兴氏所译之《十四经发挥》而问难。余卒读之,快于心而未能现于色。

---

* 编者按:承淡安先生生平著作甚多,兹选其亲笔所作部分序文,俾读者了解先生对祖国医学热爱之殷,对针灸学造诣之深,以及弘扬之志宏远,其爱国爱民,关心贫病,怜悯患者之医德医风,足为后世之楷模。

盖中国此书几已失传，虽有薛刻（《薛氏医案》附有《十四经发挥》）流行民间，错简繁多，未足观也。余曩岁屡欲搜罗之，今无意中而遇坂本贡氏，又无意中而获读此译本，此天启我以机，知必有古本在焉。乃逐日往各医学书店，细心流览。精诚所至，竟于某旧书店获得一古本，购之。其中所论经脉之循行，空穴之部位，注释之明了，较之日人译本，与中国之薛刻，尤觉详且尽。谓之曰"发挥"，不亦宜乎？

夫十四经络，创于《内》《难》。滑伯仁先生论而发挥其旨，针灸遂盛行于元代，皆滑氏之功也。战后此书中国失传，故针灸之学，亦随之而湮没。流传至日本，日本之针灸又盛兴，岂非书之宝贵，有以致之欤？余东行之目的，在发扬针灸之道，今获得此书随归故土，行见此道因之而发扬光大，伊于胡底。东行之志，为不虚矣。兹特付诸手民，以公同好。并与谢生建明，校正错误，圈点句读。张君钟毓则作传以传之。凡我国医学子，读《内经》至骨空气血诸论，有不能索解者，苟再取此书而玩味之，参证之，庶几无不了然于胸中矣。是为序。

公元一九三六年仲春月书于无锡中国针灸学研究社

《铜人经穴图考》序

淡安自日本得铜人腧穴像数帧归，镂板付梓，欲以饷国人之好针灸学者。将为之序，辄废笔叹曰，物有珍宝于数千百年前；徒以人事递变，风霜兵燹，浸淫剥蚀，或残缺而不全，或湮没于地下，或则流离远徙，以入于深山大泽、海外穷岛中，几于泯没无闻，使后世之人虽知之而不得见，或见而不知，岂少也哉。即如铜人腧穴像为吾国宋仁宗时，尚药御王惟一奉诏所撰。阐明经络，铸为铜人。其数凡二，一置翰林医官院，一置大相国寺仁济殿。嗣以国都变迁，东西移易。迭经元明清三代均置于太医院中，视为国家重器。及清叶庚子之祸，乘舆远引，联军入京。历代宝藏，被劫一空。铜人亦于斯时沦入东瀛，不可复见。即铜人经穴图数帧，于东京市中亦不易获睹。是岂特国宝之失，其关于国学之消长为何如乎。余今幸而得之，固可喜也，然亦可怃矣。

吾尝见富贵之家，其子弟罔知稼穑之艰难，耽于逸乐，珠玑玉帛，不知珍惜，其将自濒颠覆也，已难免矣。而又慢藏海盗，宵小垂涎，一旦窃乘，无力抗拒。遂令祖宗所蓄，悉归荡然。可胜叹哉！今吾国之大鼎珍异奇巧瑰丽之物，因国势之不竞竞，远涉重洋。贪夫之尝利，沦于异域者何可胜数，甚至《永乐大典》、敦煌秘藏，亦为外人捆载窃去，世袭而藏，其贵重不可以金钱计其值，其损失亦非算数所能喻其量。如能辗转而得一抄叶，获一印板，则惊喜逾于合浦之珠还也。轻于固有之日，而重于复归之时，人情大抵然欤？然苟非其所关者重，所益者大，亦何至颠倒之若是也。

吾故于此像之来复，不能不益为珍重，印而布之，期国人能从此研求，以有裨于针灸学术，且更广为搜求，使斯学能重明于当世，非特为国医辟其奥域，且为世界医林放一异彩，使举世咸知中华国粹虽被攘窃，而自有其真，光被四表，终不可掩也。吾同志其勉之哉！

一九三六年秋书于江苏澄江龙砂山麓之蛰庐

《针灸治疗秘籍》自序

余每览越人入虢之诊，取三阳五会，而已非常之疾，心窃羡之。由是而致力针灸者垂二十年。曩岁曾以所得，编成

《中国针灸治疗学》一书以问世，嘤鸣求友，欲天下之怀绝技者，有以响应也。

针灸为古代绝学，夫人而知之矣。其理之神奇，诚所谓仰之弥高，钻之弥坚者也。乃自拙编治疗学出版以来，遂引起社会人士之注意。以为若针灸之神秘，仍未尝不可以科学方法加以整理。于是远方踵门求学者有之，质疑问难、函牍往还者有之。更有敏捷者，继吾宣扬之后，著书立说者亦有之。遂令千载就湮之术，盛于宋而重光于今。剥极必复，天之道也。以吾之观察，针灸之术，向之不能振兴，足以滋人之疑惑而不易解者，则以古书巧立名目，五花八门，经穴部位，参差互见，或泛而不切，或简而不赅，或语焉而不详，或玄虚而不实，学者因此中辍，而习者日少。式微之道，有由来矣。

夫欲射之中也，必先睹其的；欲斯术之复兴也，必先知其弊。吾向秉阐幽发秘之旨，尽脑力所思，有所得即公告于世人。故每与学者函件往返，盈篇累牍。先探讨其学理，继给以实验之凭。学者恒因此而奏奇功，收信仰。更尝有古代遗法，流于湖海，而为同学所发现，举以告闻者，屡于《针灸杂志》中披露。虽一鳞半爪，亦难能可贵。吾料将来此种遗法，向之认为失传者，必渐可以网罗尽净，集腋以成全裘。收获之功，当与日俱进。然吾之所志，以阐明学理为总归，不以收藏遗法为能事。

甲戌之秋，曾以学理问题，东渡扶桑，考察针灸，因得与彼邦名手交换学术。此行虽未足一年，而已遍游日本各地。见其针灸学校之多，规模之具备，颇足以为典型。尤以灸法一门，我国几已绝迹。而彼邦则因人民之信仰，其术之改进，更有足多者。今吾愿尽以所得，供献于国人。虽曰借助他山，实则重归故土。盖日人之针灸，本自我国输入。今夏归来，爰将东渡心得，及历年所获治验，与夫治疗学之所略，前人之神秘不可解者，悉纳于此编公开之。欲以启古人之秘籍而公诸世界，故额曰《针灸治疗秘籍》。非作者以秘法自矜，亦非欲读者之守秘勿宣。惟冀以此编一得之长公告同志。则与编者之微旨，庶几近矣。

习针灸者，当以生理解剖为基础学科之一。不明生理，则不识病之所由来。不识解剖，则不知取穴之所在处。故本编上卷，偏重人体组织机能上之学识。其次为经穴治要，即十二经孔穴与主治之法也。将古书之繁复者删之，而切以实用。间亦附以注释，以明其治要之所在。古书每于一穴之主治，不下数十病，而上下三四穴，又莫不悉同，此最易陷人于五里雾中。吾于此等处当详其异同，以指迷焉。

下卷为针灸手术上所应有之学术，与治病之纲要，针与灸之特效疗法。不明针与灸之学理，则不独手术难精，即古人之神秘遗法亦难窥破。故下卷首先注意于此，博采众说，冶于一炉，以期学者对针灸有相当认识。将古人遗法，分条注释之。所有手术，则不厌其详而述之。其次于治病之法，则提纲挈领以明之。以中医之病名，多至万千，得其指归者，不过数条。吾即以此数条，使万病皆有归纳。学者得此纲要，亦可应用无穷矣。

编末为各病针灸治疗遗法，中多特效良方，聊以备取法参考之一格焉。

本编虽不敢称为巨著，然已竭尽诚思，条分缕析，学理治疗，详述无遗。学者倘能循此阶梯，可以直窥轩岐之堂奥。然而学问之道，义理无穷，时代车轮，进行不息，今日认为新义，明日即成黄花者有之。作者于此编未敢自是自满，深愿与学者共立于时代车轮之上，为不绝之研究，谋不绝之进行，以期达到无上之高峰。是编为继《针灸治疗学》之后而作，将来之能继是编而作者，非独心之所愿，且可以占学术之有无新进取也。

一九三六年秋于中国针灸学研究社

《针灸薪传集》序

丁丑仲秋夏，校中研究班诸学子，以予历年在教室讲授针灸经穴治疗之笔记，公举夏子少泉，分类而编次之，付诸梨枣，名曰《针灸薪传集》，分给同学，作临症参考。书成，倩予序其端。余曰：针灸始于三代以前，累代相传，漫无绪统。为便于讲授计，故悉取古人之遗法，撷其菁华，施之于病而有效，揆之于理而可通者，简节而记录于册。历年治病讲授，皆以此为纲领而发挥之。是古人授我，而我授诸同学。诸同学直接取之于我，间接则取之于古人。薪传自古，非我也。诸同学果能笃信好学，审问明辨，则此道重光，期于有日，薪传不至于绝矣。昔者黄帝问道于岐伯，坐明堂以授雷公，扁鹊仓公因而广其道。此所谓薪传也。诸同学信而好古，取法先贤。固予之所愿，然仍当撮数语以相赠，庶不负诸同学求知心之谆谆切切也。

夫针灸之学，至微至高，玄奥无穷，岂笔墨所能形容尽罄哉。梓匠轮舆，能与人以规矩，不能使人巧。针灸亦只能与人规矩，手敏心灵，全在各人悟之耳。病之变化不一，人之体质悬殊，时序寒暖之不均，环境生活之变异，此同而彼异，欲求病证之状态与书中所言若合符节而不稍移者，未之有也。然则此编之所记载，为临症之参考则可，若胶柱鼓瑟，执而不化，则亦难矣。

《内经》有曰："知其要者，一言而终；不知其要，流散

321

无穷。"余引用斯言者，欲诸子知其要也。知其要何如，请申言之。

炳艾运针之初，厥惟定穴。穴有三百六十五，分经十四。阳经之穴在关节之间，陷下为真。阴经之穴在郄胭之处，动脉相应。取五穴用一穴而必端。取三经用一经而可正。以此定穴，虽不中亦不远矣。至于"宁失其穴，勿失其经"之说，非我针灸家所宜取法者。凡我同门，其深志之。

运针补泻之法，亦多端矣。综其要，不外针刺激之强弱，与提插之迟数。或从近治，或从远取，须视其病症之虚实而适应之。虚者刺激宜乎弱，宜乎插，又宜乎近取。实者刺激宜乎强，宜乎提，复宜乎远取。不易别其虚实者，则平刺之。其运针时间之久暂，则以得气为第一义。《内经》所谓刺之而气至，弗复针。刺之而气不至，毋问其数，以得气为主。用针之要，大半尽于此矣。

灸之要，并不限于虚证或慢性病。有谓针有泻无补，灸有补无泻者，盖亦似是而非之谈。其效用与针治无以异，实症急性症，炷宜大而壮宜多；虚证慢性症，炷宜小而壮宜少，必持之有恒，斯可矣。

《内经》有曰："恶于针石者，不可与言至巧。"彼不信针灸之有捷效者，切莫强为之。病者医家心灵之未能统一，亦不易呈显著之效果也。洵乎二十世纪之人，不明心灵学者，不可应世，更不可以为医。彼笃信药物与物理刺激能疗病者，仅知医理之半耳。余讲授针理之时，每注意于心灵之如何修养，如何运用者，盖有故也。希我同门能深味此义而善运用之。不特斯道之玄奥神秘，可了如指掌，临症应病，亦可得心而应手矣。是为序。

公元一九三七年丁丑仲夏序于中国针灸医学专门学校

《中国针灸学讲义》（新编本）自序

吾家世业医，先祖父凤岗公尤专精儿科，故乡华墅附近百里内，咸知其名。先二伯父爵廷公悉得其传。先父行四，字乃盈。十三岁，凤岗公弃养。稚年失怙，迫于生活环境，遂往邻镇顾山习商，实非其志，业余辄自研读医籍。十八岁即投当地名外科周氏家，半工半读。三年学成，归里应诊。诊余并随先二伯父习儿科。其后又随同邑陈氏习针灸。所学既广，愈好学不倦，凡闻有专长之医家，莫不虚心请益，故其所学皆切实用。业既行，仁济为怀，凡力能助人之事，无不尽心力以赴。平时出诊，一二十里之内，皆徒步往返，冒风雨不以为苦。疫疠急症，更应邀即往。虽在深夜远道，亦无推辞。又因己贫，深知贫之苦，每遇贫病之人，辄暗中资助，不令人知。盖专以救病为乐事，不以名利存心者也。故终其身无积产。至五十四岁，因过劳，以胃病不起。至可恸也。

吾之针灸科及外科、幼科医学，皆为先父所传。以见于吾父之仁慈为怀，辛勤治病，其志殆欲世无病人，而以限于境地，欲求溥利广济，实有力不从心之憾。吾故秉古人"施药不如施方"之义，编行《中国针灸治疗学》一书以问世，并愿为读者作义务指导，以期读者均能学有所成，而广行济病，庶可稍慰先父之遗志，不负其传我之用心。嗣后十数年中，且教且学，又有《中国针灸学讲义》之编行。抗日战争期间，展转播迁，亦不敢稍自暇逸。虽所学非精，不敢遽言行远垂久，然我中医界因此两书之介绍引导，相从研究者，计可逾千，通函讨论者，数将近万。则其间接有助于病人者，当复不少。先父有知，或可稍慰于怀。而此湮没不彰之祖国遗珍，亦得以渐广流传，以宏其治病利人之效。倘能引起当世之注意，以资后贤之精研，则无知妄作，或亦非等徒劳乎。当日编书之旨，意在斯耳。

然学术不厌精进，中医学亦不能外是。针灸疗法，在往昔以倡导乏人，督促无方，业此者皆不知奋发。编者固尝谓：针灸之功效，既广既捷；针灸之施用，亦便亦廉；易于普及，宜于贫病；允为利民之国粹，实有推行之必要。但以人微言轻，不为世重，发扬改进之呼吁，徒为不知者笑。新中国成立以来，政府对于卫生事业，深加重视，针灸一科，尤予大力宏扬，已引起社会上之普遍重视，研习者日多，采用者日广。在改进中医学术途中，实已先呈推陈出新之势，则往昔所编之《讲义》，原只为适应当时中医界之学习针灸者而作，已不能完全适用于今时，故予重新改编，并借以补充十数年来之临症心得，以及同道中交流之经验，统一病名，审定处方，俾研习者能适应时代，增加治效，可以利益病人更多也。

本书新编仍以实用为主旨。学理方面，以编者科学根柢未深，所知未广。故除略有引述之外，不敢妄自侈言。现在针灸之学理，正在整理改进中，尚未建立成为完整之理论系统，故宜首先从实际经验方面多多整理介绍，以利于推广应用。从此则可累积新经验、新资料，丰富研究基础。倘使强不知以为知，空谈学理，或推衍古籍陈言，妄为解释，或摘取西洋论述，强作说明，均足以贻误学人，实非所宜，故编者认为空谈不如藏拙也。倘能精考旧学，发明新知，源于实用，究其真理，结合实际经验，从而发挥充实，完成整理改进之任务，则有赖于我辈今后共同虚心钻研，与加强努力者也。

公元一九五四年七月序于苏州

《中国针灸学》卷头语

一、学习针灸疗法之认识问题

（一）端正学习态度，提高为人民服务的思想认识

医学原为治病救人之事业；卫生工作者，实负有保护人民健康之重要责任。故吾人首先必须认识医务工作者本身任务之庄严重大，从为人民服务之观点出发，而端正其学习态度，则不但在学习中，能保证有可靠之成就，即将来为人民服务时，亦必能有较大之贡献。如将医疗技术作为谋生之工具，仅为个人将来出路问题着想，从自私出发，则于学习时，必不能虚心切实，将来实际应用时，亦决无足够之技术与优良之作风可言。思想态度迥然不同，其后果亦必迥然不同，孰为群众爱护，孰为群众鄙弃，固可不言而喻矣。编者于此，故首先提出此一问题，希望初学者于提高思想认识，多加注意。

（二）正视对针灸疗法之不正确的看法

针灸疗法，虽为祖国精粹遗产，但近数百年来并不普遍，因此知者极少。新中国成立后，政府重视针灸，大力提倡，逐渐引起社会人士之注意，各地医界应用渐广，群众需要亦更见迫切，于整个医学界中，已占有重要之一席。但一般对此未有真切了解之人，仍有不少不正确之看法，爰举数点如下：

1. 不信任与反对针灸　针灸素为多数劳动人民所信任，自经政府提倡之后，其信心益为坚定。但尚有少数人遗留崇拜英美医学思想，对于祖国之宝贵医学遗产，始终表示怀疑，甚至盲目反对，此种态度与看法，实为错误。

2. 过分夸大针灸疗效　以往对针灸治疗，每有"万病一

针"之夸大宣传，及至见到针灸治疗亦有无效之事例时，遂又目为江湖术士之骗人行为，不再置信。此种盲目推崇与偏见否认，皆由于对此学术未能有正确认识所致。针灸应用范围，确较广泛，但非万病可治，当知针灸对于人体各系统疾病，有确具特效者；有为一般适应者；亦有只可作助治，需与药物配合应用者；亦有治疗无效，非属适应者。此点必须有明确认识，切不可认为针灸万能，妄自夸大，自贻错误。

3.对针灸疗法要求过高　每多慢性疾病患者，经数次针治，即希望得到迅速痊愈，甚有曾经中西医施行各种疗法，或久治而未能收效，而试行针治，亦希望迅速得愈。思想上以为针灸疗效如神，可以迅速解决一切问题，实际对于针灸并无正确认识，亦无信心，故针治数次，效果不如理想时，每多失望疑心。在临床上针灸收效迅速之事实固多，但皆有其原因，非每病均是如此。故对针灸疗法要求过高，亦为不正确的看法之一也。

4.把针灸疗法看成神秘　以一金属之细针，或数粒之小艾炷，仅在皮肤面与以针刺或烧灼，而竟能收到疗效，认识不足者，每视为神秘，或认为偶然，无坚定信心。亦有不肖之辈，偶得针灸一二治法，故为神秘以惑人，因而影响针灸之信誉者，均应纠正。实则此种治疗，为直接调整生理之异样，自有其科学之论据存在，毫无神秘可言。

5.把学习针灸看得太轻易　学习针灸疗法，在入门阶段，确较学习其他各科医疗技术为易，此只是属于认识经穴部位与能运用机械式之针灸法之类之基本技术而已。如认为即此已足，以针灸治病，已可运用自如，实无此简单而轻易之事；必须更于解剖、生理、病理、诊断等之基本学科加以研究，并多积累临症经验，下一番实际功夫，然后于临床应用中，方能灵活处理。

以上五点，为学习针灸疗法者，首先应该注意之问题；既经明了，乃可按照后列序次，进行学习。

二、学习针灸疗法的方法步骤

欲将针灸疗法学习好，先应学习医学上之基本学科，如解剖、生理、病理、诊断等。如无上述基础，则于穴位解剖不明，更不能了解病理变化；诊断方法不明，既不能辨病症，更不能确定治疗方法。所以基本学科，必须首先学习。

单纯之针灸疗法，即技术与初步知识，比较易于学习；但在初学者，每感到无从入手。今将学习方法与步骤，作简略之介绍，使学习者，可不致枉费时日而易于成功。

（一）书本以外之学习

1.修养性情　性情修养之目的，是使思想集中，操作镇静，不但可以避免一切可能避免之医疗事故，而且从效果上亦有相当补助。如果思想紊乱，精神分散，心粗气躁，草率从事，不但能影响治效之降低，而且常易造成错误，发生事故。

至于如何修养性情，则首先当端正思想与作风，明确认识卫生工作者之任务重大，而真诚为人民服务；其次，则于生活有规律，提高纪律性与公德心，使精神充沛而不散乱，则可以克服一切无谓之刺激与冲动；平时再多加学习，则临床操作时，自然能思想集中，精神专一，可以发挥其技术，得到良好之效果。

2.练习能力　各个针灸医生，同样用一支针，在同一病者与同一部位针刺，所发生之感应与效果，并不完全一致。有感觉相当疼痛者，有只感极微痛或不痛者，有使针下酸胀感传甚远者，有只限于局部者，有能迅收良效者，有则须久治乃效，或少效以至无效者，此皆与取用穴位准确与否及手术操作上有莫大关系，而于指力之强弱及纯熟与否，所关亦巨。或谓近有无痛进针法，可以进针不痛，用强刺激法，可以感应增强，刺激适当，自有效果。此一说法，当然完全正确，吾人并不否认，但是指力之优劣，于此治效之影响，并非唯心之论，或故作神奇之说，根据临床经验，事实至为明确。凡指力纯熟者，用针一刺即进，痛感极微，轻微捻动，感传至远，操作各种手法时，亦轻便而灵活，并能体察针下反应感觉，可随时作适当之刺激。因此，对于进针、感应、效果，均有相当之补助，实为无可怀疑与反对之事实。于此不妨设有比喻，说明其意义：如写字、作书，用同样之笔、纸、墨等，技术纯熟者，写字则笔势结构如龙飞凤舞，精神奕奕，作书则姿态逼真，生气蓬勃；如为未经学习或技术不够深造者，则依样模仿，亦只能得其貌似，决无气韵可言，其问题即在技术之深浅、手法之优劣而已。学习针灸疗法之练习指力，其意义与目的，亦正与此相同。所以吾人主张在学习针灸时练习指力，是有其一定之意义而且是必要的。

至于练习指力之方法，本编针科学中另有说明，可按照方法练习之。

（二）书本之学习

1. 理论之学习　关于针灸疗法之起源及作用，以及治病之原理等，凡有关理论解释，本书在每一编首，均有简略介绍，虽甚幼稚而未能具体，但在目前一般之针灸理论，未能经过科学上进一步之研究整理，仅能如是而止。读者能于此类理论介绍阅读一过，对于针灸疗法，亦可得一概念。再于针科学、灸科学、经穴学，循序渐进，最后学习治疗，奠定临床基础。

2. 经穴之认识　关于经穴之意义与作用，在本书第三编经穴学中已有介绍。针灸疗法与经穴，恰如方剂治疗与药物，故经穴学习，亦极重要。取穴部位准确与否，与治疗效果之关系至大。虽然近代学者认为刺激点之区域面积并不太小，此由实验证明，绝对可信，但初学者决不能因此而忽视穴位之正确性。

寻取穴位，为初学者最感困难之事，但不是一个严重问题。按照古书，以全身所有经穴，编为十四经络，作成歌诀，使初学者易诵易记。所以本书并不考虑十四经络之学说是否合理，仍采用此种分类法，俾能利用其歌诀十四篇，以帮助初学者之记忆。学者能熟读歌诀，再按照所说之部位，对照插图及挂图或经穴图解，并依书本部位说明及取穴法，在自身寻取，勤于练习，自能得到准确。

穴位已有认识之后，即研究每一穴位之解剖组织，如穴位内部是某肌肉及某骨骼，某神经与某血管所分布区，以其与治效原因及针刺深浅、针灸宜忌，皆有关系。

最后复研究每一穴位之主治，藉以明了各个穴位之作用。本书各穴之主治条，似较繁杂，不易记忆，如能取其概要而记之，如本书第一穴"中府"主治条：喘息、支气管炎、鼻茸、四肢浮肿、扁桃腺炎、回归热、肺病、心脏病等，名目似多，而归纳之，都为呼吸系之疾患为多，且偏重于肺，如是即知本穴能治肺及鼻喉胸腔之疾患，秉此原则而记之，亦不甚难也。

他如可针可灸、禁针禁灸、针刺分寸等等，本书有总的说明，比较易记。

3. 手法之研究　用针手法，古书名目繁多，以古今针具不同，吾人可以不去理会，只须根据现代学者之手法研究，即易学而易行。本书针科学中所列各种手法，如能分析研究，并于练习指力时，作各种手法之练习，使之纯熟，将来临床实用时，即能操作自如。

手法之要练习，其原因极简单：盖同一穴位可以治疗各种性质不同之病变，即在手法之不同。所以用针手法之研究与练习，为学习针疗之重要一节。

至于灸法，虽有多种，并无特殊手法，能知其适应症与各种灸治方法即可，不须如何进行练习。

4. 治疗方法之研究　于上列各科学习之后，即可学习治疗方法。本科比较困难，以疾病多种多样，非常复杂，必须根据病之变化，作适应之处置，方能收得相当效果。所以研究治疗方法，必先记住病的系统，如呼吸系统患、循环系疾患等；次则记住病名，而研究其原因、症状与预后等。本书之治疗篇中，对每一病的原因、症状，而研究其原因、症状与预后等。本书之治疗篇中，对每一病的原因、病因，均有简单扼要介绍，学习时，可先加以研究、理解与记忆，然后再学习治疗方法，将治疗条之取穴手法等一一记住，于临床应用时，即可应付自如。

5. 临床实验　对于经穴之部位、主治、针灸手法、病症辨别、治疗方法等皆已学习，得到相当认识与巩固，即可作初步临症实验。但必须极其谨慎而周详，不可草率从事，然亦不能过于气馁，应能掌握"胆大心细"之精神。并先择轻浅之病症，应用四肢之穴位，作为实验；经过多次之试验，取得相当之成果，再进一步取较复杂之病症治疗；取得更多之成果与经验，乃可应用针灸疗法去医治各种疾病。

如在条件许可之学者，学习得到相当阶段，应往正式针灸医师之诊所中见习，不但可以解决一些自学所不能解决之问题，并且可以吸收书本以外之知识与经验，比之单独去寻取实验，易于进步多矣。

以上所述学习针灸方法与步骤，虽非定律，如能依此而进行，当可以事半功倍。所以本书之编写法，即本此方针，分为针科学、灸科学、经穴学、治疗学四大编，学者可循序渐进，以底于成。

但是，本书内容，只介绍一般之普通学识，且偏重于针灸疗法之介绍，对于高深学理，当于其他各书中求之。如生理、解剖、病理、诊断，以及各种疾病原因、症状、经过、预后、并发症等，更应在各种专书中求得更丰富之知识。不能以学习本书而即认为满足，是编者应予说明者也。

《伤寒论新注附针灸治疗法》自序

《伤寒论》为祖国医学经典著作之一，集汤液之大成，为百病而立法。后世医家，无不奉为圭臬。历代名贤注释此书者，多至一百余家。编者学识谫陋，经验不丰，岂敢妄潜前贤，疏赞圣典。只因抗战期间，应四川德阳国医讲习所之聘，适值原《伤寒论》教授因事他去，诸同学挽余承乏其事。于是勉为浅解，并参合针灸疗法以为方剂之助。冀能便利农村偏僻地区，在药物缺乏之条件下，或可作应急之措施。因名之为《伤寒论新注附针灸治疗法》，作为临时讲授之资。辍教以后，即便束之高阁，未遑审阅。去冬出长江苏省中医进修学校，乃复行检出，以备参考。今春江苏人民出版社因响应政府发扬祖国医学之号召，向余征索旧稿，因将此编交印。顾此编当日匆匆编写，舛误实多，欲加删改，苦于病躯衰弱，无力以赴。承苏州朱襄君先生允予协助整稿，附此志谢。并希海内诸同道，不吝珠玉，指其疵谬，俾资改进，则幸甚！感甚！

一九五五年于南京

《经络之研究》译本自序

经络一称经脉，我国经络学说，在最古的一部中医经典著作《内经》中，已有很详细具体的记载，整个《内经》书中的理论体系，就是建立在阴阳五行、十二经络的基础上的。

十二经络不但是把人体的内脏器官作了总的归纳，并且从它的脉气盛衰和分布的情况，而表现出生理病理的变化，表现出各器官互相之间的关系，从而结合到诊断与治疗上而作出适应的处理。所以十二经络学说，实在是古代医学中生理病理之基础，也是从整体观念出发的治疗准则。我们看到《内经》中"经脉者，所以决死生，处百病，调虚实，不可不通"这几句话，可见它在中国医学中是具有相当重要意义的。

所以历代以来（清末以前），学习中医的无不熟悉经络学说，凡是中医的著作方面，也没有不以经络为立说之基础的。例如汉代建立药物方剂法则的医学大师张仲景，他就说："凡要和汤合药，针灸之法，宜应精思。必通十二经络，知道三百六十孔穴。荣卫气血，知病所在，宜治之法，不可不通。"宋代的朱肱《活人书》中指出："治伤寒先须识经络，不识经络，如触途冥行，不知邪气之所在。"元代朱震亨《心法》中，有着十二经见症的撰述，将所有的病症，分类于十二经络中。明代张三锡《医学准绳六要》说："观脏腑阴阳各有其经，四肢筋骨，各有其主，明其部以定经，循其流以寻源，舍此而欲知病之所在，犹适燕而南行，岂不愈劳而愈远哉。方书云：'不读经络，开口动手便错'，诚确论也。世人以经络为针灸家书，皆懵然罔究，妄举妄谈（下略）。"喻嘉言《医门法律》中，也定出规律一条："凡治病不明脏腑经络，开口动手便错，不学无术，急欲求售，医之故也。"这许多从事于方剂治疗的大名医，如此重视经络学说，就是考据药物的大家李时珍，也著有《奇经八脉考》。他的药物编制中也结合着经络的说法。

总而言之，自有文字记录起，至清代末年前，凡是医家，不论在治疗方面、著述方面，无不结合着经络学说来作为诊断和治疗以及说明病变等的依据，这是无可否认的事实。

近百年来，由于帝国主义文化侵略的影响，产生了崇外思想，偏向于西医的发展，把祖国几千年来的历史医学的珍贵内容和它的伟大成就完全不顾，断章取义地以中医的阴阳、五行、六经等等学说为不符合科学，因而把中医学说一概抹煞。影响所及，使我们学习中医的同志，也对着经典基础学说发生了怀疑，而放弃了学习。至于经络学说，则除了少数学习针灸的中医以外，更少有人再去留心深究的了。

再看一看近代针灸界对于经络学说的看法又是如何？最近二十年来，因为日本的科学医家们研究针灸的疗效原因，重心放置在机械的神经学说方面，所谓神经纤维损伤的变质说，电气交流的变化说，黑特氏带反射说，物理刺激的促使神经机能亢奋或减退说，以及提高活体生理机能和对抗疾病抗力的基础，由知觉神经的兴奋，掀起了交感神经的机能亢进而影响造血器官促成生理现象等说。于是针灸的疗效归纳到神经所引起的兴奋、制止、诱导等几方面，而以神经分布为基础。迨至大正时期文部省制定人身一百二十孔穴，竟全然废弃了经络学说。因此，我们的针灸医家，也逐渐对经络学说发生了怀疑，单纯地转向神经解剖方面去探讨刺激点，而将经络学说视为无足轻重了。

译者对于经络之说，始终是认为有存在之价值。从实际的临床观察，针下的感传径路和疗效方面的表明，确实很多部分是与古代经络学说相一致的。从感传径路来说，在腹部取气海、关元等穴位，被针者多数感觉有直线样的酸或麻、或电掣样的特殊感觉，直达阴茎端或耻骨部分；也有人感到直上颈窝。在背部正中线上，如大椎、陶道、至阳等穴，多数是直线向下感传，也有人向上感传。这或说是脊髓的传导。然而，在它两旁的膀胱经线上取穴，也有直线向下的；针足三里、阳陵泉，则经常直线的传到第三、四足趾；有时针足三里，也会直线感传到上腹部的中脘旁边；针足趾上的临泣穴曾发现过直上到后头耳侧。在与同道的经验交流讨论中，他们也常遇到此种情况。如果用神经分布的状况比拟，是不符合的。用经络的分布来印证，则可以完全相合，或部分相合。

再从治疗方面来说，手部的合谷穴，能治三叉神经第三支的下腭齿痛；足背部的内庭穴，能治三叉神经第二支的上腭齿痛；足小趾的至阴穴，能治三叉神经第一支的头目痛。又如拇指端少商穴，或足踝下的照海穴，能治咽喉部的炎症；下肢的足三里和公孙穴，能治一切胃病；上肢的大陵、内关穴，能治胸腔部的病苦；肺部病取手腕的太渊；大肠病取手足部分的合谷、上巨虚等等，都是经常实验而收效的穴位。像这样病灶所在和针治所在，部位远隔而有显著疗效的情况是非常多的。这里仅举一些例子而已。这些情况，是难以神经的联系方式去解释的。如从古人的经络关系上去探测和解释，却可能得出比较能解释的结论来。

译者虽然始终认为经络学说有其存在与研究的价值，但由于近年来科学医家们对于中医理论视同敝屣，而译者在临床上所得到的一些体验，又是一鳞半爪的片断事例，没有得到整个有系统的证明足以去说明；同时，自己也多少受到一些西医学识和日本针灸学说的影响，因而对于经络学说，也只不过是常似默会于心，只是常常和师友同道们作些口头上的探讨，希望共同在治疗实验中注意积累经验，以期能打破经络学说之谜。而在文字写作方面，却未曾有所谈及，因恐遭受陈腐落后的攻击，以致影响经络学说的研究。其实这种顾虑，今天看来，也是多余和不正确的了。

现在看到了这本书的内容，却是通过实验研究的证实，使我三十年来所期望揭破的经络之谜，得到了我所未能彻底解答的具体解答。所以赶快把它翻译出来，提供医务同志们，作为研究参考的资料。

我们当然不能认为这本书就是研究经络学说的最完善的结论，但由此可以给研究经络学说的工作提供了一份新颖的资料，也证明了古经络学说，决不是如一般科学医家所认为是玄虚不足道之产物。同时，我们看到日本人对于我国古代经络学说，有如此的研究发明，我们更不能不自知奋勉。值兹党和政府重视祖国医学遗产，整理中医药学的伟大时代中，通过这本书来帮助我们共同进一步发掘古经络学说的精髓，使它在现代科学医学中发挥更大的作用，则对于祖国医药学，以至于世界医学；对于祖国人民，以至于全世界人民的保健事业，都是有利的。

一九五五年三月于南京

《知热感度测定法针灸治疗学》译本序

人身之经络，调则治，不调则病。针灸之功，所以调其不调，而使复其治也。故《内经》云："经脉者，所以决死生，处百病，调虚实，不可不通。"又云："凡刺之道，必通十二经脉之所终始。"然经络学说，虽为针灸之基础，而寝废不讲，亦已久矣。滑伯仁故有"针道微，而经络为之不明"之叹也。

余固不敏，窃尝留意于此，常慨古籍之辞旨深微，浅测莫窥其远，虽或间有所会于心，而终未能尽宣其奥，欲令初学者，遽能明经络虚实之变，而治必中的，戛乎其难矣。

近观日本赤羽幸兵卫氏所发明之"知热感度测定法"，则能以极简易之方法，测知经络变动之情况，得明悉疾之所在，依此取穴施针，故每能切中机会，而其捷如响，无怪乎风靡于其全国，并能传播及远，备受德、法诸国针灸学者之推崇研究也。

赤羽氏于此书中，除将知热感度测定法和盘托出，并附皮内针法，及天平现象之说明。读者依书实施，虽在初学之人，亦可确知经络病变之所以，俾利于作适应之治理，而迅图其功。盖其测定之法，极为简易而客观，至易掌握者也，尤有进者，此法之原理，既基于经络之平衡，是则古经络学说之价值，得此法而印证益真矣。倘能进而求之，或可为研究整理经络学说，新辟其道途，而作针灸科学化之先声也。岂非针灸界之伟绩欤？故急命焕慈、为奋译出，以饷国内同道，并为之序焉。

一九五五年十一月于南京

《子午流注针法》序

中国古代医学的基本内容，是以阴阳五行哲学为基础的医学理论体系。这在我国最早的一部医书《内经》之中，就可以看到具体的说明。《内经》是总结了周秦以来的医疗经验，用阴阳相对变化的规律来解释人体生理病理现象，疾病原因与诊断治疗方法。以五行学说来说明机体内部各器官相互间的关系，并将人体联系了天文、地理、气象、历法等自然界的一切现象，结合机体内外统一与协调的整体观念。在这种思想基础之上，从经验，从生活实践，从当时的科学成就方面，错综的思辨演绎，构成了以阴阳五行为中心的中国医学特有的体系，确定了中医整体观念的治疗原则。此后所有的中国医学著作和成就，无论是方剂和针灸等等，都是在《内经》这个理论体系的基础上日益发展而丰富起来的。

子午流注的针灸疗法流传已是很久，它和所有的中国医学内容一样，也是以阴阳五行学说作为理论基础的。它的实质和精神主要是根据《内经》已有的成就，也就是说《内经》虽没有直接指出子午流注的针法，但子午流注针法所用的十二经、六十六穴，气血流注的名称和作用，以及阴阳盛衰和时令的配合等等，在《内经》中都有着详细的叙述。《灵枢·本输》中说："凡刺之道，必通十二经络之所终始，络脉之所别处，五输之所留，六腑之所与合，四时之所出入，五藏之所溜处。"《灵枢·官针》中说："故用针者，不知年之所加，气之盛衰，虚实之所起，不可以为工也。"这说明了人体的生理病理变化和自然界的规律是分不开的。人是自然界的一部分，不但具有适应外界一切自然变化的本能，而且人体内部的经络脏腑部位既是相互影响、相互联系的整体，也和周围环境共同成为一个统一的整体，所以古时医学家进行针灸治疗时，对于手足阴阳各经脉气的盛衰，流注开阖必须结合气候季节与时间的条件等等，素来极为重视，子午流注针法，便是适应着当时这些要求而产生出来的。远在公元二世纪的汉代，已经流行这种针法，此后再经徐文伯的整理发扬，更盛行于一时。为针灸的疗效创造了一些新的记录。

徐文伯是南北朝宋时候的人，字德秀，精于医术，曾任东莞、太山、兰陵三郡太守，也做过太医院太医，对针灸治疗尤其有卓越的贡献。他所撰的子午流注逐日按时定穴歌，具体的介绍了子午流注逐日按时开穴的规律，为子午流注针法奠定了理论和实践的基础。从此以后，历代医家奉以为法，继续地加以发扬和研究，所以几千年来，子午流注针法在针灸治疗中能够保持一定的优越性，而被认为是具有特殊疗效的一种古典针术。

子午流注针法虽然具有悠久的历史，也有特殊的疗效，但到了现在，能够应用此种古法的人却是很少了。由于子午流注针法与一般针法不同，它是以时间的条件为主，着重于阴阳刚柔分配气血的盛衰，用天干地支代表经络的表里，再用五行的彼此联系说明脏腑间相互的关系。所以要运用这一个古法，并要求获得一定的疗效，必须先认识阴阳五行的学说，才能理解古代医家所积累起来的丰富经验。但在医学文献中，对此学说缺乏系统的论著，仅散见在古医书中的一鳞半爪，使人研求起来颇觉困难。

笔者时常听到同道之间谈起了子午流注针法，大多表示有不得其门而入之慨，也曾遇见几位擅长此术的先进，无不异口同声推崇子午流注针法之妙。因此早已准备在文献中整理一些资料，结合临床经验，提供同道作深入研究的参考。但总觉得它的涵义深奥，要把它解释得浅显而容易使人领悟，不是短期内可以做到的事，又因子午流注针法在治疗上虽有实用价值，可是它在理论上对许多复杂的问题还不能做出完全符合现代科学原则的说明，所以对于子午流注针法的编著，也就迟迟未能进行。

陈璧琉、徐惜年两同志对于子午流注针法，曾有过相当时期的努力钻研，他们与笔者的志趣相同，因此我们就合作起来，编成了这本书。我们不能说这本书的内容已经指出了子午流注针法的全貌，这仅是尽了我们一些绵薄，对子午流注针法作了较有系统的介绍而已。这本书尚待补充和修正之处是很多的，例如实验的材料不够全面，运用的方法说的较为简单，对理论的解释与现代科学的距离还是很远等等，都是不容否认的事实。但由于我们不能忽视这份医学遗产中的特殊疗法，就不能因它还缺乏有系统的科学理论，而完全抹煞其中合理和有用的实际内容，所以终于将这本书出版了。如果因此而引起同道们的注意，对该古典针法重视起来，在理论与实践上深入研究，使针灸疗法向前推进一步，这便是我们莫大的欣慰了。

公元一九五六年序于南京

《经络治疗讲话》译本自序

经络学说者，针灸医学之司南也。自《黄帝内经》而下，数千年来，凡历代针灸名家，无不奉之为医途之舆梁。及其东传于日本，彼邦针灸耆宿，群起精研，颇多阐发。惜乎明治维新以后，竞逐时髦，改用神经分布之说，转而影响于吾国针灸医界，亦有新旧之派分。然而日本学者，固极富于研究之精神，而又善于择取菁英者也。故最近一二十年之中，其国真知硕学之士，益复讲求经络学说而卓著辉煌焉。

本间祥白先生，乃日本近代之针灸大家，于我国古经络学说，极深致力研究。此编所述，盖其用谷井先生与 T 君假名，就经络治疗作问难之讲录。举凡经络、脏腑、营卫、气血、阴阳、表里、虚实、寒热之要旨，以及五行之生克、四诊之精微、治症之大纲、补泻之要点，诸有关经络问题之基本学识，均有所概述无遗。而其问对之词，复浅明易晓，初学者读之，亦可循序渐进，渐窥经络治疗之门奥也。余喜其深入浅出，甚有裨于系统学习祖国古典医学者之借助，故译出以饷同好，亦使鄙弃经络学说为玄虚不足道者，观于日本学者之备极推崇，而可以知所返矣。

公元一九五六年秋

《针灸真髓》译本自序

日本针灸家代田文志氏所著《泽田派见闻录针灸真髓》一书，已经译出和读者见面了。

泽田健先生是日本近代针灸界有数的名医，一生致力于研究我国古代以阴阳、五行为指导原则的医学典籍。对《素问》《灵枢》《难经》《十四经发挥》等学说，钻研不遗余力。在本书中，也随处可以看到先生钻研古籍的迹象。泽田先生在这方面的造诣，是极其深刻的。正因为如此，先生对于中医学术的优越性，倍加推崇服膺，并进而大声疾呼，以复兴东方医学为己任。

本书作者代田文志氏，是先生的入室弟子，也是日本现代的名针灸家。书中所述先生治病时和病人应对问话的情况，以及先生讲解内脏病变及其功能，可称纤屑无遗，使读者对于先生当时诊病讲学之情，有如身临其境。

因为泽田先生是一个虔诚的佛教徒，而又生活在资本主义的社会环境里，环境限制了他，因此，思想上存在着一些缺点。在这本书上，也有很多处流露和反映出来。实践告诉我们，接受学术和思想的时候，应该有所批判。所以当读者读到书中有以经穴生理附会到道家佛语方面的时候，应该批判地吸取其合理的内核，而扬弃其佛道玄说的神秘外衣（例："阳脘会"，应作中脘、阳池疏导三焦乳糜管的解释，而不应盲从"真一至，阳脘会，真一司灵"之道家玄说。此地不多举例，希望读者举一反三）。必须这样，才能够使我们吸收到泽田先生更精粹的东西，而不致为假象所迷惑。又因泽田先生是古典医学的力行者，生平对古典医学推扬甚力，但因崇信太过，产生了对西医的偏见。先生门人代田文志氏深敬先生，对于先生有所非论西医的言辞，也或多或少地笔之于书，其实西医亦有西医的长处与经验，岂可一概加以非议。译者为保持原书精神，除有一小部分攻击西医太甚，及与针灸无关的道家玄说，因对读者毫无用处，已予删节外，对非论西医之处，虽然是照译出来，但是泽田先生的这种大纯小疵的偏见，必须予以指出。读者可以不受他的偏见的影响，取其所长，舍其所短，这是我们学习的主要原则。

公元一九五七年一月

年谱

承淡安，原名启桐、澹庵，江苏省江阴市华士镇人，生于1899年9月13日（农历九月初八）。

承门世医，其祖父承凤岗精中医儿科，遐迩闻名。其父承乃盈，擅长针灸与小儿推拿。承氏行二，上有一兄，下有弟妹各一。

承氏幼年上私塾，读完四书、《左传》《礼记》等。于16岁在振华小学任教；19岁从师于镇上中医瞿简庄。当时西医医术开始在我国流行，承氏接触以后以为较中国传统医学显得有科学性，于是积极往上海学习西医及精神疗法、灵子术等。但学成后用于实践，业务并不好。而侍诊于其父，发现其父用针灸治病却很有效果，而且承氏自患严重腰痛和失眠，服中西药无效，亦由其父用针灸治愈，从此对针灸极具信心，钻研、弘扬终生。此时为1923年秋后。

1926年承氏转往苏州，曾任小学校医3月，以后2次搬迁，开设诊所。

1928年与同仁共办中医学校，打破针灸术不公开传授之保守观念，并自编讲义。惜经费不足，于一年后停办。

1929年迁居苏州郊外望亭，设诊所，业务甚好，带徒，从学者渐多。

1930年迁无锡，先是在南关，继迁西水关偃桥下，成立中国针灸学研究社。这是中国近代早期成立的影响最大的研究针灸学术之组织。作针灸函授，并设讲习所与学校。由于当时条件有限，主要是从自身及各地社员的治疗中逐渐积累研究资料。承氏自任社长，下设总务、治疗、研究、编辑、发行5股，招收实习学员，培养了大批针灸医疗人员，函授学员遍布海内外，远及欧美。社中陆续出版了他所编著的《十四经穴挂图》《经穴图解》和《百症赋·经穴要穴歌诀·经外奇穴合编》等图书，以作为社员学习的必修课本，又将各地社员治验报告编印了《承门针灸实验集》，还出版了门下学生合编的《针灸薪传集》。这些活动极具影响，国内外纷纷响应而成立分社。

1931年秋完成《中国针灸治疗学》，在中医界产生很大影响，许多读者前来问学。

1932年春节，为扩大教学场地，迁针灸研究社至无锡南门外。

1933年10月创办《针灸杂志》，为中医史上最早的针灸专业杂志。辟有"论文"、"专载"、"杂著"、"问答"、"社友成绩栏"、"医讯"等专栏，原为双月刊，后改为月刊，至抗战前共出版36期。并对《中国针灸治疗学》请医友孙晏如补入古今医案，出版《增订中国针灸治疗学》。

1935年，为增进办学知识，于秋季东渡日本，在东京高等针灸学校学习。不久，校方发现他是中国针灸家，遂退还学费，赠予本应学习两年方能取得的博士文凭。校长坂本贡与其成莫逆之交。他在日期间，参观各地针灸学校，访问针灸名家，且寻觅古典医籍，获故宫铜人图十二帧、《运气论奥谚解》一部、《十四经发挥》一部。尤其后一书对我国近代针灸学术之发扬有较大影响。

1936年，在日本历时八个月后，于夏季归国。归国后，仿照日本针灸专门学校课程办学。此外，在中国针灸讲习所增加内经、医论两课。他尽己私蓄及社中基金投入学校建设。

1937年抗战爆发，学校解散，为避日寇而转往后方，沿途行医为生。

1938年辗转至湖南桃源县，曾开办针灸讲习班三个月。同年6月又应当时国医馆长焦易堂求治之邀而抵达重庆；以后又至成都，设立诊所并设讲习班。

1940年应南京市中医讲习所主办人陈逊斋之邀赴广安，在其校中授针灸课。

1941年在德阳中西医讲习班任针灸、内经、伤寒课教师，写成《伤寒针方浅解》（后称《伤寒新注》）。

1942年除行医外，又在四川国医学院任针灸科教授。

1944年迁居简阳养马河镇，共住3年，其间在附近各县举办针灸学习班。

在川9年，为川西北培养近千名针灸学员，其中大多成为针灸名家。

抗战胜利后，1947年冬，先回至无锡，见研究社与学校恢复不易，遂回至苏州。

1948年春，夫妇合作设怀安诊所。各地原社员纷纷来函要求复社，并要求前来从学。

1951 年中国针灸学研究社又重新恢复,《针灸杂志》亦复刊 6 期（后更名为《针灸医学》15 期）。一生主编针灸杂志 57 期。

在 20 世纪 50 年代, 当时中日两国关系几乎隔绝, 为了了解与借鉴日本针灸医学研究之发展, 恳托挚友、戏剧大师梅兰芳于赴日演出之际, 觅访医籍。梅氏不负所托, 持归代田文志《针灸真髓》, 本间祥白《经络治疗讲话》《经穴主治症的研究》, 赤羽幸兵卫《知热感度测定法及皮内针的研究》, 长滨善夫《经络之研究》, 屿玄胜《病机摄要辨证》等书册。在其女承为奋、婿梅焕慈之协助下, 翻译出版。梅氏还持归中谷义雄所制"经络测定仪"一台。送北京复制发行。

1954 年 6 月赴南京参加中医代表大会, 回苏州后又被选为江苏省人民代表, 同年 9 月, 参加江苏省中医院工作, 11 月任江苏省中医学校校长。同年作为全国政协委员参加会议, 受到中央人民政府毛泽东主席和其他国家领导人接见。

1955 年夏, 被任命为中国科学院学部委员（中医界仅两人）。

承氏艰苦奋斗四十年, 积劳成疾, 患有严重心脏病, 于 1957 年 7 月 10 日夜 11 时, 病逝在苏州大石头巷寓所, 享年 59 岁